인체는 작은 우주다.

中醫學 理論과

道家 易經

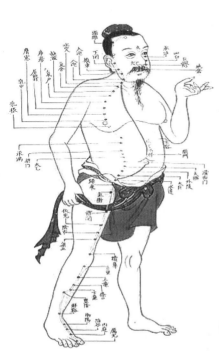

남회근 지음
송찬문 번역

마하연

中醫醫理與道家易經
南懷瑾 先生 講述
ⓒ 南懷瑾文化事業有限公司, 2018

Korean translation copyright ⓒ Mahayon Publishing Co., 2022
Korean edition is published by arrangement with
Nan Huai Jin Culture Foundatian.

중의학 이론과 도가 역경

초판 1 쇄 2022년12월 10일
초판 발행 2022년12월 15일

지은이 남화근 | 옮긴이 송찬문 | 펴낸이 송찬문 | 펴낸곳 마하연 |
등록일 2010년 2월 3일 | 등록번호 제 311-2010-000006 호 | 주소 10266 경기도
고양시 덕양구 통일로 966번길 84-4 | 전화번호 010-3360-0751
이메일 youmasong@naver.com
다음카페 홍남서원 http: //cafe.daum.net/youmawon

ISBN 979-11-85844-14-5

책값은 뒤표지에 있습니다. 잘못된 책은 바꿔 드립니다

출판설명

이 책은 남회근 선생님이 대만광화침구원(臺灣光華針灸院) 주 원장(朱院長)의 청에 응하여 하셨던 강의 기록입니다. 제1강을 1972년 1월의 『인문세계(人文世界)』 월간에 발표하기 시작하여 연속해서 매월 한 강의씩 발표했습니다.

중국 5천년의 역사문화는 근원이 유구합니다. 그 중에 의약 관계 부분은 1천여 년의 응용과 발전을 두루 경험해오면서 매우 복잡합니다. 일반적으로 다 알듯이 중의학과 도가·『역경』도 밀접한 상관이 있지만 도대체 어떠한지는 매우 분명하지는 않습니다.

이런 까닭에 주 원장은 특별히 남회근 선생님에게 공개 강연을 청하여 많은 의혹들을 해결해주고 아울러 젊은 중의학 학자들에게 정확한 인식과 이해가 있게 하였습니다.

남선생님이 강의한 내용은 주로 중의약(中醫藥) 방면의 인사들과 함께 사고하고 발전시킬 가치가 있는 여러 문제들을 탐구 토론한 것입니다.

예컨대 이른바 음양(陰陽)·오행간지(五行干支)·팔괘(八卦) 등은 본래 후인들이 중의학에다 끼워 넣은 것입니다(원시 중의학에는 본래 없었습니다). 그래서 관념과 이론상에서 일종의 설을 유지해왔던 것일 뿐입니다. 그러나 만약 실제 응용 방면에서 이런 원리들을 이용한다면 오히려 일종의 속박과 범위에 제한됩니다.

공자는 「설괘전(說卦傳)」에서 "하늘의 도리를 확립하여 음(陰)과 양(陽)이라고 하고, 땅의 도리를 확립하여 유(柔)와 강(剛)이라고 하며, 사람의 도리를 확립하여 인(仁)과 의(義)라고 한다[立天之道曰陰與陽, 立地之道曰柔與剛, 立人之道曰仁與義]."라고 말했습니다. 그러므로 강유(剛柔)·인의(仁義)·그리고 동정(動靜)은 모두 음양의 뜻인데, 만약 음양만을 쓴다면 좁은 범위에 갇혀서 답답하고 융통성이 없음을 면하지 못하므로, 음양이라는 보따리를 내버리고 구체적이며 이해하기 쉬운 방식으로 설명하여 중의학의 특수 기능을 발휘하는 것만 같지 못합니다.

남선생님은 또 적극적으로 제시하기를, "만약 사람마다 활자시(活子時)와 기경팔맥(奇經八脈)의 도리를 파악하여 일련의 새로운 침구(針灸) 법칙을 연구해낸다면 아마 인류에 대해 진정으로 중요하고 의의 있는 공헌이 될 것입니다.

다시 한 걸음 더 나아가 유식학(唯識學) 중의 '의식(意識)' 연구와 배합할 수 있다면, 병 상태를 판단하고 치료하는 데 대해 진일보하는 돌파가 될 수 있다."고 하였습니다.

모두 14강의 내용 중에서 남선생님은 학술 이론적 탐구 토론 분석이외에도 중의약의 실제 응용, 그리고 양생수양 방면에 대해서 발휘하고 실례를 해설하는 것도 많기에 내용이 극히 풍부합니다.

본서의 본문은 녹음에 근거해서 정리한 것이 아니라, 편자가 청강 필기로부터 정리하여 이루어진 것입니다. 그러므로 문자 어기나 구성이 강의 기록과는 그리 같지 않지만, 각 편마다 모두 남선생님이 자세히 검토한 뒤에야 발표한 것입니다.

본서의 내용은 1985년 『도가밀종여동방신비학(道家密宗與東方神祕

學)』이라는 책 중에 합하여 인쇄 발행하면서 편명을 「도가역경여중의의리(道家易經與中醫醫理)」라고 하고 당시에는 9강만을 모았었습니다.

이번에 새롭게 정리하여 단행본으로 출판하면서 그 나머지 5강을 찾아내어 한 책으로 합하고, 아울러 책이름을 따로 『중의의리여도가역경(中醫醫理與道家易經)』으로 정했습니다.

정리 출판 과정에서 담렴지(譚廉志) 교수와 안호(晏浩) 학우의 도움이 많았습니다. 여기서 특별히 감사드립니다.

2018년 추월(秋月)

류우홍(劉雨虹)

역자의 말

우리들의 작은 천지

도가는 말하기를 우주는 대천지(大天地)이며 사람의 몸은 소천지(小天地)라고 합니다.

도가에서는 인간 생명의 작용과 천지는 마찬가지 것이라고 봅니다. 먼저 이미 있는 현상으로부터 얘기해 봅시다. 『황제내경』에서는 하나의 사람 몸을 스물여섯 부분으로 귀납시키고 천지의 법칙과 서로 배합합니다.

예를 들어 말하면, 사람의 머리는 둥글둥글하면서 몸 전체의 꼭대기에 있어서 마치 하늘과 같습니다. 그리고 우리들의 발은 아래에 있고 네모 모양으로서 마치 땅과 같습니다. 우리들의 두 눈이 반짝반짝 빛남은 천지 사이의 해와 달이 아닙니까? 일곱 구멍에다 하체의 두 구멍을 더하면 딱 천지의 구주(九洲)와 같습니다. 사람이 기쁨과 분노가 있을 때는 천지의 번개와 우레와 같습니다. 우리들의 팔다리 사지는 1년의 사계절과 같습니다. 이렇게 서로 대응시켜 합하면 스물여섯 개가 천지에 비견됩니다.

누가 사람 人자를 알아볼까

의학을 말하자면 정말 한 분야의 대단한 학문입니다. 거의 위로는 천문(天文)을 통하고 아래로는 지리(地理)를 통하며, 또 중간으로는 가장 중요한 한 분야의 학문인 사람[人]을 통해야 합니다.

먼저 사람 人자를 위하여 모양을 한 번 살펴봅시다.

왼쪽 삐침은 양이고 오른쪽 삐침은 음입니다. 일음일양(一陰一陽)이 사람 人자를 구성합니다.

좀 더 살펴보면 우리 사람이란 것은 인중(人中) 위로부터는 두 콧구멍, 두 눈, 두 귀가 곤괘(坤卦) 아닙니까? 인중 이하는 입 하나에, 밖으로는 하체의 두 구멍을 더하면 세 개의 양효가 되서 건괘(乾卦)를 형성합니다. 그러므로 사람은 지천태괘(地天泰卦 ䷊)로서 바로 균형의 의미입니다.

이런 말은 그냥 하나의 우스갯말이라 합시다! 그렇더라도 이 사람 人을 이해하려면 정말 쉽지 않습니다. 그리고 한 사람의 의사가 되려면 가장 기본적인 조건으로 사람을 알아야 한다는 것입니다. 중국의 의학에는 한 가지 설이 있습니다. "의자의야(醫者意也)", 두뇌가 총명해서 틀에 박힌 원칙을 융통성 있게 운용해야 비로소 천태만상으로 시시각각 변하는 사람에 대처할 수 있습니다. 그러므로 의학이란 지혜의 학문입니다.

중국 의학의 첫 걸음은 병의 상황을 이해하고 환자를 진단하는 데는 망문문절(望聞問切) 네 글자로부터 시작해야 합니다. 『예기(禮記)』 속에는 다음의 한 마디가 있습니다, "의술가가 『황제내경』 『신농본초』 『태소』 이 세 가지 기초 의학 서적을 읽지 않았다면, 그의 처방약을 복용하지 않는다.[醫不三世, 不服其藥].

많은 사람들은 그 의술가(醫家)가 3대(代)에 걸쳐 의사 노릇을 해야 비로소 그에게 병을 치료 해달라고 청할 수 있다고 알고 있습니다. 그런데 여기에서 '3세(世)'는 3대(代)라는 의미가 아닙니다. '3세(世)'는 첫째는 『황제내경』, 둘째는 『신농본초(神農本草)』, 셋째는 『태소(太素)』(맥의 이치)를 가리킵니다.

이 세 가지에 정통하는 것은 의사의 필수조건입니다. 그러므로 3세에 통하지 못한 자는 의사라 할 수 없고 그 처방 약을 복용할 수 없습니다.

『태소』가 중시하는 것은 완전히 기맥의 문제입니다. 송(宋), 명(明) 시대 이후에 태소를 이해한 사람을 삼지선(三指禪)이라고 불렀습니다. 맥을 짚어본 뒤에 병자의 병 상황을 이해할 수 있을 뿐만 아니라 그 사람의 빈부귀천[窮通富貴]까지도 이해할 수 있습니다. 맥의 이치는 정말 한 분야의 심오하고 또 심오한 학문입니다. 이러한 사람들을 삼지선이라고 부르는 것도 이상할 것이 없습니다.

무엇이 기맥인가

기맥(氣脈) 두 글자를 말하면 많은 사람들은 그것이 일종의 힘줄이거나 혈관 종류 같은 것이라고 여깁니다. 중의학에서 말하는 12경맥은 유형(有形)의 혈관 등등을 포함하고 있는 게 확실합니다. 해부학적으로 말하면 육안으로써 볼 수 있는 것으로 인체의 구체적인 조직입니다.

그러나 도가에서 말하는 기경팔맥(奇經八脈)과 밀종에서 중요시하는 삼맥칠륜(三脈七輪)은 단지 작용만 갖추고 있지 인체를 해부할 때 한 가지 것도 보이지 않습니다.

기(氣)는 무형이면서 질(質)이 있는 것입니다. 마치 원자 에너지의 배열과 같습니다. 만약 눈앞에 있는 사물로써 비유한다면 마치 불이 일어날 때 솟아오르는 연기와 같은데, 이러한 연기들도 한 가닥의 길을 갑니다. 하지만 일정한 관(管) 속을 통해서 행진하는 것은 아닙니다.

그래서 여러 해 동안 서양 생리학과 중국인들은 모두 기맥이란 매우 현묘하여 이해하기 어려운 것으로 여겼습니다. 그 원인은 기맥을 눈으로 볼 수 없기 때문입니다. 도대체 이 보이지 않는 기맥은 무엇일까요?

그것은 호흡의 숨[息]도 아니고 공기 속의 대기(大氣)도 아닙니다. 하지만 팔팔하게 살아있는 생명 속에서 그것의 더할 나위 없는[無上] 기능과 영향의 중대함을 증명할 수 있습니다.

아마도 우리는 굳이 이것을 생명 에너지라고 말할 수 있을 것입니다!

기맥은 무엇에 근거하여 생장하고 있을까요? 무엇에 의지하여 변화하고 있을까요? 하느님이 안배했을까요? 보살의 의도일까요? 아니면 자연현상일까요?

이것은 생명 기원의 문제입니다. 의학 이론은 본래 매우 현묘하여 이해하기 어려운데, 거기다가 생명의 기원을 더하니 더욱더 현묘하고 더욱 이해하기 어렵습니다.

생명의 기원은 의학이론의 철학입니다. 의학 이론학문은 의학을 이끌고 있지만, 철학은 도리어 의학 이론학문을 이끌고 있습니다. 그러므로 우리들은 생명 기원의 문제도 규명하며 탐색하지 않을 수 없습니다.

혈(血)이란 무엇인가

현대 사람들은 모두 혈을 표면적으로 해석하여, 바로 혈관 속에서 유동하는 붉은색의 것일 뿐이라고 여깁니다. 그러나 중국 고대의 의서에서의 혈의 진정한 함의(含意)는 범위가 넓습니다.

혈은 인체 중의 각종의 액체를 포함하여서, 혈관 속의 피 이외에도 모든 내분비(호르몬), 인체 내의 각종의 화합은 모두 그 안에 포괄됩니다. 그러므로 중의학에서의 '혈이 깨끗하지 않다'는 한 마디는 내분비가 균형을 이루지 못하고 있다는 것을 의미할 가능성이 있습니다. 그러므로 우리는 먼저 중의학에서의 혈의 함의를 먼저 이해해야 깊이 연구할 수 있습니다.

팔괘와 음양에 갇히지 마세요

중국 의학 사상이론은 우산 형태의 중국 문화의 하나의 가지[枝]이며, 이 중국 우산 형태 문화의 꼭대기가 바로 『역경』 문화입니다. 중국의 온갖 것은 이 우산 형태의 문화 속에 갇혀있습니다.

전체 문화가 모두 깊고 깊은 극도의 피곤[困頓]을 겪고 있는 바에야 의학 방면도 자연히 예외가 아닙니다. 사실상 의학이 겪고 있는 극도의 피곤이 가장 깊습니다. 중국 문화를 극도로 피곤하게 하는 것은 첫째가 음양 사상(陰陽思想)이요 둘째가 오행(五行)과 천간(天干)·지지(地支)입니다.

의학 이론과 치료 방면의 음양은 그것들이 나타내는 의미를 자세히 한번 연구해보면 하나의 분명한 윤곽을 얻을 수 있습니다. 이른바 음양의 이치는 실제상으로는 바로 일종의 교호(交互) 작용인데, 곳곳에서 음양을 고려하는 것도 바로 그 균형을 추구함으로써 중화(中和) 협조하는 상호 작용에 도달하는 것일 뿐입니다. 어떤 방면에서 보면, 예컨대 경맥 문제의 경우 이른바 음양을 함께 고려하는 것도 일종의 전도(傳導)의 작용입니다. 다시 감기를 가지고 말하면 역시 일종의 전도의 전염일 뿐입니다. 만약 음양의 보자기를 내던져버리고 구체적이면서 쉽게 이해할 수 있는 방식으로 체계화한 설을 짓는다면 더욱 좋지 않겠습니까! 의학 이론에 대해 말하면 추상적인 과학의 철학에 소속시켜서 우주의 만사만물 속에는 일종의 서로 대등한 상대적 균형 작용이 있다고 설명해야 합니다.

음양의 이치에 대해 우리는 많이 얘기했습니다만, 사실 음양의 이치는 바로 이론 물리의 것을 인체에 응용한 것일 뿐입니다. 그런데 이론 물리의 발전도 이미 철학의 영역으로 진입했습니다.

음양 자체의 의미란 단지 대등한 균형력의 증감에 불과하다는 것임을 분명히 인식하고 난 바에야, 음양 두 글자를 버리는 게 또 무슨 관계가 있겠습니까!

도가에서는 임맥과 독맥은 천지간의 음양과 같다고 봅니다. 여기에서 저는 여러분들이 팔괘의 짐 보따리를 마땅히 버려야 한다고 생각합니다. 이 한 법에 근거해서 또 달리 과학적인 길을 찾아야 한다고 생각합니다. 왜냐하면 기맥과 팔괘와의 관계는 후인들이 당(唐)나라 송(宋)나라 사이에 억지로 끼워 맞춘 것이기 때문입니다. 만약 중의학이 여전히 팔괘의 테두리 안에서 머물러 맴돈다면, 앞길이 유한한 것으로 변하고 나중에 많은 문제들이 나타날 수 있습니다. 왜냐하면 의학을 배우는 사람이 『역경』의 상수(象數)에 정통한다는 것도 이미 쉽지 않은데, 하물며 상수학

(象數學)과 의학을 서로 연결시키는 것은 더 말할 나위가 있겠습니까? 맞는 곳과 맞지 않는 곳이 있다고 너무 견강부회해서는 안 됩니다.

최상의 좋은 약품은 정기신(精氣神)

도가에 한 권의 중요한 책이 있는데 『황정경(黃庭經)』이라고 합니다. 『황정경』에서 정(精)·기(氣)·신(神)의 문제를 언급하고 있습니다. 도대체 무엇이 정기신일까요? 무엇이 정일까요? 무엇이 기일까요? 또 무엇이 신일까요? 이 정이 도대체 정신의 정일까요? 이것은 말하면 할수록 복잡해지는 것 같습니다. 기경팔맥에서의 기혈 문제인 것처럼 역시 말이 구체적이지 못합니다. 서로 차용한 것이 잘못이라면 그때 당시의 어휘가 너무 적었다는 것을 탓 할 수밖에 없습니다. 그래서 애매하고 불명하게 보입니다.

만약 오늘날의 복잡한 어휘를 써서 굳이 그 어휘를 빌려서 한 번 묘사한다면, 이른바 정기신이란 오늘날 사람들의 마음속의 광(光)·열(熱)·력(力)일 것 같습니다.

죽은 사람을 해부하면 정(精)도 없고, 기(氣)도 없으며, 신(神)은 더욱 없습니다. 물론 광·열·력도 존재하지 않습니다. 기(氣)란 일종의 생명의 에너지입니다. 정(精)이란 일종의 생명력입니다. 신(神)이란 일종의 생명의 빛입니다. 그러나 여러분 절대 오해하지 말기 바랍니다. 이러한 표현 방식은 단지 우리들로 하여금 비교적 이해에 접근하게 해주는 일종의 비유적인 해석에 불과할 뿐입니다.

사람의 신체는 세 부분으로 나누어지고, 각각 정기신(精氣神)을 나타냅니다.

　신(神)은 주로 두부(頭部)에 있습니다. 기(氣)는 주로 흉부(胸部)에 있습니다. 정(精)은 주로 하부(下部)에 있습니다. 「무근수(無根樹)」설에 따르면 사람이란 뿌리가 없는 것입니다. 사람은 정말로 뿌리가 없을까요? 아닙니다. 사람의 뿌리는 윗부분에 있습니다. 사람 몸을 나타내는 것으로서, 뇌 부분이 신(神)입니다. 사람의 뿌리는 뇌 부분으로부터 위로 향하여 허공으로 들어갑니다.

　그러므로 사람의 뿌리는 허공 속에 있으며, 역시 신식(神識)의 뿌리입니다. 침구 원리적으로 말하면 머리는 모든 양(陽)의 우두머리로서 가장 중요한 곳이며, 신(神)을 나타내기도 합니다.

　콧구멍의 크기는 기(氣)와 관계가 있습니다. 요가술에는 콧구멍 훈련을 특별히 하는 것이 있는데, 바로 기공을 훈련하는 도리입니다. 기(氣)의 출입을 훈련할 때, 기를 들이마실 때는 가늘게, 길게, 느리게 하면서 아랫배를 안으로 움츠려 들이도록 주의해야 합니다. 이때에 기가 모두 12경맥에 들어갑니다. 기를 내쉴 때는 빠르게, 급하게, 세차게 해야 됩니다. 보통 훈련방법은 오전에는 왼쪽 코로 호흡을 하고, 오후에는 오른쪽 코로 호흡을 합니다. 손가락으로 다른 콧구멍을 하나 누르고 있습니다. 오랫동안 단전을 이용해서 호흡하면 스스로 침구 혈도(穴道)의 위치를 체험할 수 있습니다. 여기에서 말하는 요가의 기(氣)수련과 기공의 기(氣)수련은 모두 공기의 기(氣)이지 정기신(精氣神)에서의 기(氣)가 아닙니다.

도가의 활자시(活子時)

자(子)·오(午)·묘(卯)·유(酉) 입장에서 보면 자(子)의 부위는 의미가
지극히 중대합니다. 그것은 하나의 생명의 원동력인 생법(生法)의 궁(宮)
으로서 기맥이 발기하는 중추입니다. 그러므로 이 자시(子時)를 활기 있
는 것이라고 얘기합니다.

도가에서 사람의 몸이란 하나의 작은 천지라고 보는 바에야 만물은
저마다 하나의 태극(太極)이 있습니다. 그렇다면 그 자체의 천지의 체계
속에서도 그 자체로서의 운행이 있습니다. 천지 운행의 법칙과 비록 크
게 관련이 있지만 작은 소아(小我)로서의 자주적인 능력도 있습니다.

계절적으로 보면 자(子)는 11월을 나타내며, 일양(一陽)이 처음 생겨
나는 지뢰복(地雷復)괘입니다.

인체의 생명 입장에서 보면 양은 양의 에너지를 나타냅니다. 양의 에
너지가 발동할 때가 바로 이른바 활자시(活子時)이지, 꼭 천지의 법칙에
부합해야 하는 고정적인 자시(子時)가 아닙니다. 이거야말로 바로 자체
소천지(小天地)의 운행 기점입니다.

한 남자 갓난아기가 요람에서 잠자고 있는 동안에 그 녀석이 깨어날
듯 말 듯한 그 찰나에는 성기가 갑자기 팽창하기 시작합니다. 노자가 말
한 딱 그대로입니다, "암수의 합을 모르면서 생식기가 발작한다[不知牝牡
之合而朘作]. 이 갓난아기는 성욕이 없을 뿐만 아니라 남녀의 일도 모릅
니다. 이게 바로 그의 양의 에너지가 발기한 때로서 그 자신 체계 속의
활자시이기도 합니다.

침구든 점혈(點穴)이든 모두 기맥의 개합(開合)을 중요시 합니다. 기맥의 개합은 또 24절기에 따라서 변화합니다. 이것은 시간적으로 오래된 일종의 이론입니다.

그러나 우리가 앞에서 이미 지적했듯이 역법을 오랜 세월동안 아직 교정하지 하지 않았고, 일월성신(日月星辰)의 각도의 편차로 인해서, 수백 년 동안 계속 사용해오고 있는 24절기는 회의(懷疑)할만한 상황이 발생하였습니다. 만약 24절기의 천간지지에 따라서 침구하거나 혹은 기후법칙과 배합시키지 않으면, 그것이 불량한 결과를 낳을 것인지 않을지는 마땅히 연구할 필요가 있습니다.

그러므로 침구는 활자시 상에서 발전해야 합니다. 만약 잠시 24절기를 포기한다면 그래도 되지만, 그러나 사계절의 중요성을 파악하고 춘하추동 대기상(大氣象)의 변화 영향은 포기해서는 안 됩니다. 그런 다음 다시 개인의 활자시와 기경팔맥의 원리를 잡아 쥐고서 일련의 새로운 침구 법칙을 연구해낸다면, 이것은 인류에 대해 진정으로 중요하면서도 의의가 있는 공헌이 될 수 있을 것입니다.

오직 도가의 활자시(活子時)의 학술 이론을 채용해야 중국 의학의 새로운 경지를 창조할 수 있습니다. 사람의 몸이 우주의 법칙으로부터 벗어날 수 있다고 하는 바에야 활자시의 방법은 바로 병자 위주로서 그 사람 자신의 기맥 운행을 이용하여서 대증(對症) 치료하는 것입니다.

중국의 오래된 발화관(拔火罐) 방법은 돌침법[砭] 치료 속에서 발전되어 나온 것입니다. 지금은 일본에서 개선되어 사용되고 있으며 정혈치료(淨血治療)·진공치료(眞空治療)라고 부릅니다. 이러한 방법을 만약 혈도와 침구와 배합시킨다면 틀림없이 치료 상에서 새로운 경지로 걸음을 내딛을 수 있을 것입니다.

　도가와 의학의 배합은 정말로 대단히 위대합니다. 도가는 말합니다, "해가 뜨고 지는 것은 정신의 쇠약과 왕성을 비유하고, 달이 차고 이지러지는 것은 기혈의 왕성과 쇠약을 비유한다.[日出沒, 比精神之衰旺. 月盈虧, 比氣血之盛衰].

　도가에서 말하는 후천 생명은 자시(子時)에서 시작되는데, 정기신(精氣神)의 도리를 알고 개인의 활자시를 융통성 있게 운용할 수 있게 되면 자기의 건강을 장악하는 것은 절대로 문제가 없습니다. 이 점은 거의 절대적으로 보증할 수 있습니다.

당신 자신의 활자시를 찾아 장악하라

　활자시를 장악한다는 것은 정말로 쉬운 일이 아닙니다. 먼저 활자시가 어느 때에 있는지 말하고 우리들 모두 자신의 활자시(活子時)를 찾고 나서 다시 얘기합시다.

　만약 어린 아이라면 쉽게 보게 되는데, 우리가 앞서 언급했듯이 그의 성 기관이 팽창할 때가 활자시가 밖으로 드러난 현상입니다. 그 때에 만약 그의 뇌파를 측정해 본다면 틀림없이 다른 변화가 있을 것입니다.

　만약 청년이라면 활자시에 틀림없이 이성(異性)의 애정 방면으로 발전합니다. 이런 것들은 모두 쉽게 아는 것입니다. 그러므로 그때에 활자시의 생명력을 장악하여 임맥·독맥의 기맥을 상승하도록 진동시켜서 생명력을 12경락으로 돌려 진입하도록 하지 않으면 후천의 욕구로 변해버립니다.

그러나 노년 사람들은 이미 성적 충동이 없다고 해서 설마 활자시가 없어져버렸을까요? 한 숨결이 남아있기만 하면 사람은 저마다 자기의 활자시가 있습니다. 노인이 깨어날 듯 말듯 한 그 시각이, 눈을 뜰 듯 말 듯 한 그 때가 바로 활자시입니다.

이때에 눈을 뜨지 말고 몽롱한 혼돈상태 같은 그런 황홀한 상태를 계속 유지합니다. 그것은 마치 홍소육(紅燒肉)을 좀 더 뜸을 들이면 그 고기 맛이 더욱 짙어지는 것과 같습니다. 이것이 바로 노년인의 활자시를 장악하는 방법입니다. 노인 친구 여러분, 얼른 시험해 보세요!

당신은 활자시를 알고 나면 장악하기가 쉬울 수 있다고 생각합니까? 만약 당신이 정말로 이렇게 생각한다면 너무 경솔함을 면하지 못하는 겁니다. 왜냐하면 활자시를 틀어쥔다는 것은 지극히 어려운 한 가지의 공부이기 때문입니다.

기본적인 어려움은 우리가 자기의 마음속에서 일어나는 생각을 통제하기 어렵다는 데 있습니다. 앞서 감수(坎水)를 얘기했을 때에 마음속의 생각을 평정(平靜)하게 함에 대해서 언급한 적이 있습니다만, 그러나 마음속의 생각은 평정하기 가장 어려운 하나의 일입니다. 마음속의 생각을 평정하지 못하면서 어떻게 활자시에서 노력하겠습니까!

도가에서는 '정(精)을 수련하여 기(氣)기로 변화시키고, 기를 수련하여 신(神)으로 변화시키고, 신을 수련하여 허(虛)로 돌아가게 한다[練精化氣, 練气化神, 練神還虛].'는 일련의 공부는 12~13년이 걸려야 완성된다고 말합니다. 사실상 20년이 지나도 완성한 사람이 없습니다. 근본적인 원인은 우리들의, 항상 날뛰는 말[馬]과 같고 가만히 있지 못하는 원숭이 같은 마음[意馬心猿]을 평정하게 하지 못하기 때문입니다.

심리와 생리는 서로 영향을 미친다

중의학 이론의 학문은 단지 병에만 주의를 기울이지, 사람이란 생각할 수 있으며 정감과 의식이 발생할 수 있다는 문제에는 주의를 기울이지 않습니다. 이 방면에서 본다면 서양의 의학도 아마 거의 차이가 없을 것입니다.

사실상 의학은 마땅히 의식 생각이 어디로부터 오는지를 규명해야 합니다. 비록 과학이 이미 우주에 대한 발전까지 도달했다고 하지만 이 문제에 대해서는 오히려 회답할 방법이 없습니다.

중의학 이론은 심리 작용의 중요함을 강조하여 정신적 변화가 생리적 병리에 대해 미치는 영향의 중대성을 인정합니다. 그러므로 「양생편」중에서는 평소의 개성 수양에 많이 치중하고 있는데, 이런 것들은 모두 심리 방면의 건강에 속합니다. 심리가 건강해야 비로소 생리의 건강을 촉진하거나 개선할 수 있습니다.

사람이 낙관을 유지하려면 화를 내지 말아야 합니다. 일단 분노하면 간장을 상할 뿐만 아니라 비장과 위장을 상하게 하니, 모든 내장을 상하게 했다고 말할 수 있습니다. 우울도 만성적으로 오장을 손상합니다. 이런 것들은 모두 평일의 수양으로부터 노력 개선할 수 있습니다. 두려워함도 극단적으로 좋지 않습니다. 그러므로 예전의 가정교육 중에서 어린이가 놀라지 않도록 치중함으로써 생리상으로 손상 받지 않게 했습니다. 두려워함은 정(精)을 상하게 할 수 있어서 탈(脫)이 나는 현상을 초래할 수 있습니다. 이 탈이란 대소변과 누정[脫精]을 포함합니다. 일반인들이 늘 말하는 한 마디인, '놀라서 쩔쩔맨다[屁滾尿流]'는 바로 탈의 도리입니다.

중의학을 연구하는 것은 번거로운데, 원인은 바로 관련이 있는, 의학적 이론과 경험의 학설 그리고 기록이 체계적인 귀납과 정리를 거치지 않았기 때문입니다.

의학 관점 상에서 오장의 구성은 사람과 사람마다 모두 서로 같지 않습니다. 마치 사람들 마음이 다름은 각각 그 얼굴이 다름과 같은 이치입니다. 구성이 같지 않기 때문에 저마다의 의지·개성·정신이 모두 다르게 조성되는 것입니다. 이 방면에 관하여 과학적인 진일보한 증명이 필요하며, 현재는 감히 단언하지 못하고 겨우 의학상의 관점을 다음과 같이 소개합니다.

심장이 큰 자는 근심이 상할 수 없으며 쉽게 사기(邪氣)를 느낍니다. 즉, 혈액 순환력이 강하며 담력이 크며 과감성이 크고 피부 결이 비교적 거칩니다. 심장의 위치가 비교적 높은 자는 세심하지 못하고 데면데면하며, 자존심이 세어서 진언(進言)하기 어렵습니다. 심장의 위치가 비교적 낮은 자는 풍한(風寒)에 상하기 쉬우며, 진언하기 쉽고, 속임을 당하기도 쉽습니다. 심장이 작은 자는 만족하기 쉽고 편안하기 쉽지만 근심이 많습니다. 피부는 적색을 띠며 피부 결이 가늡니다.

만약 오행과 의학적 이론의 연구를 불교 유식학 제8 아뢰야식과 배합한다면 일련의 진정한 의학 철학의 이론 구성이 가능할 것입니다. 이 일련의 이론은 형이하와 형이상을 연관시키고, 게다가 중국과 서양의 의약 기술을 합류시킨다면 반드시 의학계를 위해 신천지를 개창(開創)할 것입니다.

이상은 저자의 강의 본문 중에서 뽑아 온 글입니다.

이 책은 수행자를 위한 의학 입문서이기도 하다

대부분의 사람들은 몸에 기맥이 있는지도 모르고 일생을 살다 떠나갑니다. 그러니 건강관리가 근원적으로 될 리가 없습니다.

남회근 선생은 어느 저작에서 말하기를, 수행자가 기맥을 모르고 의약을 모른다면 수행하기 어렵다고 했습니다. 물론 마음의 이치를 모른다면 더더욱 그러겠지요. 수행이란 심신의 행위(行爲)를 바로잡으며[修正] 정화(淨化)해가는 과정인데 몸의 이치를 모른다면 자연히 생리상의 많은 문제에 봉착하게 되고, 해결하지 못한다면 수행이 성취하지 못할 것은 자명합니다. 이 점에서 이 책은 수행자가 몸의 이치를 이해하는 입문서가 될 수 있을 것입니다.

이 책은 『중의의리여도가역경(中醫醫理與道家易經)』을 완역한 것입니다. 『도가 밀종과 동방신비학』의 「역자의 말」에서 이미 밝혔듯이 2009년 1월부터 2010년 6월까지 강독 녹취했던 9강의 원고에, 2018년 12월 신판 중문 원서에 추가된 5강을 번역하고, 여기에 역자가 주석과 부록을 더하여서 이제 탈고하였습니다. 당시 청취 기록한 송연심 님과 이번 편집 작업에 도움을 준 정윤식 님에게 진심으로 감사드립니다.

2022년 11월 하순
장령산 심적재(深寂齋)에서
송찬문(宋燦文) 씁니다

목 차

제9강 ... 215

(부록)

일러두기

1. 이 책은 대만의 남회근문화사업유한공사(南懷瑾文化事業有限公司)가 발행한 2018년12월 대만 초판1쇄본의 『중의의리여도가역경(中醫醫理與道家易經)』을 완역한 것이다.

2. 번역 저본에 나오는 중국어 인명과 지명 책이름 등의 고유명사는 중국식 발음으로 표기하지 않고 우리식 한자 발음으로 표기하였다.

3. 독자의 이해를 돕기 위해 필요한 경우 역자가 주석을 달거나 보충하였다. 모르는 용어나 내용은 사전이나 관련 서적 등을 참고하고 특히 남회근 선생의 다른 저작들도 읽어보기 바란다. 선생의 저작들은 전체적으로 서로 보완 관계에 있기 때문이다.

4. 부록은 모두 역자가 더한 것이다.

제1강

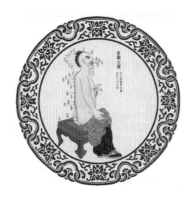

중국의 도가와 역학(易學), 그리고 의학 이론에 관한 연구는 중국 문화의 보배 창고입니다. 저는 일찍이 중의사와 양의사 그리고 과학계 등이 공동으로 연구하기를 바랐습니다. 이것은 한편으로는 중국 고유의 위대한 응용 철학을 천양(闡揚)하고, 또 한편으로는 인류에 대한 일종의 공헌이기 때문입니다.

이번에 광화침구의원(光華鍼灸醫院)의 주(朱) 원장의 요청에 의하여 이 주제를 강의하게 되었는데, 시간 관계로 14회의 강의만 할 수 있습니다.

저는 결코 양의사도 아니고 중의사도 아닙니다. 이번 14회의 강의는 단지 역학(易學)과 도가, 그리고 의학 이론 방면에 대한 개인적인 보고라고 말할 수 있으니, 이 제한적인 자료가 각계에 연구 흥미를 불러일으키고 모두들 공동으로 체계적인 연구와 실험을 하기 바랍니다.

역학과 중의학 이론

도대체 『역경(易經)』의 도리와 중의학 이론은 얼마나 큰 관계가 있을까요? 이것은 하나의 기묘한 문제인데, 얘기해보자면 의학 이론과 역학은 그리 큰 직접적인 관계는 없습니다.

여러분은 틀림없이 이렇게 말할 것입니다. "그리 큰 관계가 없는 데도 무엇을 연구하겠다는 겁니까?" 그래서 도가를 얘기하게 됩니다.

진한(秦漢) 시대 이전 춘추전국(春秋戰國) 시대의 도가에는 방사(方士)의 무리가 있었습니다. 그들은 수도연단(修道鍊丹)을 중시했습니다. 이러한 단도파(丹道派)들의 사상 발전은 『역경』의 원리로부터 연역되어 나온 것입니다.[1] 다시 말해 그들의 사상은 『역경』과 배합한 것입니다.

한(漢)나라 시대에 이른 뒤로 중의학의 철학 사상도 변천을 거치면서 밖으로는 도가의 영향이 더해져 의학 이론을 『역경』의 도리로써 자세히 설명하게 되었습니다. 다시 말해 간접적인 관계를 통해 중의학 이론의 철학 사상은 오히려 『역경』의 기초위에 세워졌습니다.

중국 문화의 특색은 추상(抽象)과 현묘(玄妙)에 편중되어 있습니다. 이것은 바로 지혜의 학문입니다. 하지만 학습 연구와 이해 방면에 있어서도 많은 곤란을 증가시켰습니다.

중국 5천 년의 의학 역사는 많은 학파들이 발전해 오면서 갈수록 신기해졌습니다. 순수한 철학 범위로 걸어 들어 간 것 같지만 그 실제 응용 가치는 오히려 사람들로 하여금 회의하게 합니다.

---

1) 『도가 · 밀종과 동방신비학』(부록) 「도가 신선 수련의 학술 사상」, 「한(漢) 위(魏) 이후의 신선 단도파」 글을 참조하기 바란다.

그러므로 우리는 역학과 의학 사이에는 형이상(形而上)의 철학 관계일 뿐이며, 형이하(形而下)의 법칙 방면의 운용은 오히려 크게 문제가 있다고 말할 수 있습니다.

도가와 중의학 이론

만약 무엇이 중의학 이론과 관계가 가장 밀접하냐고 묻는다면, 도가 방술 사상이 의학 이론에 미친 영향은 역학의 그것보다 훨씬 중대합니다.

이 문제를 얘기하면서 우리는 또 중국 상고 문화의 특수한 기질과 웅장하고 위대한 기백(氣魄)을 인정하지 않을 수 없습니다.

상고 중국 문화의 특이한 점은, 대담하게 가상(假想)하고 대담하게 추구했다는 것입니다.

도가는, 이른바 사람이라는 생명은 수련을 거쳐서 육체적인 사람의 몸을 장생불사(長生不死)하게 하여 신선의 경지에 도달하게 할 수 있다고 보았습니다. 즉, 천지와 함께 쉬고 일월과 함께 장수한다[與天地同休, 與日月同壽]는 것입니다

보세요, 이런 생각이 얼마나 웅장합니까! 얼마나 큰 기백과 도량을 가지고 있습니까! 인류가 해와 달과 함께 장수한다는 목적에 진정으로 도달할 수 있는지 없는지는 논하지 않기로 하고, 그저 이러한 가상(假想)만으로도 충분히 위대하다고 말할 수 있습니다. 중국인을 제외하고 세계적으로 또 어느 종족이 감히 이러한 생각을 했을까요?

그렇습니다. 서양 문화의 종교에서 영생(永生)을 말합니다. 그러나 그것은 여전히 정신적이고 사후적인 일입니다. 도가의 가상과는 함께 논할 수 있는 것이 아닙니다. 도가의 이러한 생각은 바로 그들 자신들이 말한, "우주가 손안에 있고, 만유의 변화가 마음에서 말미암는다[宇宙在手, 萬化由心]."입니다.

사실 도가는 결코 생각뿐인 것만도 아니고 대담하게 말만 해본 것도 아닙니다. 그들은 진정으로 방법의 모색에 힘을 쏟았으며, 진정으로 인류의 신체를 극복하고자 했으며, 진정으로 인간의 생명을 제어하고자 했습니다. 그들이 노력하는 과정에서 얻은 성취는, 중의학 이론과 지극히 깊은 관계가 있습니다.

한역(漢易)

『역경』 얘기를 꺼내면 많은 사람들이 말하기를 모든 경전들의 우두머리이고, 경전 중의 경전이며, 철학 중의 철학이라고 합니다.

이 말은 정말로 상당한 도리가 있습니다. 모든 경전 중에서 『역경』은 마치 모든 것을 포괄하고 지혜의 결정인 것 같습니다.

중국 5천 년 문화 역사 속에서 『역경』 방면에 관해서는 두 단계로 나눌 수 있습니다.

첫 번째 단계는 한역(漢易)입니다. 두 번째 단계는 송역(宋易)입니다.

간단하게 말하면 역학에는 리(理)·상(象)·수(數) 세 가지 학문이 포함되어 있습니다.

리(理) — 철학적인 방식으로써 모든 사물과 도리[萬事萬理]를 해석합니다.

상(象) — 이론과학 방식으로써 우주간의 사물현상을 해석합니다.

수(數) — 각각 현상마다 그 가운데는 숫자가 있으며, 과학에 속하기도 합니다.

한역은 상(象)과 수(數)에 편중되어 있고 과학성에 속합니다. 도가와도 가장 밀접한 관련이 있기 때문에 한역을 도역(道易)이라고 부르는 사람도 있습니다.

그런데 송역이 중시하는 것은 이(理)이며 (소강절邵康節은 한역의 도가 노선을 걸어갔습니다) 유역(儒易)에 속하며, 도가와의 관계는 비교적 얕습니다. 그러므로 중의학의 원시(原始)와 관계가 있는 것은 바로 한역입니다.

괘는 무엇인가

『역경』 얘기를 꺼내면 여러분은 복희(伏羲)가 그렸다는 팔괘(八卦)가 생각 날 것인데, 도대체 무엇이 괘일까요?

괘(卦)란 괘(掛)입니다. 어떤 현상이 우리들의 눈앞에 걸려 있는 것입니다. 그러므로 그것을 괘(卦)라고 합니다.

『역경』에서 말하는 괘는 우주간의 현상입니다. 우리가 육안으로써 볼 수 있는 현상입니다. 우주 사이에는 모두 여덟 개의 기본적인 대 현상이 있습니다. 우주 간의 만유(萬有)·만사(萬事)·만물(萬物)은 이 여덟 개의 현상에 의지해서 변화합니다. 이게 바로 팔괘법칙의 기원입니다.

우주 현상을 관찰하여 이를 여덟 개의 큰 부류로 귀납하여 팔괘로 그릴 수 있다니, 이게 어찌 초인(超人)의 지혜가 아니겠습니까? 그러므로 팔괘는 지혜의 학문입니다. 우리가 보면 경극(京劇) 중에 제갈공명이 등장할 때, 몸에 음양팔괘(陰陽八卦)의 도포를 입고 있음은 바로 매우 높은 지혜를 팔괘로써 나타내고 있음을 설명하는 것입니다.

괘와 효 그리기

괘(卦)가 우주간의 현상인 바에야 이러한 형상을 기록하려면 그려야 합니다. 그러므로 괘는 그려서 나온 것입니다. 쓴 것이 아닙니다.

괘는 추상적인 상징입니다. 도안(圖案) 부호라고도 할 수 있습니다. 팔괘도 일종의 논리 부호입니다.

괘는 효(爻)로 이루어져 있습니다.

무엇을 효라고 부를까요? 일직선(一直線)이 한 효이며 양효(陽爻)라고 합니다. 일직선의 중간이 끊어진 것도 한 효인데, 음효(陰爻)라고 합니다.

괘는 음효(陰爻)와 양효(陽爻)로 이루어져 있습니다.

우리 다시 爻자를 보겠습니다. 두 개의 비스듬한 십(十) 자로 구성되어 있습니다.

지구물리 해설에 의하면 지구의 자장(磁場)과 경도(經度), 위도(緯度)는 사교(斜交)[2]를 드러내고 있습니다. 이 두 개의 사교도 우주간의 일종의 형태를 나타내며, 만물은 모두 맞물림[交錯]으로 이루어져 있다는 것입니다.

그리고 이 두 개의 맞물림은 마치 두 개의 십자가를 이룬 것 같습니다. 爻라는 글자는 바로 두 개의 십자가를 나타냅니다.

우리들의 조상인 복희씨가 정말로 이렇게 괘를 그렸는지는 여전히 의문입니다만, 중국 문자의 기원은 상형(象形)에서 시작되었습니다. 다시 말해 현상을 그리는 것으로부터 시작되었는데, 마치 괘를 그리는 것과 같았습니다.

어떻게 괘를 그릴 것인가

글자 쓰기는 대부분 위에서부터 아래로이지만, 괘를 그리는 것은 아래쪽에서부터 위로 그려 올라갑니다. 즉, 괘 그리기는 안에서 밖으로 향하여 한 효 한 효씩 그립니다. 이것이 괘 그리기의 하나의 기본상식입니다.

비록 위로부터 아래로 그릴수도 있고 밖으로부터 안쪽으로 괘를 그릴 수도 있지만, 최초의 괘 그리기 방법은 안으로부터 밖으로, 아래로부터 위쪽으로 향해야 합니다. 여기에는 중요한 도리가 들어있습니다.

우리가 지구에서 생활하고 있는데, 지구 생명의 기능은 지구 중심으

---

2) 두 직선이나 평면이 직각이 아닌 비스듬한 각을 이루며 만남.

로부터 밖으로 발산하여 산생하는 것입니다.

한 사람을 한 단위로 삼아서 말해 보면 개인의 행위 능력도 안으로부터 밖으로 나온 것입니다.

이것이 『역경』의 기본사상이며, 괘 그리기를 안으로부터 밖으로, 아래로부터 위로하는 원인이기도 합니다. 다음 그림은 복희가 그린 선천팔괘방위도(先天八卦方位圖)입니다. 하지만 이 팔괘도는 당(唐)나라 이전에는 아직 세상에 널리 퍼져있는 것으로 보이지 않습니다. 당송(唐宋) 이후에야 출현한 것입니다. 복희씨가 그렸는지 안 그렸는지는 우리는 고증해보지 않겠으며 여기서는 토론하지 않기로 하고, 이제 우리들은 선천팔괘가 표현하는 의미를 살펴보도록 하겠습니다.

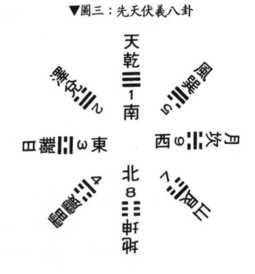

▼圖三 : 先天伏羲八卦

선천복희팔괘

건괘(乾卦) ― 천체(天體)를 나타냅니다.

곤괘(坤卦) ― 대지(大地)를 나타냅니다.

이괘(離卦) ― 괘상(卦象)은 동그라미 가운데 점이 하나 있는데, 태양을 나타냅니다.

감괘(坎卦) ― 위아래의 외곽은 음입니다. 가운데 한 획 양효(陽爻)는 광명(光明)을 상징하며 달을 나타내고 있습니다.

손괘(巽卦) ― 아래가 터져 있으며, 바람을 나타냅니다.

진괘(震卦) ― 아래는 양(陽)이고 위는 깨져서 진동을 나타내며, 우레입니다.

간괘(艮卦) ― 땅위에 돌출된 높은 산이 있는데, 산을 나타냅니다.

태괘(兌卦) ― 위에는 이빨이 빠져 있고 연못·호수·바다를 나타냅니다.

여러분은 이러한 음효와 양효들을 보고서 왜 일월천지(日月天地), 산택풍뢰(山澤風雷)를 나타내었는지를 아마 이해하기 어려울 것입니다. 그러나 우리는 알아야 합니다, 최초에 그린 이러한 괘들은 결코 오늘날 그린 바와 같이 이렇게 곧은 선처럼 가지런하지 않았습니다. 원시 때의 그리는 법에서 음효는 그저 두 점일 뿐이었을 것이고 양효는 하나의 덩어리에 불과했을 것입니다. 그것들의 형상(形狀)은 꼭 가지런한 것은 아니었을 것입니다. 뿐만 아니라 괘는 입체적인 것입니다.

그러므로 이괘(離卦)의 형상은 단지 하나의 동그라미일 뿐으로, 중간에 하나의 흑점이 있음으로써 태양을 표시했습니다. 나머지 각 괘들도 이렇게 변천된 것입니다.

팔괘가 나타내는 현상

선천팔괘를 보고 나서 우리들은 팔괘가 우주 현상의 전부를 그렸다는 것을 뚜렷이 이해하였습니다.

이 우주 사이의 여덟 가지 현상은 바로 천(天)·지(地·)일(日)·월(月)·풍(風)·뇌(雷)·산(山)·택(澤)입니다.

한번 물어보겠습니다, 이 여덟 가지 현상이 우주 자연계를 구성한 것 이외에 또 달리 어떤 것이 있을까요? 팔괘의 귀납은 정말 너무나 위대합니다.

공자는 『역경』의 「설괘전(說卦傳)」에서 다음과 같이 말합니다.

천지가 위치를 정하니[天地定位], 어떤 방향으로부터 바라보아도 온통 하늘입니다.

천둥번개와 바람은 서로 마찰하고[雷風相薄], 대기가 마찰해서 번개를 발생시키고 번개의 진동이 기류를 형성합니다.

산과 호수는 기가 통하며[山澤通氣], 이 도리와 침구(鍼灸)의 응용은 완전히 똑 같습니다. 이 점은 뒤로 미루었다가 다시 얘기하겠습니다.

물과 불은 서로 대립한다[水火不相射], 불이 많으면 물이 마르고 물이 많으면 불이 꺼져버립니다. 균형에 도달하기가 극히 어렵습니다.

팔괘가 나타내는 인체의 부위를 말하면 다음과 같습니다. 이것은 단도파(丹道派)의 관념입니다.

건(乾) ― 두부　　　　　　　　1

곤(坤) ― 복부　　　　　　　　8

이(離) - 눈	3
감(坎) - 귀	6
진(震) - 단전 (생명 에너지)	4
손(巽) - 코	5
간(艮) - 등	7
태(兌) - 입	2

팔괘의 수(數)의 문제

우리가 선천복희팔괘도 상의 숫자를 보았는데 정말 재미있게 느껴집니다. 1·2·3·4는 왼쪽으로 향하여 돌고, 5·6·7·8은 오른쪽으로 향하여 돕니다.

이것이 『역경』의 기본원리인, "천도는 왼쪽으로 돌고 지도는 오른쪽으로 돈다[天道左旋, 地道右旋]"는 것입니다.

우리가 이런 숫자를 다시 보면 맞은편과 서로 더하여 모두 9가 됩니다. 그러므로 선천팔괘 속에는 비록 9라는 숫자가 없지만 9라는 숫자는 사실은 그 속에 들어 있기에, 9가 그 가운데[中]에 들어 있다고 합니다!

서양의 미적분(微積分)은 『주역』 이치의 계시를 깊게 받아 발명된 것이라고 합니다.

그러나 『역경』에서 '수'의 개념은 천지간에는 오직 하나의 숫자만 있다고 보는데, 그것이 바로 1입니다. 이게 바로 『역경』의 수리관념(數理觀念)입니다. 이 수리라는 것은 꼭 오늘날의 수학에서 말하는 의미인 것은 결코 아니므로, 여러분은 구별 없이 말해서는 안 됩니다.

이 1은 만약 1을 더하면 2가 되며, 거기에 다시 1을 더하면 3이 되고 가장 높은 숫자로는 9가 됩니다. 또 다시 거기에다 1을 더하면 다시 1(10=1+0=1)로 되돌아옵니다.

이런 사상적인 방법은 귀납적인 논리이며, 서양의 분석적인 논리와는 완전히 다릅니다.

이러한 숫자들 중에서 1 · 3 · 5 · 7 · 9는 9에 이르러서 가장 높은 숫자가 됩니다. 9란 지양(至陽)을 나타냅니다. 양(陽)은 9라는 숫자에 이르면 정점이 됩니다. 2 · 4 · 6 · 8 · 10은 음수가 됩니다. 6이 중간에 있으면서 지음(至陰)을 나타냅니다.

선천팔괘의 방위 기후와 의료

태(兌)는 택(澤: 연못)입니다. 팔괘상의 방위는 동남쪽입니다. 동남쪽은 물이 많다고 할 수 있습니다. 오늘날로 보면 대만은 선천팔괘의 태괘(兌卦)의 위치에 딱 놓여있으며, 꼭 알맞게 해양 지방에 있습니다.

손괘(巽卦)는 서남쪽입니다. 손(巽)은 바람입니다. 그렇다면 서남쪽은 바람이 많은 구역입니다. 운남(雲南)의 하관(下關)은 바람이 가장 많습니다. 트럭이 지나갈 때 액셀러레이터를 밟지 않아도 됩니다. 바람이 부는 대로 맡겨서 달려갈 수 있으니 그 바람이 얼마나 강한지를 생각해보면 알 수 있습니다. 어떤 사람은 말하기를 "이게 바로 이른바 손(巽)이 바람이다는 것이다."라고 합니다.

각 지역은 기후가 다르고 지리 환경이 다르기 때문에 의료 방면에서의 차이를 가져 옵니다. 예를 들어 북쪽 지역에는 온병(溫病)이 많습니다. 그러므로 『상한론(傷寒論)』3)은 남방에만 적용될 수 있을 뿐입니다.

---

(3)『상한론(傷寒論)』

1. 개요

《상한론(傷寒論)》 10권 22편은 후한(後漢) 말(206년경) 장중경(張仲景)(본명은 張機)이 저술한 임상의학서로, 실재(實在)한 개인 저자를 알 수 있는 중국 최초의 의학서이다. 장중경의 원래 저작은 《상한잡병론(傷寒雜病論)》으로 이중 '상한(傷寒)'을 논한 부분이 《상한론(傷寒論)》의 계통을 형성하였고, '잡병(雜病)'을 다룬 부분이 《금궤요략(金匱要略)》으로 전승된 것으로 보인다. 침구(鍼灸)의 맥진(脈診) 이론을 탕액(湯液) 즉 약물치료법에 적용하여, 외부감염증에 대한 분류(삼음삼양(三陰三陽)의 육경병(六經病)) 및 유형화를 약물치료법과 결합시킨 임상의학 이론을 체계화하였다.

2. 저자

(1)성명 : 장기(張機)(150?~219?)

(2)자(字)·별호(別號) : 자는 중경(仲景)으로, 보통 장중경(張仲景)으로 일컬어진다. 장중경의 전기는 현전하는 당(唐) 이전의 문헌에는 보이지 않는다. 이름이 처음 등장하는 것은 북송(北宋)의 손기(孫奇), 임억(林億) 등이 《상한론》을 교정하면서 서문에 당대(唐代) 감백종(甘伯宗)의 《명의전(名醫傳)》을 인용하여 이름을 저록한 이후이다.

(3)출생지역 : 중국 하남성(河南省) 남양시(南陽市)(남양군(南陽郡))

(4)주요활동 및 생애

장사(長沙) 태수(太守)를 역임하였고 장백조(張伯祖)에게 사사(師事)하였다. 장중경의 시대에는 역병(疫病)이 크게 유행하였다. 《후한서(後漢書)》에는 원초(元初) 6년(119)에서 건안(建安) 22년(217)에 이르는 98년간 10차례의 대역(大疫)의 기록이 남아있다. 장중경의 자서(自序)에 의하면 건안 연간에 장씨 가문 200여 명 중 10년이 채 안돼서 2/3가 죽었는데, 그중 70%가 '상한(傷寒)'에 의한 사망이었다고 한다. 장중경은 당시 유행한 전염병 문제를 해결하기 위해 《소문(素問)》·《구권(九卷)》《영추(靈樞)》·《팔십일난(八十一難)》《난경(難經)》》·《음양대론(陰陽大論)》·《태려약록(胎臚藥錄)》 등의 의학서와 '평맥변증(平脈辯證)'을 이용해 《상한잡병론(傷寒雜病論)》《상한졸병론(傷寒卒病論)》이라는 설도 존재) 16권을 저술하였다.

(5)주요저작 : 《상한잡병론》

3. 서지사항

'상한(傷寒)'이란 넓은 의미로는 외부 감염에 의한 열병(熱病)을 말한다. 겨울철에 한기(寒氣)에 몸이 상하면 한독(寒毒)이 잠복했다가 봄이나 여름에 발병하여 열병이 된다는 논리로 '한기에 상한다'는 의미에서 상한이라고 한다. 장중경의 《상한잡병론》 16권은 책이 완성되고 얼마 뒤 산일되었다. 그중 '상한'에 관련한 부분은 후대에 《장중경변상한(張仲景辨傷寒)》 10권, 《장중경평병요방(張仲景評病要方)》 1권(이상 양대(梁代)), 《장중경방(張仲景方)》 15권, 《장중경료부인방(張仲景療婦人方)》 2권(이상 《수서(隋書)》 〈경적지(經籍志)〉), 《장중경약방(張仲景藥方)》 15권, 《상한졸병론(傷寒卒病論)》 10권(이상 《신당서(新唐書)》 〈예문지(藝文志)〉) 등으로 그 내용이 전승된다. 이 중 《장중경약방》은 서진(西晉)(위(魏))의 태의령(太醫令) 왕숙화(王叔和)에 의한 저작으로 왕숙화는 장중경의 저작을 최초로 수집·정리한 인물이다. 북송대에는 치평(治平) 2년(1065) 손기, 임억 등이 교정의서국(校定醫書局)에서 《상한론》 10권 22편과 《금궤옥함경(金匱玉函經)》 8권 29편을 교정·편찬하였다(《금궤옥함경》은 내용적으로 《상한론》과 같은 계통). 후에 한림학사 왕수(王洙)에 의해 좀먹은 책[蠹簡] 《금궤옥함요략방(金匱玉函要略方)》 3권본이 관각(館閣)에서 발견되었는데, 내용은 ①상한, ②잡병, ③처방 및 부인치료법으로 구성되어 있었다. 손기 등은 《상한론》과 중복되는 부분(①)을 삭제하고 교정한 후 《금궤방론(金匱方論)》 3권을 편찬하였다. 일반적으로 《상한잡병론》이 상한을 논하는 《상한론》과 잡병을 다루는 《금궤요략(金匱要略)》으로 구성되어 있다는 통설은 이 시기를 거쳐 형성되었다. 현행 《상한론》은 위에서 서술한 북송본 계통(북송본은 실전하였고, 명 만력(萬曆) 27년 조개미(趙開美) 복각본이 현전한다)과 금(金)의 성무기(成無己)(成無已라고도 한다)가 북송본에 근거하여 주석을 덧붙인 《주해상한론(注解傷寒論)》 10권본(1144) 계통이 존재한다. 성무기본은 명 가정(嘉靖) 연간에 왕제천(汪濟川)이 교정한 복각본이 있다. 참고로 청 건륭(乾隆) 연간의 《사고전서》는 성무기본을 저록하였다.

현행 《상한론》은 앞에서 언급하였듯이 왕숙화 이후 후대 학자들의 교정 및 편집을 거쳐 현재의 10권본 형태를 갖추었다. 그런데 왕숙화는 장중경의 문장을 수집하고 정리한 정도가 아니라 편차를 재구성하여 몇 편을 추가하고 곳곳에 타인의 저작 및 자신의 견해를 집어넣은 것으로 보인다. 따라서 후대의 《상한론》 연구의 핵심 과제 중의 하나는 현전하는 《상한론》의 내용 중 어느 부분이 장중경의 《상한잡병론》에서 온 것이고 어느 부분이 왕숙화가 가필하고 증보한 부분인가를 판별하는 것을 통해 장중경의 《상한잡병론》을 가능한 한 본래의 모습으로 복원하는 것이었다. 복원에는 학자마다 제설(諸說)이 존재하나 일반적으로 '육경병(六經病)' 부분은 장중경의 저술로, '가불가(可不可)'는 왕숙화의 가필로 보는 것이 정설이다. 그 외 부분에 대해서는 이론이 분분하다.

대만은 해양 아열대 기후로서 약을 쓰는 방법이 중국 대륙과는 전혀 다릅니다. 그러므로 만약 같은 약을 같은 방법으로 세계 각지에 그대로 응

4. 내용

《상한론》은 다음 다섯 부분으로 구성되어 있다. ①변맥법(辨脈法), 평맥법(平脈法), 상한례(傷寒例) : 맥법 및 상한의 병리학과 진단법이다. ②치(痙), 습(濕), 갈(暍)을 변별하는 맥증(脈證) : '치'는 경련, '습'은 전신이 아프고 열을 동반하여 피부가 노랗게 변하는 병, '갈'은 더위를 먹는 것을 말한다. 상한과 비교하기 위한 것으로 치료법은 기재되어 있지 않다. ③삼음삼양(三陰三陽)의 병을 변별하는 맥증 및 치료법 : 삼음삼양의 병, 즉 '육경병(六經病)'에 대한 진단과 치료법이다. 삼음삼양, 즉 육경은 태양(太陽), 소양(少陽), 양명(陽明), 소음(少陰), 태음(太陰), 궐음(厥陰)을 말하는데 《소문》의 삼음삼양과는 달리 피부에서 속으로 병이 들어간 정도를 의미한다. ④곽란(霍亂), 음양역(陰陽易)이 나은 후 노복(勞復)의 병을 변별하는 맥증 및 치료법 : '곽란'은 콜레라, 세균성식중독 등을 말하며 '음양역'은 상한이 완전히 낫기 전에 성교를 행하여 생긴 병이며, '노복'은 큰 병이 나은 후 부절제한 생활을 할 때 생기는 병을 말한다. ⑤발한(發汗), 토(吐)·하(下)의 가불가(可不可)의 병, 발한 후의 병, 발한토하(發汗吐下) 후의 병을 변별하는 맥증 및 치료법 : 흔히 '가불가'로 불리는 편(篇)이다. 발한제, 구토제, 설사약을 써서 좋은 병과 그렇지 않은 병, 발한토하제(制)를 쓴 이후의 병에 대한 진단과 치료법을 다룬다.

5. 가치와 영향

《상한론》은 실재한 저자 개인의 이름을 거명하고 또 저자가 서문을 쓴 최초의 중국 의학서이다. 한편 《황제내경소문》이 의학 이론을 다룬 '의경(醫經)'이라면 《상한론》은 임상의학을 다룬 '경방(經方)'의 대표적 저작으로, 외과수술과 주술(呪術) 치료법을 제외한 임상의학 체계를 원리적으로 구성하였다. 치료법은 주로 탕액(湯液)을 중심으로 한 내복약 요법이며, 약 처방을 집대성했다(《소문》의 경우 주요한 치료법은 침에 의한 자법(刺法)). 또한 진단법으로는 침구요법(鍼灸療法)에서 주로 사용되던 맥진(脈診)을 약물치료와 결합시켜 맥증(脈證)을 유형화하고 거기에 약물 치료를 대응시켰다. 이러한 진단-치료법의 유형화는 이후 단순히 상한이라는 특정 병에 국한되지 않고 한방 임상의학의 기본 방침으로 발전하였다. 이후 상한학파는 송대(宋代)를 거쳐 명청(明淸)시기 '온병(溫病) 이론'이 등장하기 전까지 외부감염 병증에 대한 대표적인 진단 및 치료법 체계를 형성하였다. 참고로 온병이란 외부감염증의 치료방법으로써 한열(寒熱)의 구별에서 출발하였지만 병인(病因)의 본질을 외부의 한기(寒氣)에서 구하는 것이 아니라 내부의 습열(濕熱)에서 구하는 점에서 송학적이고 상한학파와 대립한다. (동양고전해제집)

용하고 기후 요소를 소홀히 한다면, 그것은 절대로 정확하지 않습니다.

여기서 저는 20년 전의 일이 하나 생각납니다. 한 친구가 온몸에 황종(黃腫)⁴⁾ 병에 걸려 다른 중의사 친구가 치료했습니다. 그가 내준 약 처방 중에 마황(麻黃) 6전(六錢)을 사용했습니다. 당시에 저는 크게 놀랐습니다. 왜냐하면 대륙에서 마황을 쓸 경우에는 대단히 신중해서, 절대로 그렇게 많이 쓰지 않기 때문입니다. 이 병든 친구는 한두 제의 약을 먹었는데도 효과를 보지 못하자, 이 중의사 친구는 마황을 한 량(兩)으로 증가시켰습니다. 그 때는 제가 정말 참지 못하고 물었습니다. 그는 설명하여 말하기를, "대만 약은 품질이 좋지 않습니다. 성분에 문제가 있습니다. 게다가 기후 요소 때문에 한 량(兩)이 대륙에서의 2전(錢)에 불과합니다." 뜻 밖에도 그의 처방대로 복용한 뒤 얼마 지나지 않아 병이 나았습니다. 이로써 증명되듯이 중의학에서 가장 중시하는 것은 기후입니다.

도가 관념 속의 인류

우리가 앞서 말했듯이 팔괘는 우주간의 여덟 가지 큰 현상을 나타냅

---

4) 충(蟲)으로 인해 얼굴이 누렇게 뜨고 핏기가 없으며 온몸에 힘이 없는 것을 말함. 황반병(黃胖病)·황반(黃胖)·구충병(鉤蟲病)·식로달황(食勞疸黃)이라고도 함. 소아가 맨발로 다니거나 맨땅에 앉을 때 피부에 충의 사상유(絲狀蚴)가 감염되어 체내로 침입함으로써 발생한다. 성충(成蟲)이 소장에서 피를 빨아 먹어, 얼굴이 누렇게 뜨고 부으며 온몸에 힘이 없는 등 기혈이 허약하고 비허습곤(脾虛濕困)한 증상이 나타난다.

니다. 여러분은 틀림없이 의아해하기를 '만물의 영장이라는 우리 인류가 어째서 그 안에 포함되지 않았을까!' 할 것입니다.

이 점에 관하여 도가의 관념은 가장 재미있습니다. 도가들은 지구는 하나의 생명이 있는 것이며, 우리들 인류는 지구상의 기생충에 불과할 뿐이라고 보았습니다.

기생충이라고 말한 것은 그래도 듣기 좋게 말한 것이지만 도가들은 인간을 나충(裸蟲)이라고 불렀습니다. 즉, 나체 벌레로서 태어날 때부터 적나라한 벌거숭이 벌레일 뿐이라는 것입니다.

우리는 도가의 비유가 터무니없다고 말할 수 있을까요? 시험 삼아 지구상의 인구문제를 좀 봅시다! 인구는 부단히 증가하고 있습니다. 도가의 추론대로라면 인구는 계속 증가하게 되어 있습니다. 마치 사과 속에 벌레가 생겨나듯이, 일단 벌레가 생겨나면 갈수록 많이 생겨나기 마련이어서 사과를 야금야금 파먹어 완전히 갉아 먹어버려야 비로소 끝장이 나는데, 그때가 되어서는 벌레도 끝장입니다. 지구상에 불행하게도 인간이라는 벌거숭이 벌레들이 생겨난 뒤로부터 그들은 부단히 이른바 과학이란 것을 발전시켰습니다. 광물을 캐내고 해저에서는 석유를 뽑아내고 물질문명이 발달하면 발달할수록 파괴성은 갈수록 높아집니다. 마침내는 이런 벌거숭이 벌레들이 지구를 훼멸시켜버려야 종지부를 찍을 겁니다.

도가의 우주만상에 대한 연구

우주인이 달나라에 도착했을 때 미국 친구가 달나라의 주권은 미국 것이 되어야 된다고 말한 적이 있습니다. 그러나 저는 우스개 이야기를 했습니다. "달나라에 대한 주권은 마땅히 중국에 속해야 한다고 생각합니다. 왜냐하면 중국의 상아(嫦娥)는 벌써 이미 수천 년 전에 달나라로 도망갔기 때문입니다." 이게 비록 우스개 얘기지만 정말 좀 진실한 의미가 있습니다. 왜냐하면 우리들의 도가는 이미 달과 태양에 대한 연구를 시작했기 때문입니다. 『도장(道藏)』 안에는 이미 한 권의 『일월분린경(日月奔磷經)』이라는 것이 있는데, 달나라와 태양에 도착하려는 상상을 하고 있는 도서(道書)입니다.

도가의 문헌인 『도장』 속에는 달에 대한 연구 이외에도 한 폭의 아주 복잡한 그림이 있는데, 「오악진형도(五岳眞形圖)」라고 부릅니다. 중국을 중심으로 두고 오악(五岳)의 지하를 그려낸 것인데, 그 지하도들은 모두 서로 통한다고 생각합니다. 도가의 전설에 의하면 감숙성(甘肅省)의 황제릉(黃帝陵)의 아래에서부터 시작하여 구멍이 하나 있는데, 그 구멍 속의 땅속 길을 따라 걸어가 삼 개월 후에 걸어 나오면 바로 남경(南京)입니다.

『도장』 중에는 또 중국 대륙을 우리 사람 내장처럼 분류해 놓았는데, 이 땅덩어리의 폐(肺)가 섬서성(陝西省)에 있습니다.

또 옛날 사람의 필기(筆記) 중에는 천산(天山)이북의 지방에는 구멍이 하나 있는데, 청명(清明)이 될 때마다 이 구멍에서 큰 기[大氣]가 솟아나옵니다. 이것을 지구의 호흡이라고 합니다. 기가 나올 때에는 사막에 사는 사람들이 그 소리를 모두 듣고서 사람과 가축들은 일찌감치 멀리 피해버림으로써, 기에 날려 아득히 멀리 온 데 간 데 없이 흩어져 버리지 않도록 합니다. 24시간이 지나면 또 흡기의 소리를 들을 수 있답니다. 기효람(紀曉嵐)의 필기에는 이곳을 언급한 적이 있습니다.

사막에서 연못들은 지기(地氣)의 영향을 받아서 스스로 이사 갈 수가 있습니다. 호수들은 거대한 얼음덩어리처럼 또 다른 곳으로 이동하여 멈출 수 있습니다. 어떤 몽고 친구들은 이러한 상황을 몸소 경험해본 적이 있다고 말합니다.

이러한 현상들은 무엇일까요? 그것들은 바로 『역경』상의 산택통기(山澤通氣)입니다.

산택통기(山澤通氣)와 기(氣)

도가는 천지를 대우주(大宇宙)로, 지구상의 인체를 하나의 소우주(小宇宙)로 봅니다.

도가가 단도(丹道)를 닦을 때 가장 먼저 인체의 기(氣)를 중시합니다.

지구는 도가의 눈으로 볼 때 이미 생명이 있는 것인 바에야 기가 있는 것이 당연합니다. 이게 바로 『역경』상의 산택통기(山澤通氣)의 원리로서 도가에 의하여 응용된 원인입니다.

기는 무엇일까요? 도가 학설상의 하나의 신묘한 문제이며, 의학상의 기도 하나의 신비한 문제입니다.

팔괘상의 간(艮)은 산인데, 만약 간괘(艮卦)를 뒤집으면 태괘(兌卦)로서 바로 바다입니다. 이것은 산 아래는 바로 바다이며, 바다 밑은 산이라는 것을 설명합니다. 산의 가장 아랫면과 바다의 가장 아랫면은 서로 이어져 있습니다.

그러나 산과 바다는 왜 기가 통할까요?

도가의 군사학[兵學]은 본래 비밀로 하여 전하지 않는 것인데, 지금 산택통기(山澤通氣)를 얘기하게 되었으니 고대 도가의 군사학에서 변방 정벌에 나서는[出征] 상황을 한 번 살펴봅시다.

1,100년 이전의 중국 사회에서 수만 수천의 대군들을 이끌고 국경 쪽으로 출군할 때에는 오늘날 같은 통신설비나 보급이 없었습니다. 오로지 물 확보의 문제가 아주 큰일이었습니다.

그러나 도가에게는 오히려 방법이 있었습니다. 행군할 때 많은 쑥을 지니고 가서 서북 고원이나 사막지대에 이르면 먼저 대략 한 길 정도 되는 네모 모양의 구덩이를 하나 팝니다. 그리고 그 구덩이 안에다 쑥을 놓아 태웁니다. 이때에 먼 곳의 사방을 주의합니다. 얼마 후에 다른 곳에서 연기가 솟아나오는 것을 보곤 했는데, 그 연기가 솟아 나오는 곳에 샘을 파면 틀림없이 물을 얻을 수 있었습니다.

이 역시 산택통기의 응용과 증명입니다.

그런데 왜 쑥을 이용할까요?

도가와 중국 약물학 연구에 의하면 쑥은 기를 통하게 하는 것입니다. 이점은 식물 전문가와 과학자가 한 걸음 더 진일보한 연구를 하도록 남겨 둡시다.

하지만 침구에서 쓰는 쑥도 바로 이러한 쑥입니다.

괘의 체용과 도가의 철학

우리는 이미 개략적으로 선천괘와 중국 의학과의 관계를 얘기했으니, 다음으로는 문왕의 후천괘(後天卦)를 소개할 수 있겠습니다. 당송(唐宋) 이후에 역의 체용(體用)에는 이미 분명한 분야가 있었습니다.

선천괘가 나타내는 것은 본체(本體)로서 우주의 법칙입니다.

후천괘가 나타내는 것은 응용으로서, 우주법칙에 근거해서 만사만물(萬事萬物)에 응용한 것입니다.

역학의 기본관념 속에는 일종의 음양소장(陰陽消長)의 도리가 있습니다. 그것은 바로, 음(陰)이 극(極)에 도달하면 양(陽)이 생겨나고 양(陽)이 극(極)에 도달하면 음(陰)이 생겨난다는 것입니다.

만약 이 점에 근거해 말하면 중국의 문화는 기본적으로 모두 역학으로써 기초를 삼습니다. 예컨대 『역경』의 도리 입장에서 역사철학을 얘기한다면 다음과 같은 말이 있습니다. "천하대사는 합한 지 오래되면 반드시 나누어지고, 나누어진지 오래되면 반드시 합하여진다[話說天下大事, 合久必分, 分久必合]." 이것은 음양소장의 도리로부터 발휘되어 나온 논조입니다.

음이 극에 도달하면 양이 발생하고 양이 극에 도달하면 음이 발생하는 것도 도가의 기본철학 사상입니다.

제2강

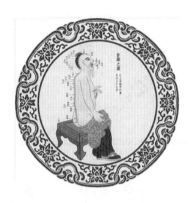

지난 번 우리는 이미 복희의 선천팔괘도(先天八卦圖)를 얘기했습니다. 이제 문왕의 후천팔괘도(後天八卦圖)를 소개하겠습니다.

시간 관계상 우리는 『역경』 방면에 대해서 매우 간략한 소개만 할 수 있을 뿐이니 여러분들은 주의를 기울이고 아울러 후천괘의 '수(數)'를 단단히 기억하기 바랍니다. 왜냐하면 그것은 침구(鍼灸)와의 관계가 극히 밀접하기 때문입니다.

우리들이 후천괘를 보면 그 '상(象)'과 '수(數)'가 모두 선천괘와 다르다는 것을 발견합니다.

어떤 한 개의 '수'와 맞은편의 '수'와는 서로 더하면 모두 10이 됩니다. 다시 말해 맞은편과 합하면 10이 됩니다. 이로부터 우리는, 불교에서의 합장[合十]과 서방 종교의 십자(十字)는 기본적으로 모두 합십(合十)의 신묘한 의미가 있음이 생각납니다. 만약 의학 이론 방면으로 인용한다면 균형의 유지가 중요하며, 균형을 유지할 수 있는 것이야말로 건강이라는 것을 표시합니다.

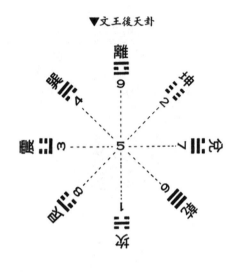

문왕후천팔괘

중국의 교수법은 흔히 무미건조하여 기억하기 어려운 학술이론을 압운(押韻)의 시로 엮어서 암송에 편리하게 하였는데, 후천괘를 읽는 법은 다음과 같습니다.

1은 감이요 2는 곤
3은 진이요 4는 손
5는 가운데요 6은 건
7은 태 8은 간에 9는 리이다

一數坎兮二數坤　　三震四巽數中分
五寄中宮六乾是　　七兌八艮九離門

역의 체와 용

『역경』은 이해하기가 너무나 어려운 것 같습니다. 허다한 역학 서적들을 보면서 우리는 깊이 연구하면 할수록 어리둥절하게 됩니다.

이제 우리는 먼저 선천괘와 후천괘, 이 두 개의 팔괘에 주의하기만 하면 대체적으로 이해할 수 있습니다.

선천팔괘가 말하는 것은 우주에 물질세계가 아직 형성되기 전의 물리법칙입니다.

후천팔괘가 말하는 것은 물질세계가 형성된 이후의 태양계의 물리법칙입니다.

선천이 얘기하는 것은 체(體)이고, 후천이 얘기하는 것은 용(用)입니다.

『역』의 체용은 한(漢)·위(魏)·남북조(南北朝) 이후에야 발전되어 나온 것입니다. 도가의 철학에서 음이 극에 달하면 양이 발생하고 양이 극에 달하면 음이 발생하는 것도 역시 서로가 체(體)와 용(用)의 도리입니다.

체용의 나뉨을 이해하면 우리는, 허다한 감여(堪輿) 방면과 명리(命理)의 각종의 다른 팔괘가 단지 선천괘의 '상(象)'을 후천괘의 '수(數)'에 옮겨서 달리 또 하나의 팔괘를 이루거나, 혹은 선천괘의 '수(數)'를 후천괘의 '상(象)'으로 옮겨서 역시 또 하나의 팔괘를 이룬 것에 불과하다는 것을 자연히 분명하게 알 수 있을 것입니다. 이렇게 이리저리 옮긴 응용에는 그것들이 그것들 나름대로의 이치가 있습니다. 그러나 아직 원리를 자세히 밝힌 것을 보지 못했기 때문에 이런 『역경』의 학식이 더더욱 신비하여 이해하기 어려운 것으로 변해버렸습니다.

시골 촌구석 학자와 내지덕(來知德)

공자는 말하기를 "완색(玩索)5)하면 얻은 바가 있다.(玩索而有得)"고 했는데 『역경』을 연구하는 방법을 가리키는 것입니다. 『역경』을 연구할 때에는 반드시 괘상(卦象)을 반복적으로 완색해야 마음으로 얻는 바가 있습니다. 어떤 사람이 일생토록 『역경』을 연구하더라도 꼭 최고의 경지에 도달하는 것은 아닙니다. 『역경』은 극히 재미가 있는, 만상(萬象)을 포괄하는 한 분야의 학문입니다. 여러분은 밤늦게까지 연구하지는 말기 바랍니다. 왜냐하면 조심하지 않았다가는 날이 이미 새어 동쪽이 훤하게 되었음을 발견하게 될 것이기 때문입니다.

왜 역학서들이 그렇게 많고 또 그렇게 이해하기 어려운 것일까요? 알고 보면 시골 촌구석[三家村]의 학자와 관계있습니다.

이러한 촌구석의 학자들은 일생토록 낡은 환경 속에서 역학을 연구하였는데 정말 감탄할 만합니다. 그러나 안타깝게도 고루과문(孤陋寡聞)하여, 전인들이 일찍이 이미 마음으로 터득해 놓은 바[心得]를 보지 못하고

---

5) 음미하다. 깊이 새겨보다. 깊이 연구하다.

그들은 여전히 독자적으로 연구에 몰두했다는 것입니다.

명(明)나라 시대의 유명한 역학 대가인 내지덕(來知德)은 20년 동안 은둔하여 살면서 오로지 역학만 연구했습니다. 훌륭합니다. 내씨의 『주역』은 유명합니다. 그에게는 확실히 매우 가치 있는 견지(見地)와 발전적 풀이가 있습니다. 그러나 역시 아직 선현의 『역경』 논서 들을 두루 보지 못했기 때문에 그는 적지 않은 시간을 낭비하게 되었습니다. 이러한 것들은 모두 감복할 만하면서도 탄식할 만한 일입니다. 우리가 학문을 연구하는 본보기로 삼기에도 충분합니다.

후천괘의 용(用)

태양은 진(震)의 방위에서 떠오르고,

손(巽)의 방위에 도달하면 만물은 가지런히 생장하고,

이(離)의 방위에 도달하면 만물이 충분히 발육하고,

곤(坤)의 방위에 도달하면 만물이 왕성한 기상이 거두어들여지고,

태(兌)의 방위에 도달하면 만물은 음(陰)의 경계로 진입하고,

건(乾)의 방위에 도달하면 음양이 서로 교전하며,

감(坎)의 방위에 도달하면 만물이 극음(極陰) 속에 있으며,

간(艮)의 방위에 도달하면 만물은 맹동하기 시작하여 양(陽)이 다시 일어나기 시작한다.

帝出乎震, 齊乎巽, 相見乎離, 致役乎坤, 說言乎兌, 戰乎乾, 勞乎坎, 成言乎艮.

이것은 「설괘전(說卦傳)」 속에 있는데, 「한역(漢易)」은 이에 근거하여 상수(象數)의 순서대로 물리의 법칙을 해석하는 것입니다. 전하는 바에 의하면 공자가 쓴 것이라고 합니다. 이 순서 법칙은 물론 후천괘가 표현된 것입니다. 후천괘는 이 법칙에 근거하여 그려진 것이라고 말해야 합니다.

공자의 이 몇 마디 말은 간단히 해석하면 다음과 같습니다.

"제출어진(帝出乎震)", 태양이 동쪽에서 떠오릅니다. 진(震)은 동쪽이요 봄입니다. 1년의 시작이요 하루의 시작입니다.

"제호손(齊乎巽)", 얼마 지나지 않아 그것이 만물에 영향을 미치는 능력을 표출하면 만물이 자라납니다. 손(巽)은 동남쪽이고, 시기는 봄과 여름 사이입니다. 시간은 상오(上午)입니다.

"상견호리(相見乎離)", 한가운데[正中]에 이르러 빛나면서 다스립니다. 이괘(離卦)는 남방이며 해가 한가운데에 이른 것입니다. 시기는 여름이고, 만물이 모두 충분히 발육하고 있습니다.

"치역호곤(致役乎坤)", 해가 서쪽으로 기울어질 때로서, 여름의 끝자락이나 가을 초기입니다. 자연계의 왕성한 기상이 이미 거두어 들여졌습니다. 곤(坤)은 땅입니다.

"설언호태(說言乎兌)", 해가 떨어질 때이며, 1년 중에 중추(仲秋)의 기상(氣象)입니다. 이때는 태괘(兌卦)가 이미 일음(一陰)이 도래한 것입니다. 모든 것이 음의 경계로 진입하기 시작합니다.

"전호건(戰乎乾)", 밤에 들어선 것이며, 늦가을 때이기도 합니다. 양의 에너지인 건괘(乾卦)가 음의 경계로 진입하여 음양에 교전하는 현상이 있습니다.

"노호감(勞乎坎)", 자시(子時)의 밤이요 초겨울 때입니다. 만물이 돌아가 극음(極陰)의 경계 속에 있으며 일양(一陽)이 그 가운데 있습니다. 이것은 새로운 전기(轉機)로서, 감괘(坎卦) 속이 가득합니다.

"성언호간(成言乎艮)", 밤이 다 가고 겨울이 다 지나가면 우주간의 모든 것이 보이지 않는 가운데 맹동(萌動)하기 시작했습니다. 새로운 양의 에너지가 다시 일어나기 시작했습니다.

만약 우리가 만유세계의 물질[物]과 일[事]들을 이러한 법칙으로써 해석하면, 이 법칙에 부합하지 않는 것이 하나도 없습니다. 그러므로 말하기를, 천하의 크고 작은 일들을 『역(易)』의 괘에 따라 추론하면 완전히 정확하여 틀림이 없으며, 반드시 과학적이면서 합리적이다 라고 합니다.

『역(易)』의 세 가지 요점

『역경』에는 세 가지 기본적인 요점이 있습니다.

1. 변역(變易) : 역이 설명하는 바인데, 우주 사물(事物)은 반드시 변한다는 것입니다. 다시 말해 우주 사이의 만사 만물은 변하지 않는 것이 없습니다. 그러나 이 각각의 변화는 점차적 변화이지 돌연적 변화가 아닙니다. 일체의 돌연적 변화 사태는 실제로는 내부의 변화가 오래 진행되어 왔기 때문입니다.

2. 불역(不易) : 일체의 필연적인 변화 속에는 일종의 절대 불변하는

본체(本體)가 있는데, 이게 바로 형이상(形而上)의 도리입니다. 서양 종교에서는 이것을 상제(上帝)라고 부릅니다. 불교에서는 이것을 부처(佛)라고 부르며 노자는 이것을 이름붙일 길이 없어서 그것을 도(道)라고 부릅니다. 또 어떤 사람은 그것을 온통 캄캄하다는 의미의 '일단칠흑(一團漆黑)'이라고 부릅니다. 그 이름들이야 어떻든 간에 나타내는 것은 불변의 본체입니다.

3. 간역(簡易) : 역은 귀납법입니다. 우주간의 현상과 인간사(人事)를 지극히 간단한 필연의 이치로 귀납시켜서 간역(簡易)이라고 부릅니다.

64괘와 6효

선천 복희의 팔괘 중에서는 세 개의 효가 하나의 괘입니다. 그러나 훗날의 변천은 두 개의 괘를 한 데 더해서 6효가 하나의 괘가 됩니다.

6효 중에서 아래의 3효 괘는 내괘(內卦)이며, 하괘(下卦)라고도 합니다. 위에 있는 3효는 외괘(外卦)이며, 상괘(上卦)라고도 합니다.

6은 이상한 숫자입니다. 역학은 여섯 번째 위치가 제일 높다고 봅니다. 자연과학의 위수(位數) 측면에 의하면 역시 6이 정점이라고 봅니다.

팔괘도에서 보는 3효의 괘는 여덟 개의 방위였으며, 이제 두개의 3효를 배합해서 하나의 괘를 이룬 것이 6효의 괘가 됩니다. 결과적으로 각 괘(3효)마다 여덟 개의 괘 (6효)가 있게 됩니다.

이렇게 해서 여덟 개의 총수는 바로 64괘가 되었습니다.

이제 우리 먼저 건괘(乾卦)와 그의 변화를 살펴보겠습니다.

☰ 乾爲天(건위천)

☴ 天風姤(천풍구), 역의 필변(必變)의 이치에 의거하면 내부의 가장 아래로부터 변화가 시작합니다. 마치 우주 사이에 거대한 바람이 일어난 것처럼 곧 구(姤)로 변합니다.

☶ 天山遯(천산둔), 두 개의 음(陰)이 생겨나니 혼연일체의 양기(陽氣)가 물러나 숨기 시작하고 곧 둔(遯)으로 변합니다.

☷ 天地否(천지비), 천지가 형성된 뒤에 천하에는 일이 많아집니다. 그것이 비(否)입니다. 천지가 있으면 사람이 있어서, 이로부터 편할 날이 없는 것과 다름없습니다. 『역경』의 유머라고도 할 수 있습니다. 다음으로 한 번 변하여 다음의 괘가 됩니다.

☴ 風地觀(풍지관), 안으로부터 밖으로 살펴보면 상당히 볼만 합니다. 가득한 상태를 유지하면서 태평을 보존하는[持盈保泰] 이치라고도 할 수 있습니다. 다시 또 한 번 변하면 다음의 괘가 됩니다.

☶ 山地剝(산지박), 태평을 보존하지 못하면 깎여집니다[剝]. 마치 사람의 신체처럼 몸조심 하지 않으면 깎여 줄어듭니다[剝損].

☲ 火地晉(화지진), 이것은 일곱 번째의 변화인데, 외괘(外卦)의 첫 번째 효가 반대로 변한 것입니다. 이런 괘를 유혼괘(遊魂卦)라 합니다. 사람이 비록 죽지는 않았지만 폐허의 사이에서 혼(魂)이 노니는 것으로 묘지에 관광을 간 것이라는 말과 다름없습니다.

☲ 火天大有(화천대유), 이것은 여덟 번째 변화인데, 내괘(內卦) 전체가 원래 모양으로 되돌아가서 환원괘(還原卦)라고 하며, 귀혼괘(歸魂卦)라고도 합니다. 그러나 이 귀혼은 비록 생명의 연속을 상징하더라도 자기 생명의 환원이 아니라 자손의 연속입니다. 그러므로 세상에는 절대적으로

환원될 수 있는 어떠한 일도 없습니다. 환원이란 변화의 일종에 지나지 않으며 지나간 형식과 서로 비슷할 뿐입니다.

이상 말한 것은 건괘(乾卦) 자체와 그 변화인데, 모두 여덟 개의 괘입니다. 그 밖의 감괘(坎卦)·간괘(艮卦)·진괘(震卦)·손괘(巽卦)·이괘(離卦)·곤괘(坤卦)·태괘(兌卦)도 모두 각자 변화하며 그 법칙은 같습니다. 모두 64괘인데 여기서 하나하나 많은 해석을 더 이상 하지 않겠습니다. 여러분이 어떤 『역경』 서적이든 대조해보고 참고 연구해도 좋습니다.

착종복잡(錯綜複雜)의 변화

설마 64괘가 세간의 모든 변화를 분명하게 말해 놓았을까요?

아닙니다! 일이란 것은 몹시 복잡하게 뒤얽혀[錯綜複雜] 있습니다!

우리가 여전히 건괘를 가지고 얘기를 해 봅시다. 건괘의 첫 번째 변화는 구괘(姤卦)가 됩니다.

☰☴ 天風姤(천풍구)

종(綜) : 구괘의 그림을 180도 거꾸로 돌리면,

☱☰ 택천쾌(澤天夬)가 됩니다. 이것은 구괘의 반대괘(反對卦)인데, 종괘(綜卦)라고도 합니다.

착(錯) : 구괘의 오양일음(五陽一陰)을 오음일양(五陰一陽)으로 변화시키면,

☷☳ 지뢰복(地雷復)이 됩니다. 이것은 구괘의 정대괘(正對卦)입니다.

사람이 병이 났을 때에 이르면 바로 박괘(剝卦 ☶☷)입니다. 그리고 박괘

의 반대괘는 복괘(復卦 ䷗)입니다. 복괘라는 것은 병든 몸이 건강을 회복한 것이 아니겠습니까!

64괘중에서 여덟 개의 괘는 종괘가 없습니다. 그 여덟 개의 괘는 바로 건(乾 ䷀)·곤(坤 ䷁)·감(坎 ䷜)·리(離 ䷝)·대과(大過 ䷛)·소과(小過 ䷽)·이(頤 ䷚)·중부(中孚 ䷼)입니다.

이 여덟 개의 괘들 중에서 건(乾)·곤(坤)·감(坎)·리(離)는, 천(天)·지(地)·일(日)·월(月)이라는 우주현상입니다. 어떤 각도에서 보더라도 하늘은 절대로 하늘입니다. 땅은 절대로 땅입니다. 태양과 달도 여전히 해와 달입니다.

뒤의 네 개의 괘인 대과(大過)·소과(小過)·이(頤)·중부(中孚)는 인간사(人事)에 속합니다. 그렇지만 불변의 성질이 있기 때문에 역시 종괘가 없습니다.

우리가 보듯이 착괘(錯卦)와 종괘(綜卦)는 외재적인 변화입니다. 이제 우리가 일의 내재적인 복잡의 변화를 살펴보겠습니다!

위는 아래와 사귀어서 교(交)가 되고 아래는 위와 사귀어서 호(互)가 됩니다. 글자체의 형상으로부터 이런 의미를 알아 볼 수 있습니다.

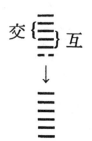

구괘(姤卦)를 가지고 얘기해 봅시다. 맨 위의 효와 맨 아래의 효는 변화가 없습니다. 단지 내부의 네 개의 효가 변하면 교호(交互)가 됩니다.

구괘의 복잡교호(複雜交互)는 바로 건괘(乾卦)입니다. 이렇게 착종복잡으로 보면 정말로 세상의 일이나 사람과 똑같은 모양입니다.

변증법과 미적분

팔괘의 형성과 변천을 분석한 뒤에 또 그 착종복잡의 괘를 연구하고 나면 비로소 체험하기를, 『역경』 팔괘의 입장에서 인간사(人事)를 관찰해 보면 어느 쪽으로 보아도 아름다우며, 주도면밀하고 합리적이면서 객관적이라는 것입니다. 만약 한 관점에서만 일을 관찰한다면 착오를 절대로 면할 수 없습니다. 공자의 충서지도(忠恕之道)6)의 기본 정신도, 관점이 다르기 때문에 모든 일을 타인의 입장에서 생각을 해야 한다는 것을

---

6) 유가의 윤리사상. 『논어』 제4편 「이인(里仁)」에,
"공자께서 말씀하셨다. "삼아! 나의 도는 하나로써 꿰뚫었다." 증자는 "그렇습니다." 하고 대답하였다. 공자께서 나가시자, 문인들이 물었다. "무슨 뜻인가?" 증자가 말하였다. "선생님의 도는 충忠과 서恕일 따름이네." (子曰, 參乎, 吾道一以貫之哉. 曾子曰, 唯. 子出. 門人問曰, 何謂也. 曾子曰, 夫子之道, 忠恕而已矣.) 라고 했는데, 공자의 사상 체계 속에서 충서(忠恕)는 인(仁)을 실행하는 방법으로서 공자의 윤리학설 전체를 꿰뚫고 있는 중요한 사상이다. 이에 대해 주자(朱子)는 주해하기를, '자신을 다하는 것이 충(忠)이요 자신으로부터 미루어 나아감이 서(恕)이다.' 라고 하였다.
또 논어 제15편 「위영공(衛靈公)」에,
자공이 물었다. "한 마디 말로서 평생 동안 실천할 만한 것이 있습니까?" 공자께서 말씀하였다. "그것은 바로 서(恕)이다! 자기가 바라지 않는 것은 남에게 베풀지 않는 것이지." (子貢問曰 : 有一言而可以終身行之者乎? 子曰 : 其恕乎! 己所不欲, 勿施於人.) 라고 한 대화가 나온다.
이상의 대화에 대한 자세한 강해는 『논어 강의』(상)(하)를 읽어보기 바란다.

말합니다.

아주 재미있는 일은, 어떤 사람이 『역경』의 사물에 대한 이러한 이치를 발견하고서는 아연실소(啞然失笑)하면서 말하기를 "아, 이게 바로 서양의 변증법하고 똑같네."라고 했다는 것입니다!

이런 얘기를 들으면 저는 자기도 모르게 이야기 하나가 생각납니다. 어떤 사람이 어떤 아이를 알았는데, 어느 날 이 사람이 갑자기 그 아이의 할아버지를 만났습니다. 그래서 아연실소하면서 말했습니다, "당신 보세요, 이 할아버지가 자라서 어른이 된 모습이 이 아이를 얼마나 닮았습니까!"

이것은 정말 재미있음의 극치입니다. 『역경』은 이미 5천 년의 역사가 있지만 변증법은 18세기의 산물에 불과합니다. 우리 문화의 병폐인지 아니면 중국 사람들 중 일부가 길을 거꾸로 걸어가고 있는 것이 아닌지를 모르겠습니다!

우리 이런 복희, 황제의 자손들을 개탄(慨嘆)하지 않아도 좋습니다! 서양의 그 미적분을 발명한 사람을 살펴보도록 하겠습니다!

그는 『역경』을 연구했고, 『역경』의 수(數)의 법칙으로부터 많은 계시를 얻었습니다. 『역경』 64괘에는 방도(方圖) 하나와 원도(圓圖) 하나가 있습니다. 그렇지만 그는 방원도(方圓圖)를 잘못 알았습니다. 비록 미적분을 발명했지만 자신이 중국인이 아니라서 역학을 철저하게 연구해보지 못했던 것을 몹시 아쉽게 생각했습니다. 만약 그랬더라면 성취가 더욱 많았을 것이라고 아쉬워했습니다.

사실 제가 보기에는 오히려 그를 위해서는 다행이라고 생각합니다. 이 분이 중국인이 아닌 것을 다행이라고 생각합니다. 그가 만약에 중국인이었고 『역경』에 정통했더라면, 절대로 미적분도 발명하지 못하고 기껏해야 역리(易理)의 괘를 점치는 점쟁이만 되었을 것이기 때문입니다.

왜냐하면 『역경』을 배운 사람은 모두들 리(理)의 부분만을 중시하고 수(數)의 부분은 중시하지 않기 때문입니다. 정말 탄식할 일입니다!

방원도(方圓圖)와 기후

먼저 팔괘의 방도(方圖)를 보겠습니다. 오른쪽 아래의 건(乾)괘로부터 시작하여 사선 한 가닥으로 왼쪽 위 구석의 곤(坤)괘로 이으면 여덟 개의 괘입니다. 즉 팔괘 중의 건(乾)·태(兌)·리(離)·진(震)·손(巽)·감(坎)·간(艮)·곤(坤)입니다.

그리고 그들의 숫자는 1·2·3·4·5·6·7·8입니다.

이 방도로부터 64괘중의 매 괘마다의 수(數)를 볼 수 있습니다. 방도가 나타내는 것은 공간입니다. 원도(圓圖)는 시간을 나나냅니다.

그렇다면 원도는 어떻게 배열이 되었을까요?

곤(坤)괘로부터 기점을 삼아 방도의 맨 윗줄에서 시작하여 두 번째 줄의 가장 왼쪽의 겸(謙)괘를, 제일 첫 줄의 최후의 오른쪽 비(否)괘와 이어서 배열합니다. 이렇게 한 줄 한 줄씩 이어 내려가 구(姤)괘까지에서 끝나며 반원도를 형성합니다.

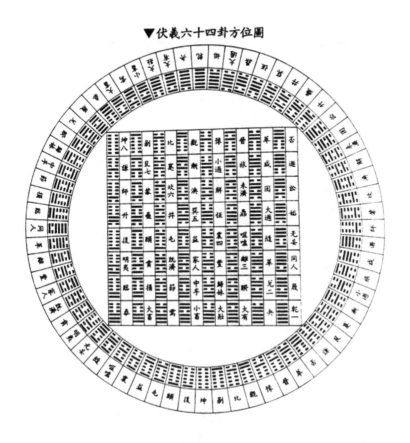

▼伏羲六十四卦方位圖

또 다른 반쪽은 방도의 가장 아랫줄의 건괘에서 시작하여 아래에서
두 번째 줄 가장 오른쪽의 리(履)괘를, 가장 아랫줄의 가장 왼쪽의 태(泰)
괘와 이어서 배열합니다. 이렇게 한 줄씩 이어 올라가 복(復)괘까지에서
끝나면서 또 다른 반원도를 형성합니다

원도의 중심에서 건(乾)괘로부터 곤(坤)괘에까지 선을 하나 그으면 마
치 천체의 은하의 위치와 같습니다. 그리고 이 하나의 원도는 시간을 나
타내기 때문에 1년 중의 24절기와 12개월은 모두 이로부터 산생된 것
입니다.

원도의 중심에서 건·곤·감·리는 천·지·일·월을 나타내므로 절기의 용도에서 제외하고 그 나머지는 60괘입니다.

매 괘마다 6일을 나타내며, 모두 합하여 360일이 1년입니다.

5일이 또한 1후(候)가 되며, 3후(候)가 1기(氣)가 됩니다. 6후(候)는 1절(節)이 됩니다.

그러므로 1년에는 12개월, 24절기(節氣), 72후(候)가 있습니다.

이것은 태양계에 근거한 필연적인 법칙이며, 괘상(卦象)으로써 기후의 변화를 설명하고 기상(氣象)을 미리 아는 것은 이로부터 산생했습니다! 기상 변화는 깊이깊이 인류의 일체에 영향을 미치고 있으며, 의학 이론과 기상의 관계는 가장 밀접합니다.

중의학의 기본 서적과 기타

여러분이 좀 주의를 기울이면 발견할 수 있는데, 오늘 지진이 난 뒤에 우리들의 정신이 유달리 좋습니다. 이것은 기상 변천이 발생시킨 영향이며, 기상 변천과 의학 이론과의 관계도 설명해 줍니다. 물론 때로는 지진 후에 기상 영향이 도리어 우리들의 정신을 유달리 나쁘게 만들기도 합니다.

이제 우리가 중의학 발전사를 이해하기 편하도록 세 권의 책을 먼저 얘기 좀 해보겠습니다. 실제는 이 세 권의 책은 바로 중국의 의학 발전사입니다.

1. 『황제내경(黃帝內經)』: 영추(靈樞)와 소문(素問) 두 부분이 포함되

며, 원시 의학 이론학문입니다. 그 중에서 침구가 가장 중요합니다. 하지만 『황제내경』은 한 부의 의학 이론 서적일 뿐만 아니라 수양 학문이기도 합니다. 말하자면 마땅히 『사서(四書)』와 똑같이 중요시해서 필독서로 들어가야 하는데, 결과적으로는 의학의 범위내로 국한되어버렸으니 정말 정확함이 부족했습니다.

2. 『난경(難經)』: 이것은 한 부(部)의 이기(理氣)를 말하는 책입니다. 다루고 있는 것은 기맥 방면의 학문에 편중되어 있습니다. 풍수지리학[堪輿學] 방면의 이기(理氣)와 마찬가지로 산봉우리를 보고 형세를 말한 것 이외에도 이기(理氣)를 중시합니다.

3. 『상한론(傷寒論)』: 이것은 한 부의 실용 의학서입니다. 제 의견으로는 마땅히 남방 의학서로 넣어야 합니다. 왜냐하면 오직 남방에만 한병(寒病)이 많기 때문입니다. 그러므로 의학 이론이든 실용 의학이든 어디서나 사람과 우주와의 관계, 그리고 기상(氣象)이 사람에 대해 어떠한 영향을 미치는지에 관해서 동시에 고려해야 됩니다. 이 『상한론』을 서북의 변방 지역에서 응용한다면 일부 치료법들은 아마 문제가 있을 것입니다.

그렇다면 북방사람들의 병을 치료하는 데는 마땅히 어떻게 해야 할까요?

북방에는 온병(溫病)이 많습니다. 『온병조변(溫病條辯)』을 중시해야 비교적 합당합니다.

당(唐) 왕조에 이르러 손사막(孫思邈)의 의학은 순수하게 도가파에 속하는 의학입니다. 그가 저술한 『천금방(千金方)』과 『천금익방(千金翼方)』, 이 두 책도 마땅히 중국 사람들이 반드시 읽어야 할 필독서 중에 들어가야 합니다. 그 속에서는 정원 설계·약초 재배를 다루고 있는데, 모두 다 건강·의학과 관계가 있습니다. 이 책들은 의학을 일상생활 속에 융화시킨 아주 훌륭한 작품입니다.

사랑스러운 무의(巫醫)

중의학은 축유과(祝由科)에서 기원했으며, 그 속에는 부적과 주문의 응용이 포함되어 있습니다.

부주(符咒)라는 두 글자를 들으면 일반인들은 모두 귀신 분위기가 나고 미신적인 무의(巫醫)를 연상하기 마련입니다.

사실상 부적과 주문의 응용은 확실히 무의(巫醫)가 하는 일입니다. 무의는 두려워할 바가 아닐 뿐만 아니라 그들은 또한 정신병 치료의 원조들입니다!

상고 씨족사회 시대에는 대체로 모든 의사들은 다 성씨(姓氏)가 무씨(巫氏)라고 했습니다. 이것은 하나의 씨족 성씨(姓氏)입니다. 무씨 문하에서는 양의(良醫)들이 나왔으며, 무의는 하나의 존칭입니다.

무씨의 명의(名醫)가 부적과 주문의 방법으로써 병자를 치료하는 것은 일종의 진짜 정신치료입니다. 부적을 그리고 주문을 외우는 것은 병자가 의사에 대하여 믿는 마음과, 병자 자신이 믿는 마음을 이용하여 질병 치료의 목적에 도달하는 것일 뿐입니다.

무의는 정말 대단하고 사랑스럽지 않습니까? 그들이 어디가 서양 만화 속의 무서운 마귀할멈이겠습니까?

중국의 의학은 축유과 이후에 중요시 여기는 것은 첫 번째가 폄(砭), 두 번째가 침(針), 세 번째가 뜸(灸), 네 번째가 탕약 등입니다. 약을 먹어야 할 때에 도달하면 이미 네 번째 단계의 의료법입니다.

도가의 생명학설

앞에서 도가의 의학을 얘기했는데 도대체 도가의 의학 이론은 어떻게 변천되어 왔을까요? 우리 먼저 다음 페이지에 있는 도가의 생명변화도(生命變化圖)를 살펴보도록 합시다!

건괘는 양(陽)의 에너지요 생명의 시작입니다. 건괘의 내괘는 임신 시기입니다. 외괘는 출생 후부터 16세(여자는 14세)까지 나타냅니다. 이 표로부터 우리가 볼 수 있듯이 남자는 16세, 여자는 14세 이후에 후천의 생명으로 진입합니다.

『황제내경』에서는 말하기를, 여자는 이칠(二七)이면 천계(天癸)에 이르고, 즉 14세 때부터 후천의 생명이 시작합니다.

그 후에 남자는 17세, 여자는 15세에 구괘(姤卦)에 진입합니다. 매 8년(여자는 7년)마다 양효가 음으로 변하면서 또 다른 괘로 변하여, 둔괘(遯卦)가 되고, 비괘(否卦)가 되고, 관괘(觀卦)가 되고, 박괘(剝卦)가 됩니다.

普通變化	名象卦	齡	年
普通變化（受物理現象的限制，生命逐漸消耗。）	坤	男	女
	地山剝	56↑49	49↑43
	地風觀	48↑41	42↑36
	地天否	40↑33	35↑29
	山天遯	32↑25	28↑22
	風天姤	24↑17	21↑15
	乾	16	14

法　方	名象卦	修道昇華
2. 由心理着手，致虛極守靜篤，或等而下之如守竅 ……… 1. 由生理着手，藉吐納、藥物等方法，煉精化氣，………	乾	修道昇華（突破現象界的限制，奪天地之造化）
	天澤夬	
	天雷大壯	
	天地泰	
	澤地臨	
	雷地復	
	坤	

◀生命的兩種變化（長生或不亡以待盡），生不息的功能，䷀代表生命中生生不息的功能，䷁表示生命已受的損害。

(그림속 설명의 번역문)

보통변화(普通變化) (물리현상의 제한을 받아서 생명이 점점 소모되어 간다)

수도승화(修道昇華) (현상계의 제한을 돌파해서 천지의 조화를 빼앗는다)

1. 생리로부터 착수해서 몸속의 묵은 기운을 토해내고 새로운 기운을 빨아들임(吐古納新), 약물 등의 방법으로써 정기를 단련해서 기로 변화시키고(煉精化氣), 기를 단련해서 신을 변화시킨다(煉氣化神)

2. 심리로부터 착수해서 지극히 비우고 비워서 고요함을 지킨다. 혹은 그 다음으로는 신체 한 부분에 대상을 정해놓고 의식을 묶는다.(守竅)

생명의 두 가지 변화(장생長生하거나, 죽지 못해 생명이 다 할 때까지 기다리는 삶), ☵은 생명 속의 끊임없이 생생(生生)하는 쉬지 않는 기능을 나타낸다. ☷ 는 생명이 이미 받은 손실을 가리킨다.

박괘(剝卦) 끝은 남자는 56세, 여자는 49세입니다. 그때의 남녀는 비록 살아 있지만 이미 유혼(遊魂)의 상태입니다. 오늘날 서양 생리학에 의하면 갱년기입니다. 도가 학설에 따르면 생명이 이미 최후의 일양(一陽)이 다하려고 하는 언저리에 있는 것입니다.

만약 일양(一陽)이 아직 다하지 않은 것을 이용하여, 말하자면 화롯불 가운데 불이 아직 불씨가 남아 있을 때, 얼른 방법을 써서 수련하면 그래도 전환의 기회가 있을 수 있습니다. 도가의 또 하나의 그림인 수도승화(修道昇華)를 보기 바랍니다!

도가의 수련법은 바로 우주간의 자연 법칙의 이치에 따라 약물을 배합하였습니다.

『황제내경』과 『고상옥황심인경(高上玉皇心印經)』[7]에서 언급하고 있는, 최상의 좋은 약물 세 가지는 정(精)·기(氣)·신(神)입니다[上藥三品, 神與氣精]. 즉, 자기의 힘을 이용하여 자기의 신체를 바뀌게 하여 일양(一陽)이 와서 회복이 되면 생기가 있게 됩니다.

계속 노력하면 이양사음(二陽四陰)으로 변하고, 계속 수행을 하면 삼양삼음(三陰三陽)이 되고, 마지막에 건괘에 도달하여 순양(純陽)의 체(體)로 회복해서 원시적인 청춘 상태가 됩니다.

만약 이미 곤괘의 나이에 도달했다면 일체가 다 끝나버린 것이 아닐까요? 절대로 그렇지 않습니다. 하지만 우리들은 확실히 더더욱 몇 배나

---

7) 역자가 『고상옥황심인경 주해(高上玉皇心印經註解)』를 번역하여 (부록)에 실어놓았으니 참고하기 바란다.

더 노력을 해야 비로소 일양래복(一陽來復)의 국면으로 회복할 수 있습니다.

가소로운 채음보양(采陰補陽)

도가의 수신(修身) 학설에 "감(坎)을 취하여 이(離)를 채운다[取坎塡離]."는 한 마디 말이 있습니다.

"감중만(坎中滿), 리중허(離中虛)", 감괘의 중간은 양효이고, 이괘의 중간은 음효입니다. 만약에 이괘 중간의 음효를 감괘 중간의 양효와 바꾼다면 이괘는 세 효가 모두 양으로 바뀌어 건(乾)이 됩니다. 수도하는 목적은 본원으로 되돌아가서 건괘가 되는 것입니다. 그래서 이른바 '감(坎)을 취하여 이(離)를 채운다'는 학설을 형성하였습니다.

일부 제대로 알지 못하는 사람들이 감(坎)을 음(陰)으로 여기고 이(離)를 양(陽)으로 여겨서, '감(坎)을 취하여 이(離)를 채운다'를, 음을 채취하여 양을 보충한다는 의미로 채음보양(采陰補陽)을 해석할 줄 어찌 알았겠습니까!

우리는 『역경』의 괘상으로부터, 도가가 『역(易)』을 기초로 삼은 생명설을 다시 보면, "감(坎)을 취하여 이(離)를 채운다"는 도리는 단지 일종의 학설로 결정된 이론이지 결코 수련 방법이 아니라는 것을 이해하기 어렵지 않습니다.

채음보양설(采陰補陽說)이 오류라는 것을 알 수 있습니다.

위대한 소강절

『역』을 얘기하고 도를 얘기하면 우리는 반드시 송대(宋代)의 유명한 대사 소강절(邵康節)[8]을 말해야 합니다. 소강절은 위로는 천문에 통했고 아래로는 지리에 통했습니다. 『역경』과 도가의 학문을 깊게 연구했습니다.

많은 사람들이 추배도(推背圖)[9]를 본 적이 있을 텐데, 그 속에 소강절

---

8) 소옹(邵雍, 1011년~1077년)은 중국 송나라의 사상가이다. 중국 북송의 5대 현자(주돈이, 정호, 정이, 장재, 소옹) 중의 한 명으로 소강절 또는 소요부(邵堯夫)라고도 한다. 성리학의 이상주의 학파 형성에 큰 영향을 주었다. 자는 요부(堯夫), 시호(諡號)는 강절(康節). 범양(范陽) 출신이다. 소옹의 집은 대대로 은덕(隱德)을 본지로 삼아 벼슬하지 않았다. 그도 몇 번인가는 소명을 받았지만 끝내 관도(官途)에 나아가지 않았다.

　학문 계보를 보면 진박(陳摶) ― 충방 ― 목수(穆脩) ― 이지재(李之才) ― 소옹으로 되어 있다. 학조(學祖)인 진박이 송초의 도가였기 때문에 그의 학문은 도가사상의 영향을 받고 있다고 한다. 그러나 〈관물편〉(觀物篇)을 위시하여 그 저서를 세밀히 보면 도가적 논리보다도 오히려 『역경』의 논리에 기초를 둔 특색 있는 선천심학(先天心學)이라고 하겠다. 그에 의하면 현상계(現象界)의 구조는 결국 음양(陰陽)의 대대(對待)요, 그와 같이 되어 있는 궁극의 자기 원인은 1기(一氣)이며, 천지의 '중(中)'이며 1동1정(一動一靜)의 '간(間)'이다. 그리고 이와 같은 간이나 중은 바로 사람의 마음의 작용 그것이기 때문에 천지인(天地人) 3자가 이 세계구조의 전체를 나타내는 상응체계(相應體系)이다. 현상에 상즉(相卽)하는 현상 그 자체의 자기 원인이나 나(我) 속에 있다. 나의 마음의 작용 그 자체는 즉 세계 구조의 궁극적인 유일자(者)인 이 세계를 존재하게 하는 작용이라는 것이다. (위키백과)

9) 『추배도(推背圖)』는 중국의 예언서이다. 중국의 미래를 예언한 것으로, 이순풍, 원천강이 지은 것으로 알려져 있다. 이 책의 내용은 노스트라다무스의 예언과 비교된다. 홍콩, 마카오, 중화민국에서 널리 알려져 있으며, 중화인민공화국에서는 오랫동안 금서로 지정되었으나, 1990년대에 노상 서점에서 베스트셀러로서 다시 등장하였다. "등을 미는 그림"을 의미하는 추배도라는 제목은 마지막 장의 그림에서 유래한 것이며, 모호한 시가 함께 첨부된 60개의 일련의 초현실적인 그림을 통하여 전달되는 중국의 미래에 대한 단서

의 매화시(梅花詩)가 들어있습니다. 바로 『역』의 원리로써 세상의 큰일을 추론하였습니다.

소씨는 도가의 의학 이론으로부터 생명의 본능을 얘기한 시가 한 수 있는데, 다음과 같습니다.

귀 밝고 눈 밝은 남자의 몸이니　　　　　　　　　　耳聰目明男子身
　(생명의 기묘함입니다)

하늘이 부여함이 가난하지 않건만 가난하네　　　　洪鈞賦予不貧貧
　(생명의 소중함입니다)

월굴을 더듬어야 비로소 물질 세계를 아나니　　　　因探月窟方知物
　(물질세계는 동력 에너지로부터 온 것입니다)

천근을 밟아 보지 않고 어떻게 사람을 알겠는가　　未躡天根豈識人
　(우주 생명의 근원을 파악하지 않고서 어떻게 사람을 이해하겠습니까?)

건(乾)이 손(巽)을 만났을 때 월굴을 보게 되며　　乾遇巽時觀月窟
　(천풍구天風姤괘로 생명의 법칙을 알 수 있습니다)

번개가 우레를 만났을 때 천근을 보게 되네　　　　地逢雷處見天根
　(복괘復卦로서, 생명의 뿌리를 봅니다)

천근과 월굴이 항상 왕래하니　　　　　　　　　　天根月窟常來往
　(생명과 우주의 관련을 붙들어 줄 수 있다면)

삼십육궁이 모두 다 봄일세　　　　　　　　　　　三十六宮都是春
　(진정으로 불사의 영생을 얻을 수 있습니다)

를 포함하고 있다. (위키백과)

제3강

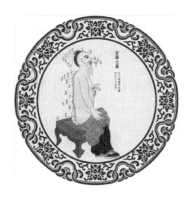

위백양과 『참동계』

한(漢)나라 시대 이래로 신선과 연단도(鍊丹道) 수련이 널리 유행하기 시작했습니다. 그때에 상고 시대의 음양가, 도가와 잡가(雜家)의 각종 지식 학설과 방법은 비로소 진정으로 한데 융회(融滙)되었습니다.

천문과 지리조차도 모두 일종의 새로운 경지에 도달해서 새로운 면목을 드러냈습니다.

동한(東漢)의 위백양(魏伯陽)은 역사상 저명한 도가입니다. 그가 저술한 한 권의 책을 『참동계(參同契)』[10]라고 하는데, 중국 문화에서 극히

---

10) 남회근 선생 지음 최일범 번역 『참동계 강의』(상,하)가 있다.

중요한 지위를 차지합니다.

이 『참동계』는 『역경』·노장(老壯)·신선연단법(神仙鍊丹法)을 하나의 용광로에 혼합 절충한 것으로, 천고단경(千古丹經)의 비조(鼻祖)라고 하며 중국 과학의 원시적이고 기본적인 중요 전적입니다. 중국의 양생 생명학의 이치도 모두 그 안에 포함되어 있습니다. 오직 그 속에는 은어가 꽤 많아서 비전문가는 읽어도 상당히 이해하기 어렵습니다. 『참동계』 중에서는 『역경·계사전』을 인용하여 이렇게 말합니다.

법상(法象)은 천지보다 더 큰 것이 없고, 현상(懸象)은 일월보다 큰 것이 없다.

法象莫大乎天地, 懸象著明莫大乎日月.

앞 구절의 의미는, 자연계 속의 법칙은 천지를 가장 큰 것으로 삼는다는 말입니다. 그 다음 구절은 해와 달을 비유로 삼아 인체 기혈의 순환이, 마치 해와 달이 우주 사이에서 운행하는 것과 마찬가지라고 설명합니다.

동한과 서한, 이 양한(兩漢) 시대의 의학과 연단(煉丹)은 『역경』의 음양과 오행팔괘의 원리를 근거로 삼았습니다. 다시 말하면 오행설은 그때에 이미 시작됐습니다. 오행설이 결코 상고 시대에 시작되지 않았으며 한나라 시대의 위조(僞造)에 불과하지만, 사용되었던 도량형(度量衡) 기준 입장에서 보면 양한 이전에 아마 이미 존재했을 것이라고 보는 사람도 있습니다.

주역은 양성(兩性)을 연구하는 학문일까

건곤은 바로 역의 문이다! 건(乾)은 양물(陽物)이다. 곤(坤)은 음물(陰物)이다. 음양(陰陽)이 덕(德)을 합하여 강유(剛柔)가 체(體)를 갖는다.

乾坤其易之門邪. 乾, 陽物也. 坤, 陰物也. 陰陽合德而剛柔有體.

이것은 『역경·계사전』 가운데에서 절록(節錄)한 한 구절입니다.

이른바 '건곤이 바로 역의 문이다[乾坤其易之門邪]'는, 의학 이론에 대해 말하면, 후대 때 『역』을 기초로 삼아 인간 생명에 대하여 계산하고 침구와 12경맥의 관계를 연구한 것을 가리킵니다.

이로부터 12벽괘(十二辟卦)가 나오게 되었는데, 다음 단락에서 12벽괘를 자세히 설명하겠습니다. 이제 말이 나온 김에 우스개 얘기를 하나 하겠습니다.

어떤 사람은 책을 저술하여 학설을 세워서, 『역경』은 양성(兩性)의 문제를 연구하는 학설에 불과할 뿐이라고 봅니다. 그들의 이유도 「계사전」 중의 이 단락에 근거를 두고 있습니다. "'건(乾)은 양물(陽物)이다. 곤(坤)은 음물(陰物)이다[乾, 陽物也. 坤, 陰物也].', 이것은 분명히 남녀 양성의 생식기관을 말하는 것 아니겠습니까? 또 보면 『역경』 가운데에 도처가 음양이며, 심지어는 음효와 양효도 모두 성(性)의 상징을 이루지 않습니까?"라고 합니다. 그래서 이런 사람들의 결론이 나오게 되어, 『역(易)』은 성학(性學)을 연구하는 것이라는 겁니다.

하지만 우리는 '물(物)'이란 그 때 당시에는 '것'이라는 의미로 해석했다는 사실을 알아야 합니다. 『역경』의 용어는 후인들에게 차용되었기 때문에 후인들의 후인들이 또 할아버지를 손자에 견주는 것을 면하기 어려웠습니다. 이것도 중국 문화 면에서 번거롭고 귀찮은 일입니다.

12벽괘

12벽괘는 무엇일까요?

벽(辟)이란 특별히 열어 놓았다는[開闢] 의미입니다. 12괘는 생명과 그리고 나아가서는 우주의 팽창과 수축을 나타냅니다. 건곤(乾坤) 두 괘에 바탕을 두고 열어놓은 괘를 12벽괘라고 합니다. (그 가운데에는 절기와 관계되는 구분이 있으며 중국 대륙의 중원中原을 기준으로 삼는 겁니다)

12벽괘 중 괘 하나마다 한 방향(方)을 관할합니다. 마치 제후가 저마다 한 지방을 관할하는 것과 같습니다. 그러므로 제후(諸侯)의 괘나 후왕(侯王)의 괘라고도 부릅니다.

그 중 12벽괘의 그림 가운데 안으로부터 밖으로 향하여 나누면 각각 다음과 같습니다.

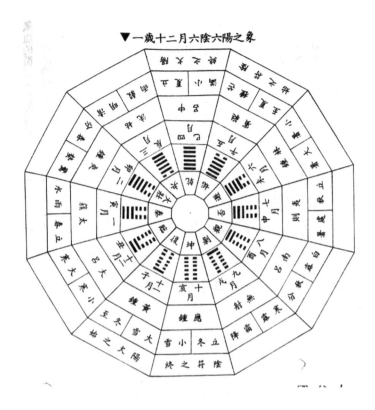

▼一歲十二月六陰六陽之象

1. 괘명(卦名)

2. 괘상(卦象)

3. 12지지(十二地支)가 소속된 월령(月令)

4. 율려(律呂)

5. 24절기(二十四節氣)

이 몇 가지 항목 중에서 우리 먼저 율려(律呂)를 얘기해보겠습니다.

음악 율법 율려

율려(律呂)는 중국 음악의 하나의 명사입니다. 음악이 역법(曆法)과 기상(氣象)과 관계가 있다는 것을 보게 나면 아무래도 많은 사람들은 크게 한 번 놀라게 됩니다.

실제로 율려는 우주 기기(氣機)[11]의 변화를 표시하며, 또한 음률과 역법의 관계를 설명합니다.

중국의 역법은 본래 한 과(科)의 전문 학문이자 한 부(部)의 기상학(氣象學)이었습니다. 역법은 황제(黃帝)때부터 시작한 것이며, 그때에 사용한 것은 음력(陰曆)이었습니다. 그러나 태양의 운행 도수를 기준으로 삼았습니다.

하(夏) 왕조 때 이르러 인월(寅月)을 정월(正月, 오늘날 음력의 정월)로 삼았습니다.

상탕(商湯) 시대에는 축월(丑月)을 정월로 삼았습니다. 한 해의 시작으로 삼았습니다(오늘날 음력의 12월입니다).

주(周)나라 왕조는 자월(子月, 오늘날의 음력 11월)을 정월로 삼았습니다.

공자가 시경[詩]과 서경[書]을 간추리고 예(禮)와 악(樂)을 확정할 때 역법에 대해서는 여전히 하나라 역법을 채용했습니다.

중국은 줄곧 역법과 천문학으로 세계에서 그 명성을 누렸습니다. 그

---

11) 기기(氣機)는 천지가 가지고 있는 규칙적인 운행의 자연 기능이다. 중의학에서는, 경락과 오장육부의 기능 활동을 포함한 인체 내 기(氣)의 정상적인 운행을 가리킨다.

러나 지금은 서방 국가에 오히려 뒤떨어졌습니다. 대북(臺北)이 이렇게 크고 학교가 이렇게 많은데도 겨우 원산(圓山) 천문대 하나가 있는데, 거의 아동들의 놀이동산으로 바꿔야 할 지경입니다. 그러기에 중국의 보이스카우트가 외국에서 북두칠성조차도 못 알아보자, 다른 나라들의 보이스카우트들이 이 때문에 크게 의아함을 느끼고는, 천문 역법은 본래 중국인의 뛰어난 점이었는데 중국 어린이들이 북두칠성조차도 모른다니 뜻밖이라고 한 것이 이상할 것이 없습니다. 탄식할 일입니다! 이것도 주제 밖의 이야기였습니다.

12벽괘 가운데서 우리가 보는 12율려는 각각 한 음조(音調)를 나타냅니다. 이 12개의 음조는 인체의 12경맥과 매우 관계가 있습니다.

이러한 음성들은 어떻게 시작되었을까요? 원래 황제(黃帝) 시대 때 한 분의 악사인, 영륜(伶倫)은 곤륜산(崑崙山)의 해곡(解谷)에서 나오는 12줄기의 대나무 관으로 나열을 했습니다. 한쪽 끝은 가지런하게 하고 한쪽 끝은 길고 짧음이 가지런하지 않게 했습니다. 그리고 대통 속에 가회(葭灰)라는 갈대 재를 집어넣었습니다. (이것은 다 자란 갈대를 태워서 만든 재입니다)

이러한 대나무 관들을 빈 집 지하에 묻었는데 가지런하지 않은 부분은 아래로 가고 가지런한 부분은 지면에 두었습니다.

기상변화가 일양(一陽)이 생 할 때, 즉 지뢰복(地雷復)괘인 동지(冬至)에 이르렀을 때 제일 첫 번째 대나무 관에서 기(氣)가 솟아나오면서 재가 날리고 황종(黃鐘)의 궁음(宮音)을 불어냈습니다.

이 황종의 음은 바로 땅 속에 있는 양(陽)의 에너지가 일정한 시간에 밖으로 방사(放射)하는 것을 설명하는 겁니다.

인체의 기맥도 지구 속의 기기(氣機)와 마찬가지로 기상변화에 따라서 움직입니다.

많은 서양 친구들이 중국 음악은 이해하기 어렵고, 어떤 느낌을 끌어내기가 쉽지 않다고 생각합니다. 왜냐하면 중국의 고악(古樂)은 불평균의 자연률(自然律)이지만 서양 음악은 평균률(平均律)이어서 비교적 합주하기에 마땅하기 때문에 그렇습니다. (이 구절은 『인문세계人文世界』 잡지 1권 8기와 2권 1, 2기 「율려천담律呂淺談」을 참고하기 바랍니다)

아래에서는 12벽괘의 각 괘를 하나씩 해석하겠습니다.

제갈량이 동풍을 빌리다.   10월

☷ 곤(坤)괘, 해월(亥月), 절기는 입동(立冬)과 소설(小雪)이다.

이것은 전체가 음(陰)인 괘입니다. 천지간의 방사 에너지가 이때에는 전부 땅 속으로 흡수 됐습니다. 그러나 음이 극에 달하면 양(陽)이 생겨납니다. 그러므로 10월 입동 후에는 반드시 소양춘(小陽春)이 있게 됩니다. 하루 이틀 정도는 바람이 동남쪽으로 돌아갑니다. 예전에 제갈량이 동풍을 빌린 것은 바로 『역경』 기상의 이치를 훤히 알고서 10월 입동 후에 서북풍이 꼭 날마다 부는 것은 아니란 것을 알았기 때문입니다. 기상 추산에 근거하면 하루 이틀은 반드시 한바탕의 동남풍이 불곤 합니다. 그러므로 일부러 엉뚱한 짓을 해서 단을 쌓고 풍제(風祭)를 지냈습니다. 어쨌든 하루에 빌리지 못한다면 이틀 사흘 지내가다 보면 조만간에 동풍이 불 때까지 기다릴 수가 있었습니다. 과연 그에게 기다려져서 조조(曹操) 80만 군을 대파(大破)했습니다.

조조는 크게 패배한 뒤에 문을 걸어 닫고 『역경』을 읽었습니다. 주역 고괘(蠱卦)의 '선갑3일(先甲三日), 후갑3일(后甲三日)'과 입동 때의 곤괘가 때마침 해당할 때 그 속에 일양이 돌아오는 도리가 있음을 연구하게 되었습니다. 하하하 크게 웃고는 동남쪽의 도리를 깨달아냈습니다. 80만 대군을 손실하고 나서야 『역경』을 읽고 이해했습니다. 그 대가(代價)가 정말 크지 않았다고 말할 수 없습니다!

겨울이 되어 몸을 보신할 때이다   11월

☰☰ 복괘(復卦), 자월(子月), 절기는 대설(大雪)과 동지(冬至)이다.

11월에 이르면 일양이 돌아옵니다. 괘에서 이미 일양의 상(象)을 봅니다. 이제는 양의 화(火)가 시작입니다. 지구에 흡수되었던 태양 에너지가 또 밖으로 향하여 방사하기 시작합니다. 이때에는 우리 모두 입맛이 좋고 소화능력도 좋아지기 시작했음을 느낄 것입니다. 동지가 시작되면 바로 겨울이 되어 몸을 보신할[冬令進補] 때라고 사람마다 높이 외치는데, 조금도 틀리지 않습니다. 복괘가 벌써 우리들에게 일러주었습니다.

봄이 오고 있다   12월

☰☰ 임괘(臨卦), 축월(丑月), 절기는 소한(小寒)과 대한(大寒)이다.

지금의 괘상(卦象)은 이미 양이 두 개가 되었습니다. 비록 12월에 있지만 봄이 이미 모르는 가운데 오고 있습니다. 지구 내부의 방사 에너지가 이미 점점 높아져 가면서 변화가 마침내 외부로 뚫고 나오게 됩니다.

삼양이 열려 태평하다   정월

▤ 태괘(泰卦), 인월(寅月), 절기는 입춘(立春)과 우수(雨水)이다.

이것은 삼음삼양의 괘입니다. 천지 사이는 이때에 이르면 지구는 이미 온통 양의 에너지가 충만하여 있습니다. 이것은 봄의 시작이요 생명이 곧 땅에서 올라오려고 합니다.

대지가 우레에 놀라다   2월

▤ 대장(大壯), 묘월(卯月), 절기는 경칩(驚蟄)과 춘분(春分)이다.

봄 우레가 움직였습니다. 이 허공에서 나는 거대한 울림이 동면하면서 땅 속에 엎드려 칩거했던 동물들을 놀라 깨어나게 했습니다. 이제 연이어 입안에 있는 진흙을 토해내고 활동을 회복합니다. 이게 바로 경칩의 의의입니다. 괘상은 이미 사양(四陽)의 상을 드러냈습니다. 양의 에너지가 지면에 도달했습니다. 식물도 모두 생장하기 시작했습니다.

청명 시절 3월

☰ 쾌괘(夬卦), 진월(辰月), 절기는 청명(淸明)과 곡우(穀雨)이다.

양의 에너지가 이미 다섯 번째 효까지 올라갔습니다. 천지간에는 오직 약간의 음기만 남아 있습니다. 지금의 양기는 바로 가장 충족되어 있을 시기입니다. 청명에는 묘지를 쓰고, 야외에 나가서 놉니다. 천지간에는 새로운 생기가 충만해 있어서 이르는 곳마다 초목이 무럭무럭 자랍니다.

몹시 건조한 순양(純陽) 4월

☰ 건괘(乾卦), 사월(巳月), 절기는 입하(立夏)와 소만(小滿)이다.

지금의 양기는 이미 포화점에 도달했습니다. 사물이란 극에 달하면 반드시 되돌아옵니다. 양이 극에 달하면 음이 생겨나서 4월 달은 몹시 건조하여서 사람들로 하여금 답답하게 합니다. 낮 길이도 가장 깁니다. 이 시점으로까지만 보면 양의 에너지 활동에 속합니다. 육양(六陽)의 상반년(上半年)이라고 부릅니다.

한 잔의 웅황주를 마시다 　5월

☰ 구괘(姤卦), 오월(午月), 절기는 망종(亡種)과 하지(夏至)이다.

　순양(純陽)의 괘 중 가장 아래에서 일음(一陰)이 생겨나서, 습기가 내부에서 발생했습니다. 지금은 1년 가운데 음의 시작입니다. 남방의 장마비는 항상 그치지 않고 내릴 것입니다. 천지 사이에서 음의 역량이 보이지 않는 가운데 점점 불어나면서 성장합니다. 단오절에 종자(粽子)를 먹을 때는 잊지 말고 한 잔의 웅황주(雄黃酒)를 마셔서 체내에 있는 습기를 한 번 몰아내기 바랍니다.

무더운 여름날　6월

☰ 둔괘(遯卦), 미월(未月), 절기는 소서(小暑)와 대서(大暑)이다.

　이음(二陰)이 생깁니다. 보이지 않는 가운데 이미 시드는 의미가 있습니다. 보리도 이미 수확했습니다. 1년 중의 생장 발전하는[生發] 계절이 이미 지나갔다는 것을 상징합니다. 하지만 겉으로는 날씨가 몹시 덥습니다. 비록 내부적으로는 쇠퇴 현상이 이미 깊지만 대지 가운데는 여전히 일효(一爻)의 양 에너지가 있어서, 이를 이용하여 다른 한 계절의 농작물이 생장할 수 있습니다.

귀신에게 제사지내는 날의 축도   7월

䷋ 비괘(否卦), 신월(申月), 절기는 입추(立秋)와 처서(處暑)이다.

삼양삼음의 가을이 이르렀습니다. 천지의 외부는 또 뚜렷한 변화를 시작합니다. 비록 덥지만 가을 하늘은 높고 공기는 상쾌합니다. 하반월(下半月)에 이르면 여름날은 이미 모두 끝나버립니다. 추수가 시작되고 날씨는 장차 서늘해져 갑니다. 저 가련한 의지할 곳 없는 귀신들과 집안에 이미 돌아가신 조상들과 친지 친구들은 이제 하나의 생활 안배(安排)를 해야 할 때가 된 겁니다! 7월15일 우리들은 지성스런 마음으로 그들에게 축도(祝禱)합시다. 그들이 따뜻하고 편안한 생활 준비가 되도록 기도합시다!

중추절 달을 감상하다   8월

䷓ 관괘(觀卦), 유월(酉月), 절기는 백로(白露)와 추분(秋分)이다.

가을의 수확을 이미 마쳤습니다. 낙엽들은 어지럽고 천지 사이에는 한 가닥의 스산한[肅殺] 기가 드러났습니다. 왜냐하면 음효가 이미 외괘에 도달했기 때문입니다. 가을 수확과 겨울 저장[秋收冬藏] 작업을 다 이미 준비했습니다. 밤에는 이미 이슬도 내립니다. 8월15일의 달은 얼마나 밝습니까! 풍성하게 수확한 대추·땅콩·옥수수·풋콩·고구마·배·호두를 꺼내놓고 우리는 통소를 불면서 달을 감상하고 온 집안사람들이 단란하게 모여서 즐깁니다.

가을바람에 낙엽을 쓰는 9월

䷖ 박괘(剝卦), 술월(戌月), 절기는 한로(寒露)와 상강(霜降)이다.

천지 사이에는 오직 약간의 양기만 존재할 뿐입니다. 생명이 여기에 이르러서는 양 에너지가 이미 빼앗겨 바닥에 이르면서 곧 다 끝나가고 있습니다. 깊은 가을바람이 불어서 휩쓸고 지나가고 온 땅에 낙엽이 어지럽게 날리고 나뭇가지는 이미 앙상하게 변해버렸습니다. 추위를 견디는 소나무와 잣나무들 이외에는 만약 겨울옷을 제대로 준비하지 않았다면 아마 갑자기 얼게 될 것입니다.

박괘와 복괘 사이

앞에서 얘기한 열두 달은 지구생명의 법칙입니다. 축소해서 말하면 하루의 생명도 이와 같습니다. 하루 속의 12개의 시진(時辰)도 자(子)·축(丑)·인(寅)·묘(卯)·진(辰)·사(巳)·오(午)·미(未)·신(申)·유(酉)·술(戌)·해(亥)로 나타냅니다.

이 생명의 법칙은 사람의 생명법칙과 일치하여, 모두 다 박복(剝復)의 사이에 처해 있습니다. 12의 절반인 6으로써 영역의 경계를 삼아서 육음육양(六陰六陽)입니다.

일곱 번째 이르면 또 하나의 시작입니다. 그러므로 『역경』에서는 "칠일래복(七日來復)"이라고 부르며, 인체의 변화도 이 법칙입니다. 또 병세의 변화가 어떠한지도 시간의 요소에 주의를 기울여야 합니다. 중국 의학이든 서양 의학이든 모두 이와 같습니다.

공자의 『춘추』

1년 가운데에서 어떤 때는 밤이 길고 낮이 짧습니다. 어떤 때는 밤이 짧고 낮이 깁니다. 그러나 춘분(春分)과 추분(秋分) 때는 낮과 밤이 균형을 이루어 함께 같은 길이로 차이가 없습니다.

공자는 한 부의 『춘추(春秋)』를 저술했는데, 왜 옛사람들은 역사를 「춘추」라고 했지, 그것을 동하(冬夏)라고 이름 하지 않았을까요?

알고 보면 공자도 춘분과 추분의 도리를 채용해서 역사의 안목 속에서 반드시 공평을 준칙으로 삼아야만 했기 때문에, 「춘추」를 취해서 책이름으로 삼았습니다.

오행은 무엇일까

오행(五行)이라는 이 두 글자를 보고 나면 마치 우리가 팔자를 뽑아보기 시작하려는 듯합니다. 하지만 운명 감정도 천지간의 법칙에 근거하고 있음이 확실합니다.

오행은 천문의 부호입니다. 한편으로는 추상적인 원리이면서 한편으로는 실제적인 응용입니다.

『역경』에서는 "천행건(天行健)"[12]이라고 말합니다. 행(行)이란 바로 운동한다는 의미입니다. 역의 기본원리는 일체가 모두 다 쉬지 않고 운행하고 있다는 것을 말합니다.

어떤 사람은 말하기를 서양 문화는 동적(動的)이고 동양 문화는 정적(靜的)이라고 하는데, 무엇에 근거한지를 모르겠습니다. 우리들은 우선 서양 문화의 좋고 나쁨은 논하지 않기로 하고, 단지 중국『역경』의 문화는 생생불이(生生不已)이어서, 일체가 모두 멈추지 않고 진행하고 있다는 것을 증명합니다.

도대체 오행이『역경』과 동시에 시작되었는지 아니면 한(漢)나라 시대에 시작된 것인지는 주장하는 설이 한결같지 않습니다. 그러나 한나라 시기에 추상적인 이론과학의 확립 면에서 대단히 성취가 있었다는 점은 지워버릴 수 없는 하나의 사실입니다.

오행은 금(金)·목(木)·수(水)·화(火)·토(土)입니다. 그것들은 우주 천체 속의 다섯 개의 별을 나타냅니다.

금은 태백성(太白星),

목은 세성(歲星),

수는 진성(辰星),

화는 형혹성(熒惑星),

---

12) "천행건(天行健), 군자이자강불식(君子以自强不息)"은『주역(周易)』중의 건괘(乾卦) 〈상전(象傳)〉에 나온다. 〈상전〉은 괘상(卦象)의 의미를 해석했다. 여기서 천행(天行)은 하늘의 도를 말하고 건(健)자는 끊임없는 운행을 뜻한다. 사계절이 교체되고 밤과 낮이 바뀌는 하늘의 운행은 해마다 끊이지 않고 오차도 없다며 군자는 하늘의 도를 본받아 스스로 강하며 쉬지 않는다는 것이다. 이에 대응해 곤괘(坤卦) 〈상전(象傳)〉에는 "지세곤(地勢坤), 군자이후덕재물(君子以厚德載物)"이라는 설이 있다. 넓은 땅에 흙이 두텁게 쌓여 있으니 군자는 이를 본받아 자신의 덕을 깊고 넓게 쌓아서 만물을 수용해야 한다는 것이다.

토는 진성(鎭星)입니다.

이 다섯 개의 별에 태양과 달을 더해서 7정(七政)이라고 부릅니다.
태양과 달은 경성(經星)이고 오행의 별들은 위성(緯星)입니다.
이러한 별들의 방사 에너지는 지구에 영향을 주고, 지구도 물론 방사
하고 있으면서 다른 별들에게 영향을 줍니다.

오행의 의미와 작용

목(木)은 생발(生發)의 기능을 나타내며 인체에서는 간(肝)을 나타냅니
다.
금(金)은 파괴성과 견고한 본체를 나타내며 인체에서는 폐(肺)를 나타
냅니다.
수(水)는 차가움을 나타내고 인체에서는 신장(腎臟)과 대장(大腸), 소장
(小腸)을 나타냅니다.
화(火)는 휘발 기능을 나타내고 인체에서는 심장(心臟)을 나타냅니다.
토(土)는 중화(中和)하는 성질을 나타내고, 금(金)·목(木)·수(水)·화
(火)를 중화하는 기능을 가지고 있으며, 인체에서는 비장(脾臟)과 위장(胃
腸)을 나타냅니다.
종괘(綜卦)의 도리에 의하면 온갖 모든 사물은 일종의 상대성을 가지
고 있습니다. 좋은 점을 가지고 있는 것은 틀림없이 결점도 가지고 있습
니다. 해로운 것이 있으면 반드시 그 이익이 되는 일면도 있습니다. 오

행 그 자체도 이와 같기 때문에 오행은 상생상극(相生相剋)하는 것입니다. 그것들의 상생의 순서는 다음과 같습니다.

$$生 \quad 生 \quad 生 \quad 生 \quad 生$$
$$金 → 水 → 木 → 火 → 土 → 金$$

오행이 세(勢)에 따르면 상생하지만, 하나 건너뛰면 상극하는데, 다음과 같습니다.

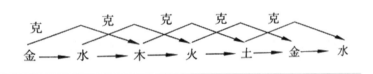

[오행 상생상극도]

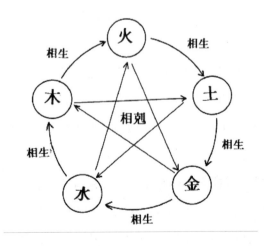

팔괘의 방위입장에서 보면,

金은 서방

木은 동방

水는 북방

火는 남방

土는 중앙입니다.

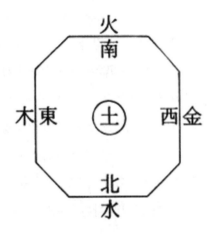

실제로 서쪽 지방인 사천(四川)이나 티베트는 금이 많은 지역입니다. 동쪽 지방은 초목들이 무성하게 자라고, 북쪽 지방은 날씨가 차서 비교적 오랫동안 얼어 있습니다. 남쪽 지방은 기온이 비교적 높습니다.

두통에 다리를 치료하다

오행의 상생상극의 도리를 이해한다면 중의학에서는 두통이 있을 때 머리를 치료하지 않는 이유를 알게 될 것입니다.

어떤 사람이 감기에 걸려 기침을 하면 폐 부위가 성가십니다. 폐는 금이니, 금의 힘이 증가하도록 도와주고 싶다면, 반드시 먼저 토를 도와주어야 합니다. 왜냐하면 토가 금을 생할 수 있으며, 토는 비장과 위장이기 때문입니다. 그래서 반드시 비장과 위장을 동시에 조리(調理)하면서 아울러 신수(腎水) 내지는 대장, 소장까지 보살펴야 한다고 말합니다.

사실 금(폐)에 탈이 났으면 틀림없이 토와 수까지 관련되어 영향을 미칩니다. 그러므로 폐에 기침이 있으면 틀림없이 위기(胃氣)가 편치 않습니다. 신기(腎氣)도 폐(금)의 영향을 받아서 이명(耳鳴)을 불러 옵니다.

중국 의학의 이론은 오행에 근거하고, 치료할 때에 병 근원의 소재를 찾고 철저하게 방도를 찾고자 합니다. 그래서 두통에 머리를 치료하는 게 아니라, 머리가 아플 때 오히려 다른 부위들을 치료하게 되었습니다.

천간지지

천체 중의 다섯 개의 별을 얘기했는데, 이 다섯 개의 별이 방사한 에너지가 지구에게 끊임없이 간섭을 발생시킵니다. 이러한 간섭의 성질을 천간(天干)이라고 이름 지었습니다.

비록 오성은 금·목·수·화·토 다섯 개로 나타내지만, 왜 천간이

10개로 변했을까요? 왜냐하면 오행으로는 천간의 음양 전부의 의미를 설명하기에 충분하지 않았기 때문에 매 하나마다 두 개로써 나타냈습니다. 이 10개의 천간은 갑(甲)·을(乙)·병(丙)·정(丁)·무(戊)·기(己)·경(庚)·신(辛)·임(壬)·계(癸)입니다. 그것들이 나타내는 의미는 다음 표와 같습니다.

五行	木	火	土	金	水
原素	甲	丙	戊	庚	壬
原質	乙	丁	己	辛	癸

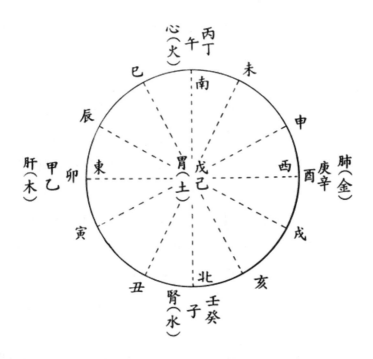

지지(地支)에는 모두 12개가 있습니다. 즉, 앞에서 말했던 자(子)·축(丑)·인(寅)·묘(卯)·진(辰)·사(巳)·오(午)·미(未)·신(申)·유(酉)·술(戌)·해(亥)입니다.

12지지는 지구 자체의 방사 에너지를 나타내고 천간과의 교호 작용의 영향으로 천지간의 변동 법칙을 형성했습니다.

12지지는 1년 12개월을 나타냅니다. 12벽괘에서 이미 말씀드렸습니다.

12지지는 동시에 하루의 12시진(時辰)을 나타냅니다. 매 1시진(時辰)은 두 시간입니다.

12지지는 동시에 12개의 다른 연대(年代)를 나타내고 천지 사이에서 쉬지 않고 운전하고 있음을 나타내고 있습니다.

12지지와 10천간이 배합하여 매 60년마다 한 주기를 순환합니다. 60화갑(花甲)이라고 합니다. 60세 노인은 화갑노옹(花甲老翁)이라고도 부릅니다.

천간지지는 한 분야의 위대한 학문입니다. 이 학문은 물질문명에 대해서 말하면 초연독립적(超然獨立的)인 것입니다. 그러므로 중국의 지나간 과거의 연대들은 인간사의 흥망성쇠나 황제 지위의 이동[轉移]을 막론하고 간에 일률적으로 간지를 년의 표시로 채택 사용했습니다.

천간지지가 나타내는 우주는 도가에서는 조화홍로(造化洪爐)라고 불렀습니다. 인류는 이 거대한 용광로 속에서 아주 조그만 찌꺼기에 불과할 뿐입니다. 그러므로 사람이 죽으면 물화(物化)[13]나 우화등선(羽化登

---

13) 『장자강의』(상) 제1편 「소요유(逍遙遊)」에서 남회근 선생 강의를 전재한다.

물화(物化) 피화(被化) 자화(自化)
물화(物化)는 중국 문화 속에서 하나의 대 제목입니다. 도가에서는 우주속의

仙)14)이라고 하였습니다.

이 팔괘도 속에는 천간·지지·방위·오행과 인체의 내장이 포함되어 있습니다. 중간의 대각선으로부터 맞은편을 보면 서로 충돌하고 오직 토(土)만이 중간에서 협조하고 있습니다.

모든 생명, 일체(一切) 만물은 모두 물(物)과 물(物) 사이의 상호변화라고 봅니다. 예컨대 우리 사람들도 물화입니다. 한 남자와 한 여자로부터 다시 그렇게 많은 사람들이 변화해 나왔습니다. 또 우리들 생명이 살아있는 것은 소고기나 흰쌀밥이나 빵이나 채소나 무 등에 의지하여 변화해 나온 것입니다. 우리들의 배설물은 또 비료로 변하고, 비료는 또 만물로 변화합니다. 일체 만물은 상호 변화하고 있습니다. 그럴 뿐만 아니라 또 변하지 않으면 안 됩니다. 불변하는 것은 어떤 것도 없습니다. 이게 바로 물화입니다. 그러므로 도가의 관념 속에서 천지우주 전체는 시간과 공간이 형성하고 변화하는 하나의 거대한 보일러입니다. 우리들은 이 변화하는 보일러 속에서 피화(被化)—변화를 당하고, 변화를 받는[受化] 하나의 작은 분자일 뿐입니다. 우리들은 단지 우주의 천변만화[萬化] 가운데 떨어진 아주 작고 작은, 변화 당하는 물(物)에 불과할 뿐입니다. 크게는 우주, 작게는 미생물에 이르기까지를 최초에 그리고 영원히, 변화시킬 수 있는 작용(能化作用)을 일으키는 그것은 누구일까요? 변화시킬 수 있는 그자, 그것을 붙들어 쥐면 도(道)를 얻고, 소요할 수 있게 됩니다. 그렇지 않으면 우리들은 시종 여전히 변화를 당하여, 우리들은 변화의 주인이 되지 못하며, 조화(造化)의 주인이 될 수 없습니다. 조화의 주인을 틀어쥐어야 물외(物外)에 초연할 수 있습니다. 즉, 만물변화의 범위 밖으로 뛰어 넘은 것입니다.

하지만 장자는 또 우리들에게 일러주기를, 사람도 만물의 하나이며 사람은 자화(自化)—스스로 변화할 수 있다고 합니다. 우리가 도를 얻기 이전에는 변화 당하지만, 만약 우리가 구견, 즉 도를 본다면 우리들은 스스로 변화할 수 있어서, 이 유한한 생명을 무한한 생명으로 변화시킬 수 있습니다. 또 우리들의 유한한 기능[功能]을 무한한 기능으로 변화시킬 수 있습니다.

물화의 도리는 우리 천천히 다시 토론하겠습니다. 제2편 「제물론」에서 진정한 변화가 무엇인지를 우리들에게 말해줍니다. 사람은 자기를 하나의 초인(超人)으로 승화시킬 수 있습니다. 그러나 어떻게 초인으로 변할까요? 초인은 가장 평범함 속에서 변화합니다. 이것을 해내어야 진정으로 소요에 도달한 것입니다. 우리는 먼저 이 원칙을 틀어쥐고 토론합시다. 이 자리에 계신 여러 선생님들, 여러 학우님들은 『장자』를 연구해 본 사람들이 많습니다. 저는 이제 저의 의견을 말씀드리는 것일 뿐입니다. 이제 원문을 보겠습니다. 장자에는 우아하고 아름다운 글이 많이 있으며 대단히 높은 문학경지이기도 합니다.

---

14) 사람의 몸에 날개가 돋아 하늘로 올라가 신선이 됨.

『역경』의 도리는 입장이 상대적이며 성질이 서로 반대되면[相反] 서로 충돌합니다[相衝].

기맥과 혈도

오행과 인체의 내장도 오행으로 나타내는 것을 보면, 자기도 모르게 『황제내경』 속의 한 마디 말이 생각납니다. "간은 왼쪽에서 생하고. 폐는 오른쪽에 간직되어 있다 [肝生於左, 肺臟於右]."

생리 해부학으로 비춰보면 간장은 분명히 인체의 오른쪽에 있습니다. 폐는 두 개의 이파리 모양인데, 흉강내의 좌우 양변에 간직되어 있습니다.

그렇다면 『황제내경』은 엉터리로 말하고 있는 것이 아닌가요?

절대 그렇지 않습니다!

"간은 왼쪽에서 생한다.(肝生於左)"이지, 『황제내경』은 간이 왼쪽에 "있다."라고 결코 말하지 않았습니다. 이것은 부위(部位)의 해석이 아니라 기맥(氣脈) 유동(流動)의 해석입니다.

중의학 이론은 기맥의 문제를 중시합니다. 폐의 기맥은 바로 오른쪽으로부터 유동해 나옵니다. 앞으로 다시 자세히 설명하겠습니다.

오행·간지·기맥혈도(氣脈穴道)는 의학 이론과 침구에 대하여 직접적인 관계가 있습니다. 최근에 텔레비전에서 하는 소개를 보았는데, 대만에 있는 영총(榮總) 병원의 의사가 침과 뜸을 보조적으로 이용하여 치아를 빼니 70%의 효과가 있었답니다. 안타깝게도 혈(穴) 자리를 취 할 줄 아는 사람이 너무 적습니다. 그렇지 않다면야 그 효과가 더욱 뚜렷할 것입니다.

많은 사람들의 병은 사실은 혈도(穴道)가 상해서 그런 겁니다. 몸이 우연히 한 번 부딪힌 뒤에 조금 문지르고 쓰다듬으면 곧 나아진 것 같지만, 그곳의 혈도가 이미 상처를 받았고 기맥이 점점 소통이 되지 않아서 3년, 5년 지나 병 증상이 나타난 것인 줄 모릅니다.

지식인은 삼리에 통해야 한다

중국 문화는 사람됨과 일처리의 모든 도리를 중시합니다.

그 가운에서 가장 핵심적인 것의 하나가 효도입니다.

그러므로 지식인은 삼리(三理)에 통해야 합니다. 즉, 의리(醫理) · 명리(命理) · 지리(地理)가 그것입니다.

명리는 의리 속에 혼합되어 있습니다. 모두 오행을 근거로 삼습니다. 병자를 치료할 때에 만약 병자의 팔자(八字)오행을 알면 병자의 체질적인 약점을 이해할 수 있고, 치료를 돕는 데 있어 중요합니다.

자식이 되었으면 부모의 명(命)을 알지 않을 수 없습니다. 명(命)을 통하여 부모의 노쇠와 왕성의 진전과 변화를 압니다. 부모가 병에 걸리면 치료할 줄 알아야 하고, 부모의 백 년 뒤에는 더더욱 지리를 알아서 적당한 곳을 선택해 안장(安葬)시켜야 합니다.

그러므로 이러한 관념들의 교직(交織)으로 이루어진 중국 문화는 지식인은 세 가지 도리에 통해야 한다고 봅니다.

그러나 실제상황은, 각종의 학문마다 모두 중국의 일체의 학문서적 속에 포함되어 있습니다. 그것들은 마치 베틀 위에 씨줄과 날줄처럼 모두 한데 짜여져 있습니다. 책을 많이 읽기만 하면 틀림없이 이러한 학문과 관련될 것입니다.

이러한 학문들의 근원은 모두 하나이며, 한 가지만 통하면 자기도 모른 사이에 세 가지가 다 통하게 된다고도 말할 수 있습니다.

제4강

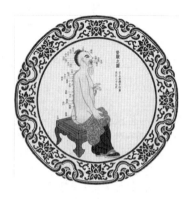

　계속 연구해 가겠습니다. 중의학의 철학 부분을 근거 원칙으로 삼겠습니다. 즉, 이론의 기초를 연구하는 방침으로 삼겠습니다.

　여기서는 먼저 『역경』과의 관계는 내버려두고 오행과 간지를 연구 중점으로 하겠습니다. 왜냐하면 음양과 도가가 합류한 음양오행 그리고 간지는, 바로 의학 이론의 가장 기본적인 사상으로서 의학 서적 속에는 오행과 간지로 가득 차 있는데, 만약 간지음양에 능통하지 못하다면 의학 서적을 읽고 통하고자 해도 어렵기 때문입니다.

추연은 헛소리 하는 것 아닐까요

전국(戰國) 시대에 제(齊)나라에는 이름이 쟁쟁한 이론물리학자가 있었는데, 이름을 추연(騶衍)[15]이라 불렀습니다. (역사상에 또 하나의 추연이 있는데 같은 사람이 아닙니다)

이 추연도 음양가입니다. 그 당시에 그의 제자들은 아주 많았습니다.

---

15) 추연(鄒衍 또는 騶衍: 기원전 305~240)은 중국의 전국시대(戰國時代: 기원전 403~221)의 제나라(齊: 기원전 1046~221) 사람이며, 제자백가 중 음양가(陰陽家)의 대표적인 인물이다. 추연은 맹자(孟子: 기원전 372?~289?)보다 조금 뒤의 사람이다. 제나라 땅은 전통적으로 미신적 주술적 신비적 사상의 경향이 강한 곳이었다. 이곳에서 중국 재래의 오행사상(五行思想)과 음양이원론(陰陽二元論)을 결합하여 음양오행사상을 구축하였다. 추연의 저서라고 하여 《추연(鄒衍)》49편, 《추자종시(騶子終始)》56편이 있었다고 하나 현존하지 않는다. 추연의 철학으로 유명한 것은 소위 오덕종시설(五德終始說)과 적현신주설(赤縣神洲說)이다.

오덕종시설(五德終始說)은 왕조(王朝)는 그 왕조에 부여(附與)된 오행의 덕의 운행논리(運行論理)에 따라서 필연적으로 흥폐가 교체된다고 하는 일종의 신비적 역사철학이다. 진나라(秦)을 수덕(水德)의 왕조(王朝)라 하고, 그 이전의 4 왕조 중 황제(黃帝)의 왕조를 토덕(土德)에, 하나라(夏)를 목덕(木德)에, 은나라(殷)를 금덕(金德)에, 주나라(周)를 화덕(火德)에 배치하여 오행상극의 이론대로 각 왕조는 다음에 나타난 왕조에게 타도될 운명에 있었다고 한다. 그리하여 물(水)은 오행상극의 최후의 것으로서 왕조순환은 수덕(水德)을 갖춘 진나라(秦)에서 그친다고 하여 진나라 왕조의 정통성과 절대성을 주장하였다. 추연(鄒衍)이 말한 오덕종시설(五德終始說)은 얼마 안 되어 진나라(秦)가 망하고 한나라(漢) 왕조가 출현하는 현실을 목격하는데, 새로운 한나라 시대의 왕조론에 의하여 권력의 교체를 설명하고 역사의 예언을 하게 된다. 그리하여 추연(鄒衍)에서 출발하였다고 하는 음양과 오행의 조합은 한나라 시대에서 더욱 복잡·세밀해져서 자연현상이나 인간사회의 모든 현상, 심지어 정치와 율령의 방식에까지 그 논리가 이용되게 되었다.

적현신주설(赤縣神洲說)은 이 세계는 81주(洲)로 이루어져 있는데 그 중의 9분의 1인 9주를 점거하고 있는 것이 적현신주(赤縣神洲) 또는 간단히 신주(神洲)인데, 이것이 바로 중국이라는 주장이다. 9주설(九洲說)은 《서경(書經)》〈우공편(禹貢篇)〉에 쓰인 것이다. 9(九)는 궁(窮)으로 통한다. (위키백과)

그가 학문을 가서 강의하는 곳이면 어느 곳이나 환영받았습니다.

그의 견해는 평범하지 않았습니다. 세계의 정의(定義)에 대하여 그는 일종의 자기의 견해를 맨 처음 제창하였습니다. 세계를 9대주(大州)로 나누고, 중국은 9대주의 하나에 불과할 뿐으로, 적현신주(赤縣神州)라고 불렸습니다. 그 당시에 이런 얘기를 하자 많은 사람들이 그가 허튼 소리를 하며 황당무계하다고 욕했습니다.

이 분은 음양가(陰陽家)의 학설을 집대성한 대가입니다. 음양가의 오행·천간·지지 등의 학설은 뒷날 의학 이론의 기본원칙이 되었습니다.

우리들의 작은 천지

도가는 말하기를 우주는 대천지(大天地)이며 사람의 몸은 소천지(小天地)라고 합니다.

생명의 기원에 대해서는 재껴두고 논하지 않기로 하고, 도가에서는 인간 생명의 작용과 천지는 마찬가지 것이라고 봅니다. 먼저 이미 있는 현상으로부터 얘기해 봅시다. 『황제내경』에서는 하나의 사람 몸을 스물여섯 부분으로 귀납시키고 천지의 법칙과 서로 배합합니다.

예를 들어 말하면, 사람의 머리는 둥글둥글하면서 몸 전체의 꼭대기에 있어서 마치 하늘과 같습니다. 그리고 우리들의 발은 아래에 있고 네모 모양으로서 마치 땅과 같습니다.

우리들의 두 눈이 반짝반짝 빛남은 천지 사이의 해와 달이 아닙니까?

일곱 구멍에다 하체의 두 구멍을 더하면 딱 천지의 구주(九洲)와 같습니다.

사람이 기쁨과 분노가 있을 때는 천지의 번개와 우레와 같습니다.

우리들의 팔다리 사지는 1년의 사계절과 같습니다. 이렇게 서로 대응시켜 합하면 스물여섯 개가 되고 다음과 같이 천지에 비견됩니다.

머리(頭)	하늘(天)
다리(脚)	땅(地)
왼쪽 눈(左眼)	태양(太陽)
오른쪽 눈(右眼)	달(月亮)
아홉 구멍(九竅)	구주(九州)
기쁨과 성냄(喜怒)	우레와 번개(雷電)
사지(四肢)	사계절(四時)
오장(五臟)	오음(五音)
육부(六腑)	육율(六律)
차고 더움(寒熱)	겨울과 여름(冬夏)
열 손가락(十指)	상고의 열흘(上古之十日)(열흘이 순旬임)
열두 개의 갈비 대(十二肋)	십이시진(十二時辰)
부부(夫婦)	음양(陰陽)
365골절(三百六十五骨節)	365일
12관절	12개월
무릎과 어깨(膝肩)	높은 산(高山)
겨드랑이와 오금(腋膕)	깊은 계곡(深谷)
12경맥(12경수: 十二經水)	양자강과 황하(江河)

위기(衛氣)	천기(泉氣)
솜털과 머리털(毫毛)	풀과 갈대(草蘆)
눕고 일어남(臥起)	낮과 밤(晝晦)
치아(齒牙)	이십팔 성수(二十八星宿)
작은 마디(小節)	지상의 작은 산(地上小山)
고골(高骨)	산석(山石)
막근(幕筋)	임목(林木)
곤육(䐃肉)	취색(聚色)

(사람은 생육하지 않을 때가 있고 땅은 풀이 나지 않을 때가 있다)

이상은 『황제내경』에서의 26가지 사람 몸의 형상을 천지의 형체와 배합한 것입니다. 이러한 설은 도리가 있습니까 없습니까? 혹은 견강부회한다는 생각이 듭니까? 또 하나의 설은 이것이 위진(魏晉) 이후의 사상이라고 봅니다.

열 개의 태양 이야기

앞서의 인체와 천지 26형상 가운데 상고 때의 열흘을 얘기 했는데, 열흘은 바로 열 개의 태양입니다.

상고의 신화 책 속에도 이야기가 하나 있는데, 상고의 열 개의 태양이 훗날 후예(后羿)가 화살로 쏘아서 9개가 떨어져버렸고 오직 하나만 남김으로써 천지간의 온도를 좀 내리게 했답니다. 그래서 식물이 비로소 생장할 수 있고 인류의 생활에 적합하게 되었다고 합니다.

요컨대 어떤 설이든 간에 우리가 지금 생활하는 세계는 태양계 중에 존재하고 있습니다.

그러나 열 개의 태양 설은 불학의 우주관과 세계관16)에 부합합니다.

불학의 세계관 학설 속에서는 한 개의 태양과 한 개의 달을 포함하는 별 체계를 하나의 세계의 단위로 삼는데, 우리가 생활하는 곳은 한 개의 태양계 중에 지구입니다.

하지만 무한한 우주 속에는 우리들의 이 태양계와 유사한 많고 많은 별 세계들이 있습니다. 무엇으로써 많다는 것을 나타낼까요?

1천(一千) 개의 태양계를 소천세계(小千世界)라 부릅니다.

1천(一千) 개의 소천세계를 중천세계(中千世界)라 부릅니다.

1천(一千) 개의 중천세계를 대천세계(大千世界)라 부릅니다.

그러므로 3천대천세계 속에서 사람은 모래알보다 더 작습니다. 우주는 이처럼 넓고 끝이 없습니다. 태양이 열 개가 있다는 말은 그냥 미미하게 한 번 형용해 본 것에 불과할 뿐입니다.

하지만 상고의 열 개의 태양은 무한한 우주에 대한 일종의 설명입니다.

컬러이면서 소리도 있고 맛도 있는 영화

---

16) 보다 자세한 내용은 『생과사 그 비밀을 말한다』(부록) 「능엄경이 말해주는 중생의 생사윤회 인과의 도리」, 또는 『능엄경 대의풀이』 제8권 「지옥과 천당의 유무와 사람의 정신심리와의 인과 관계」에서부터 이어지는 (역자보충6), 그리고 『중용강의』 「천인지제 귀신지설」을 읽어보기 바란다.

사람의 몸이 천지와 배합해서 하나의 모양인지 어떤지는 논하지 않기로 하고, 인류의 신체는 소리가 있고 색깔이 있으며 기(氣)가 있고 맛이 있음을 부인할 수 없습니다. 마치 일곱 가지 색깔의 영롱한 소리가 있는 영화가 표현하듯이 그렇습니다.

1	오행	木	火	土	金	水
2	천간	甲乙	丙丁	戊己	庚辛	壬癸
3	지지	寅卯	巳午	辰戌丑未	申酉	亥子
4	(후천)팔괘	震巽	離	艮坤	兌乾	坎
5	(낙서)수	8	7	5	9	6
6	방향	동	남	중앙	서	북
7	계절	봄	여름	사계(四季)	가을	겨울
8	五音	각	치	궁	상	우
9	색	청색	적색	황색	노란색	백색
10	맛	신맛	쓴맛	단맛	매운맛	짠맛
11	五星	歲星	熒惑	鎭星	太白	辰星
12	九星	三碧四綠	九紫	二黑五黃八白	六白七赤	一白
13	五氣	風	熱(君火)	濕	燥	寒(相火)
14	五官	눈	혀	몸	코	귀
15	五臟	간	심	비	폐	신
16	五腑	담	소장	위	대장	삼초방광

만약 오행 방법으로써 그 성질에 배합시켜서 한 번 분명하게 보인다면 위의 이 한 장의 간단한 표로 나열해 낼 수 있습니다.

이 표를 보고나서야 우리 저마다의 작은 천지가 정말로 형형색색으로써 아주 다채롭고 다양하게 색과 향기와 맛이 다 함께 갖추어진 아름다운 한 구의 육체 기계임을 알게 됩니다.

이 교묘한 기계 속에서 가장 현묘한 한 가지 것은 바로 그 속의 기(氣)입니다.

기공은 무슨 놀이일까

기공(氣功)으로 병을 치료한다고 여러분은 다들 들어본 적이 있겠지요! 진정한 기공의 기초는 무엇일까요?

원래 도가를 배웠던 사람은 여섯 글자의 중요성을 이미 발견했습니다. 실제로는 인체 기관 건강에 대한 여섯 개 소리의 영향입니다.

이 여섯 개의 소리는 바로 육기(六氣)라는 것입니다.

후이 (噓) · 쓰(泗) · 허우(呵) · 츄이(吹) · 후(呼) · 희(嘻)17)

신선도를 닦았던 그런 도가의 인사들은 이른 아침 때에 얼굴을 동쪽으로 향한 채 생기(生氣)가 일어나 오르고 있는 그 동안의 시각에, 이 여

---

17) 6자결(六字訣)이라고도 한다. 한자 발음은 우리식 발음이 아니라 남회근 선생이 가르쳐주는 발음으로 한글 표시하였음. 자세한 내용은 『선과 생명의 인지 강의』「제3일 강의 여섯 째 시간」「육자결(六字訣)」을 읽어보기 바란다.

섯 개의 소리를 내서 체내의 기맥을 이끌어 통하게 했습니다.

이 여섯 개의 소리를 낼 때에 큰 소리로 내쉬며 소리 지르는 게 아니라, 살살 가볍게 소리의 크기가 자기가 들을 수 있는 정도를 기준으로 하여 줄곧 연습하되, 매번 할 때마다 배속에 기가 없어져 그칠 때까지 합니다.

침구를 사용하여 치료해도 소용이 없는 환자는 이러한 기공의 치료를 채용하면 상당히 효과가 있다는 것을 발견합니다. 그래서 기공 치료나 혹은 건강 방법이 변천되어 나왔습니다. 물론 방법은 결코 이처럼 간단하지는 않습니다. 따로 논해야 합니다.

음악은 병을 치료할 수 있을까

앞서의 표에서 오장(五臟)이 오음(五音)과 배합되는 것을 보았습니다. 앞서 두 차례 우리는 율려(律呂: 음악)와 오행 내장(內臟)과의 관계도 얘기했는데, 음악과 인체는 절대적인 관련이 있다는 것을 증명합니다.

서양의 의술을 가지고 얘기해보면, 역시 음악의 사람에 대한 영향과 동물에 대한 영향을 이미 증명했습니다. 닭장에 어떤 음악을 틀어놓으면 닭으로 하여금 달걀을 많이 낳게 할 수 있고, 목장에서의 음악은 우유의 생산량에 영향을 미칠 수 있습니다.

우리 사람을 얘기해보면 어떤 음악들은 우리들로 하여금 점점 빠져들어 가라앉게 해서 잠자고 싶게 하고, 어떤 음악들은 청년들로 하여금 끊임없이 춤추게 할 수 있습니다.

그러므로 서양의학은 이미 음성 치료를 채용했지만, 가장 이른 시기의 중국의학 서적이 자주 언급한 음색도 바로 음성의 방법으로써 환자를 치료한 것입니다.

도가는 때로는 아예 복약 방법을 쓰지 않고 음성을 사용함으로써 인체가 호전되게 하였습니다.

색깔은 환자에 대하여 어떠할까

오행과, 색깔이 밖으로 드러남[表明]에 근거하면 적어도 환자의 색깔을 통하여 그 신체의 병세를 판단할 수 있다는 점은 털끝만큼도 의문의 여지가 없습니다.

또 이 원칙에 근거해서 발전시켜 나아가면 사람에 대한 색깔의 영향은 큽니다. 그러므로 색깔은 소리와 마찬가지로 모두 다 치료방면에 이용되도록 고려해야 할 요소와 방법입니다. 근대의 서양 의학도 마찬가지로 색깔 치료를 중시하였습니다.

현재의 실제상황을 통해서 우리도 도가가 음성과 색깔을 인체의 기관과 배합시킨 것이 절대적으로 정확하고 일리가 있다는 것을 반대로 증명할 수 있습니다.

야채와 무, 그리고 본초

앞서 오행 표에서 오미(五味)와 내장(內臟)이 배합하여 다섯 가지 맛을 언급했습니다. 우리는 『본초(本草)』를 한 번 읽어야 합니다. (본초란 약용 식물입니다)

믿을 수 있는 이러한 전설에 근거하면 최초에 엮은 『신농씨본초(神農氏本草)』 속에는 70여 가지의 약품이 포함되어 있습니다. 역대의 연구와 실험을 거쳐 증보되면서 본초는 점점 늘어나고 있습니다. 항목의 확대뿐만이 아니라 범위도 확대되어 야채 · 무 · 어린이의 똥 · 어른 똥 등 모조리 본초의 강목 속에 들어갔습니다.

명(明)나라 시대의 명의인 이시진(李時珍)은 각 항목의 약품을 분류하여 새롭게 편찬 수정하여 『본초강목(本草綱目)』이라고 이름을 지었는데, 한 권의 가장 가치 있는 중의약물학(中醫藥物學)이라고 말할 수 있습니다.

누가 사람 人자를 알아볼까

의학을 말하자면 정말 한 분야의 대단한 학문입니다. 거의 위로는 천문(天文)을 통하고 아래로는 지리(地理)를 통하며, 또 중간으로는 가장 중요한 한 분야의 학문인 사람[人]을 통해야 합니다.

먼저 사람 人자를 위하여 모양을 한 번 살펴봅시다.

왼쪽 삐침은 양이고 오른쪽 삐침은 음입니다. 일음일양(一陰一陽)이 사람 人자를 구성합니다.

좀 더 살펴보면 우리 사람이란 것은 인중(人中) 위로부터는 두 콧구멍, 두 눈, 두 귀가 곤괘(坤卦)가 아닙니까?

인중 이하는 입 하나에, 밖으로는 하체의 두 구멍을 더하면 세 개의 양효가 되서 건괘(乾卦)를 형성합니다.

그러므로 사람은 지천태괘(地天泰卦 ䷊)로서 바로 균형의 의미입니다.

이런 말은 그냥 하나의 우스갯말이라 합시다! 그렇더라도 이 사람 人을 이해하려면 정말 쉽지 않습니다. 그리고 한 사람의 의사가 되려면 가장 기본적인 조건으로 사람을 알아야 한다는 것입니다. 중국의 의학에는 한 가지 설이 있습니다. "의자의야(醫者意也)", 두뇌가 총명해서 틀에 박힌 원칙을 융통성 있게 운용해야 비로소 천태만상으로 시시각각 변하는 사람에 대처할 수 있습니다. 그러므로 의학이란 지혜의 학문입니다.

중국 의학의 첫 걸음은 병의 상황을 이해하고 환자를 진단하는 데는 네 글자로부터 시작해야 합니다.

망(望)   문(聞)   문(問)   절(切)

이것은 누구나 다 아는 것입니다만 이 네 글자는 도대체 무엇들을 포함하고 있을까요?

■ 망(望) — 기색을 살펴보는 법[看相術]

청(淸) 왕조 때 재능이 넘치는 한 분의 명의가 있었는데, 이름을 진수원(陳修園)이라고 했습니다. 이른바 망(望)에 대하여 시가 한 수 있는데 다음과 같습니다.

봄 · 여름 · 가을 · 겨울 · 긴 여름 때에
청색 · 황색 · 적색 · 백색 · 흑색의 마땅함을 따른다
간은 왼쪽 뺨에, 폐는 오른쪽 뺨에 나타나고
심장은 이마에, 신장은 턱에 나타나며, 코는 비장을 주관한다
부위를 살필 때는 생기가 길(吉)하다는 것을 알아야 하고
살펴볼 때 만약 극제(剋制)를 만났다면 슬퍼할 일이다
게다가 어두운 색은 새 증상인지 예전부터 증상인지로 나누며
은은한 황색을 띤다면 나을 기약이 있다

春夏秋冬長夏時　青黃赤白黑隨宜
左肝右肺形呈頰　心額腎頤鼻主脾
察位須知生者吉　審時若遇剋爲悲
更于黯澤分新舊　隱隱微黃是愈期

이 한 수의 시는 겉모습으로부터 병자를 진단하여 살펴보는 원리와 방법을 설명했습니다. 다시 말하면 사람의 기색(氣色)은 사계절과 마찬가지로 색깔과 배합시켜 병세를 판단할 수 있습니다. 얼굴 뺨에서 왼쪽의 기색이 어둡다면 간에 병이 있음을 표시합니다. 오른쪽이 잿빛으로 어두우면 폐에 병이 있는 겁니다. 만약 심장에 병이 있다면 이마의 색깔이 틀림없이 보통 때와 다릅니다. 신장병은 턱에 나타납니다. 코는 비장

의 문제를 드러냅니다. 만약 각 부위의 기색이 사계절과 서로 부합하면 좋고, 만약 극제(剋制)를 만난다면 당연히 길하지 않습니다. 색깔이 좋지 않은 것은 오래되면 오래 될수록 좋지 않습니다. 만약 얼굴에 미미한 황색 기운이 나타나면 위기(胃氣)가 점점 상승하고 있다는 것을 증명하며 병이 나을 조짐입니다.

그러므로 망(望)이란 간상(看相) 방법을 써서 환자의 병세를 살펴서 규명하는 겁니다. 그 속에는 또 설태(舌苔) 등등을 보는 것과 그리고 눈으로써 관찰할 수 있는 요소들 모두 다 그 안에 포함시켜서 병세를 판단합니다.

■ 문(聞) ― 병자의 소리를 들음

오행의 생극(生剋)과 오장육부와의 배합에 근거하여 소리로써 병자의 상황을 판단합니다. 간병은 성내는 소리가 나옵니다. 쉽게 화를 냅니다. 쉽게 분노하는 병자는 틀림없이 간에 병이 있습니다. 만약 항상 스스로 기뻐하고 웃기를 잘하면 그의 병은 틀림없이 심장 방면에 편중되어 있습니다.

비장에 병이 있으면 사려가 많습니다. 일반적으로 과도하게 뇌를 써서 신경에 문제가 있는 것 이외에 병을 얻었을 때는 평소 때보다도 사려가 더 많습니다.

폐병이 난 사람은 근심하고 슬퍼하고 툭하면 웁니다.

신장에 병이 있는 사람은 신음소리를 많이 냅니다. 몸을 돌린다든지 허리를 굽힌다든지 몸을 일으켜서 앉는다든지 할 때 항상 온 몸이 아파 아이고! 어휴! 하고 신음합니다. 틀림없이 신장이 병 들어서 몸이 허약

한 겁니다.

실제는 소리로부터 병 상황을 가린다는 것은 상당히 곤란합니다. 이 방면에 관하여는 이후에 또 비교적 상세한 설명을 하겠습니다.

■문(問) — 환자 자신의 느낌

환자의 기색[相]을 보고 환자의 소리 변화에 주의를 기울였습니다. 이제는 병자 자신의 상황과 그리고 자기의 몸의 느낌을 물어봐야 합니다.

질문의 범위에 관하여 진수원은 또 요점을 잘 엮어놓았습니다.

첫째는 열이 나는지 추운지를 물어보고
둘째는 땀이 나는지 안 나는지를 물어보고
셋째는 머리와 몸을 물어보고
넷째는 대소변을 물어보고
다섯째는 음식 소화를 물어보고
여섯째는 가슴이 어떤지를 물어보고
일곱째는 귀먹음과 갈증 여부를 말하게 해야 하고
아홉째는 오래된 병이 있는지를 물어보고
열째는 그 원인을 물어보고
그 다음 맥을 짚어보고 몸이 편안한지도 참고해야 한다
부인일 경우는 특히 월경주기를 물어보아
느린지 빠른지 닫혔는지 혈붕이 있는지를 알 수 있다
다시 한마디 덧붙여 말하건대 소아과 경우는
천연두와 홍역을 점검해보아야 한다.

一問寒熱二問汗　三問頭身四問便
五問飲食六問胸　七聾人渴俱當辯
九問舊病十問因　再兼脈要參機便
婦人尤必問經期　遲速閉崩皆可見
再添片言告兒科　天花麻疹虔占驗

이 몇 마디 요점을 통하여 알 수 있듯이 고대의 중의학의 치료는 환자에 대하여 먼저 엄밀하게 자세히 살펴봄을 거쳐야 했습니다. 마치 오늘날의 전반적인 검사와 같아서 '사람'에 대하여 구체적이고 철저한 이해가 있어야만 비로소 진단을 내릴 수 있었습니다. 그러므로 중의학 내과는 소아과 부인과 등을 포함한 모든 과의 의사였습니다.

■ 절(切) — 진맥

진맥(診脈)은 한 분야의 가장 심오한 학문입니다. 사실상 이것은 오랜 시간과 여러 방면의 실험을 해야만 비로소 성취가 있을 수 있습니다. 초학자들은 보통 돼지나 개를 진맥하는 것으로부터 시작하여 생명이 없는 맥이 어떤 것인지를 시험해봅니다. 그리고 다시 생명이 있는 맥을 짚어봅니다. 돼지나 개를 붙잡아서 그들의 맥을 짚어 보는데, 그 과정의 도리에 대하여 진수원에게는 다음과 같은 시가 있습니다.

미세하고 아득하여 손가락 아래는 지극히 알기 어우니
가지 끝 실마리를 살펴보니 미세하게 알아지네
삼부(촌·관·척)의 구분에 일정한 법이 있으니

팔강(八綱)은 보기 쉽고 훌륭한 기준이라네
위(胃)의 수곡을 바탕으로 인간의 근본이 되니
토는 충맥·화맥·위맥·사맥을 갖추었네
내장의 기운은 오로지 생극(生剋)의 징험에 기대고
천시(天時) 또한 앞뒤로 살펴보네
양(陽)은 부맥, 삭맥, 형체는 급박하고 항진하며
음(陰)은 가라앉고 느리고 기세는 또 낮다네
외감병에 음증은 길조가 아니니
내허(內虛)와 양이 가라앉음은 실로 슬픔이네
모든 편승(偏勝)은 다 병을 이루니
보통과 다르게 갑자기 변한다면 치료하지 말라
단지 이 몇 마디 말로 판단하면 꼭 들어맞을 것이니
맥경을 보충 서술해 지리멸렬을 종합했노라

微茫指下最難知　條緒尋來悟治絲
三部分持成定法　八綱易見是良規
胃資水穀人根本　土具冲和脈委蛇
臟氣全憑生克驗　天時且向逆從窺
陽爲浮數形偏亢　陰則沈遲勢更卑
外感陰來非吉兆　內虛陽陷實堪悲
諸凡偏勝皆成病　忽變非常卽弗醫
只此數言占必應　脈經補敍總支離

의안의 진기한 이야기

청(淸)나라 시대에 한 분의 유명한 의사가 있었는데, 사람들이 천의성(天醫星)이라고 불렀던 엽천사(葉天士)입니다. 훗날 사람들을 놀라게 하는 전기적인 많은 의안(醫案)18)은 대부분 모두 그의 몸에다 걸어놓았습니다.

한 번은 엽천사(왕긍당王肯堂이라는 설이 있다)가 길에서 사람들이 함께 관을 들고 가는 것을 보았습니다. 관 아래에 핏자국이 묻어 있는 것 같았습니다. 당시에 엽천사는 가로막고 관 안이 어떤 사람인지를 물어보았습니다. 부인이 난산으로 인하여 죽었다는 사실을 알게 되었습니다. 엽천사는 즉각 그들로 하여금 관을 열라고 지시했습니다. 관 속에 사람이 아직 죽지 않았다면 자기가 치료해서 구해 줄 수 있다고 완강히 주장했습니다.

당시에는 관을 여는 것이 큰 일 이었습니다. 엽천사가 전부 책임을 지겠다고 한 다음에야 관을 열었습니다. 엽천사는 즉시 침구법을 써서 사자의 명치[心口]에 침을 꽂아 치료했습니다. 잠시 뒤에 갓난아기가 응애응애 하고 태어났고 산부도 활기가 돌아왔습니다.

알고 보니 엽천사의 판단으로는 산부는 일시적인 혼절이었지 결코 진짜로 죽은 게 아니었습니다.

또 어느 날 엽천사가 한참 친구와 바둑을 두고 있을 때 갑자기 어떤 사람이 뛰어왔습니다. "마누라가 난산이어서 고통스러워 신음을 합니다.

---

18) 중국 전통의 진료부, 진료카드, 의료 사건. 천의성(天醫星)이란 하늘로부터 내린 의사라는 의미이다.

엽천 의원님 목숨을 구해주십시오."

엽천사는 바둑판에서 동전을 한 줌 쥐어들고는 산부 집으로 갔습니다. 대문에 들어가자 즉시 동전을 벽에다가 한 번 던졌습니다. 와르르 소리가 한 번 나자 방안의 산부는 한참 고통 받고 있을 때 크게 한 번 놀랐고, 갓난아기도 곧이어 응애 응애 하고 태어났습니다.

이는 정말 천의성(天醫星)입니다. 많은 사람들이 엽천사에게 그 까닭을 물었습니다. 엽천사는 말했습니다, "사람마다 다들 돈을 좋아해요. 죽어도 돈 달라 하고, 살아도 돈 달라 하고, 어린애가 세상에 안 나오다가 돈 소리를 듣자마자 곧바로 나온 겁니다."

이것은 비록 거의 우스운 이야기에 가깝지만, 엽천사는 산부의 긴장을 알고서 소리로써 주의력을 돌렸을 가능성이 있습니다. 그를 천의(天醫)라고 부르는 것도 이상할 것이 없었습니다.

삼지선(三指禪)

『예기(禮記)』 속에는 다음의 한 마디가 있습니다.

의술가가 『황제내경』 『신농본초』 『태소』 이 세 가지 기초 의학 서적을 읽지 않았다면, 그의 처방약을 복용하지 않는다.[19]

---

19) 『황제내경(黃帝內經)』은 한(漢)나라에 성립된 중의학의 원전이다. 황제내경 소문(素問) 81편, 황제내경 영추(靈樞) 81편으로 나뉘어 있으며 중의학 이론의 기초가 되는 내용들이 담겨 있다. '소문'은 인체의 생리와 병리, 진단, 치료원칙, 약물, 예방, 의학사상 등 기본적인 의학이론과 임상을 총괄하고 있고, '영추'는 경락과 침구 위주의 내용을 다루고 있다.

삼황오제의 한 명, 황제(黃帝)의 이름을 빌렸으며 당연히 황제 본인이 저술한 것은 아니다. 전승과정이 일반적으로 한 사람의 저작으로 보진 않는 견해가 정설로 여겨진다. 2011년, 유네스코 세계기록유산에 등재되었다.

황제라고 불리는 왕과 6명의 신하이자 의사인 기백(岐伯), 뇌공(雷公), 백고(伯高), 소유(少兪), 소사(少師), 귀유구(鬼臾區)와 나눈 문답 형식 또는 논술 형식으로 되어 있다.

'황제내경 태소(太素)'라는 서적이 청나라 말기 일본에서 재발견되어 중국으로 역수입되어 비교연구 대상이 되었다. 이 '태소'는 송나라 시대 교정의서국의 교정을 거치기 전의 판본이라 교정의서국의 교정 이전 원형으로서의 황제내경의 모습을 살필 수 있는 판본으로서 의미가 있다. 일본에서 발견된 태소는 수나라 시대의 황제내경을 근거로 하여 재편집된 문헌이고, 송대 교정의서국의 교정을 거친 현행 황제내경과는 상이한 부분이 많기 때문에 문헌학적으로나 의학사 및 의학철학의 측면에서 보면 상당히 귀중한 문헌이다. 또한 송대 교정의서국 정본이라는 의경들이 송대 이전에 간행된 의경들과는 일부분이 다르다는 점에서 문헌학적으로 상당한 흥미거리를 제공하고 있다.

현재 남아 있는 은 모두 당나라 시대에 왕빙(王冰)이 주석을 단 물건을 기초로 하고 있다. 애초에 성립연대가 고대인지라 친절하고 상세하게 설명하기보다 내용을 어떻게든 압축해서 암호처럼 만들어낸 물건이고, 그나마도 기존의 구성을 왕빙이 뜯어고치고 주석을 붙여 현재의 모습을 만들어냈으니 따지고 보면 원형과는 거리가 먼 셈. 특히 운기학을 다룬 7개의 편을 가리키는 운기칠편은 왕빙의 자작이라고 한다.

사실 의학서이기는 한데 의학만 있는 것은 아니고, 역학, 기상학, 천문학 등 다양한 분야에 이르고 있어서, 의학서가 아니라 과학서라고 불러야 한다는 의견도 있다. (나무위키)

『황제내경』의 자매편인 『황제외경(黃帝外經)』은 『한서·예문지(漢書·藝文誌)』에 목록이 보이는 의서이나. 전 37권으로 3천 여 년 간 전해오지 않는다고 하였다. 그러나 1980년대에 중국에서 우연히 발견되어 관련서 들이 나오고 있다. 인터넷에 검색해보니 한글 번역본은 아직 나오지 않은 것으로 보인다. (역자)

『신농본초경(神農本草經)』 서명. 현존하는 최초의 본초학(本草學) 전문서적. 《본초경(本草經)》, 《본경(本經)》, 《신농본초(神農本草)》라고도 한다. 대략 진한(秦漢)시대(일설로는 전국시대)에 이루어졌다. 이 책은 진나라 이전 고대 본초학의 성과를 총정리한 것이다. 원서는 전하지 않고, 《본초경집주(本草經集註)》에 보존되어 있다. 그 내용은 약물 총론을 총괄한 서례(序例) 외에 약물 365종을 상, 중, 하 3품으로 나누어 실었다. 그 중 상품, 중품은 각 120종씩이고, 하품은 125종이다. 약물 이론면에 있어 약의 군신좌사(君

醫不三世, 不服其藥.

많은 사람들은 그 의술가(醫家)가 3대(代)에 걸쳐 의사 노릇을 해야 비로소 그에게 병을 치료 해달라고 청할 수 있다고 알고 있습니다. 그런데 여기에서 '3세(世)'는 3대(代)라는 의미가 아닙니다. '3세(世)'는 첫째는 『황제내경』, 둘째는 『신농본초(神農本草)』, 셋째는 『태소(太素)』(맥의 이치)를 가리킵니다.

이 세 가지에 정통하는 것은 의사의 필수조건입니다. 그러므로 3세에 통하지 못한 자는 의사라 할 수 없고 그 처방 약을 복용할 수 없습니다.

『태소』가 중시하는 것은 완전히 기맥의 문제입니다. 송(宋), 명(明) 시대 이후에 태소를 이해한 사람을 삼지선(三指禪)이라고 불렀습니다. 맥을 짚어본 뒤에 병자의 병 상황을 이해할 수 있을 뿐만 아니라 그 사람의 빈부귀천[窮通富貴]까지도 이해할 수 있습니다. 맥의 이치는 정말 한분야의 심오하고 또 심오한 학문입니다. 이러한 사람들을 삼지선이라고 부르는 것도 이상할 것이 없습니다.

臣佐使), 음양배합, 칠정화합(七情和合), 오미(五味), 사기(四氣) 등의 이론을 제시하였다. 또한 약물의 별명, 성미, 생장 환경과 주치(主治) 등을 소개하였다. 이 책은 꽤 높은 역사적 가치와 과학적 의의가 있지만, 그 내용에는 도가적 기술이 일부 섞여 있는데, 소위 '경신연년(輕身延年)', '불로신선(不老神仙)'이 그것이다. (동양의학대사전)

제5강

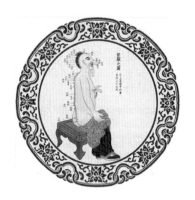

유심론과 유물론

어떤 하나의 학설이라도 모두 그 나름대로의 철학적 기초가 있습니다. 중의학의 이론도 당연히 예외가 아닙니다.

어떤 사람은 중의의 의학 이론학문[醫理學]은 유심(唯心)의 학문이라고 말합니다. 도대체 의학의 이론이 정말로 유심론인지 아닌지는 확실히 연구할 가치가 있는 하나의 문제입니다. 하지만 중의학이 말하는 유심이란 본체의 마음이요, 일종의 부호입니다. 그런데 서양 문화에서의 마음은 사유와 명상의 작용을 가리키는 것입니다.

실제로 중의학의 이론은 의식과 생리작용이 결합된 일원(一元)의 의미입니다. 서양의 유심(唯心)과 섞어서 하나로 말해서는 안 됩니다.

서양 의학이야말로 바로 진정한 유물(唯物)입니다. 우리들은 기계를 가지고 인체를 실험하고 관찰하는 것을 근거로 삼아서 그 유물의 기초를 증명할 수 있습니다.

서양 심리학의 연구는 흔히 먼저 원숭이나 쥐나 개로써 실험을 합니다. 그러나 원숭이와 쥐의 심리, 그리고 인간의 심리는 아마도 아직은 한 구간의 거리가 있을 겁니다.

유심이든 유물이든, 중국 의학이든 서양 의학이든, 의학 이론학문 자체는 모두 난자와 정자가 만나 이루어진 수정(受精) 이후의 형이하(形而下)로부터 시작합니다. 생명의 기원인 형이상(形而上)의 본체에 대해서는 모두 아직 이해하고 있지 않습니다. 하지만 생명의 기원이 가장 중요한 것입니다. 21세기 의학은 필연적으로 중국 의학과 서양 의학이 합류할 뿐만 아니라 반드시 형이상의 생명의 근본도 추적할 것입니다.

손 의사와 호랑이

중국 의학사(醫學史)는 위진(魏晉) 시기에 신기원(新紀元)을 시작했습니다. 왜냐하면 인도 의학과 천문 등이 이 시기에 중국에 유입되어 이러한 외래문화의 영향을 받아 당(唐)나라 시대에까지 변천해 오면서, 인도 의학과 도가 의학이 합류하여 의학의 새로운 체계로 집성하였기 때문입니다.

당(唐)나라 시대의 전후에 두 분의 대 명의(名醫)가 있었습니다. 한 사람은 도홍경(陶弘景)으로, 양무제(梁武帝)때의 사람입니다. 그를 산중재상(山中宰相)이라고도 별칭 하였는데, 산 속의 검은 옷의 재상(黑衣宰相)이란 겁니다. 양무제는 초기에 대체로 정치면에서 해결이 곤란한 큰일을 만났을 때에는 반드시 그를 향하여 가르침을 청해야 했습니다. 도홍경의 저서에는 『주후방(肘後方)』 등의 의학 서적이 있습니다.

또 한 분의 대 의사는 바로 당(唐)나라 시대의 도가 손진인(孫眞人)이라 불리는 손사막(孫思邈)[20]입니다. 그는 인도 의학을 종합하였을 뿐만

---

20) 손사막(孫思邈 생년 미상-682년)은 옹주(雍州) 화원(華原)에서 태어난 대의학자로 중국 수·당(隋·唐) 시기를 대표하는 명의이다. 7세에 학문을 시작해 유년시절 경전과 철학 노장백가(老莊百家)의 설(說)을 독파하였다. 그는 하루에 천여 개 문장을 외울 정도로 총명했으나 자신의 몸이 병약한 덕에 의서 등에도 관심을 두게 되었다. 이후 수. 당나라의 왕들로부터 관리를 천거받았으나 모두 불응하고 학문과 의술에 심혈을 기울였다. 은둔 생활을 했으며 천문과 역법도 해박했다.

손사막의 출생과 사망에 관하여 여러 가지 학설이 있으나 사고전서와 신구당서, 노조린(盧照隣)이 쓴 병리 수부라는 글 등을 종합해볼 때 102세까지 살았던 것으로 보인다. 역설적으로 장수의 비결이 병약했기 때문이라고 한다. 스무 살이 되어서는 유가, 도가, 불가 등의 백가에 이미 능통했으며 삼교일치의 입장에 서서, '노자'와 '장자'의 주석을 저술했고, 율종의 고승 도선과의 친교로, 특히 『화엄경』을 중시했다. 낙주 총관 독고신(獨孤信)은 그를 보고 감탄하여 말했다. "이 아이는 성스러우며 그릇이 큰데 식견이 작아 등용하기는 어렵구나!" 하지만 재능이 뛰어난 사람은 숨어 있어도 저절로 사람들에게 알려지는 법이다.

수 문제는 손사막을 국자감 박사로 초빙했으나, 손사막은 지병을 핑계로 사양했고, 당 태종도 손사막을 조정으로 불러들여 만났지만, 등용에 이르지는 못했다. 손사막이 또다시 고사했기 때문이다. 당 고종이 손사막을 불러들여 간의대부(諫議大夫)에 임명했으나, 역시 고사하고 받아들이지 않았다. 당대의 학자였던 송지문(宋之問), 맹선(孟詵), 노조린도 손사막을 극진히 존중했다. 손사막의 진면목을 알아보는 조정 대신과 황제의 부름이 꾸준히 이어졌지만, 그는 늘 사양하면서 의학 연구에 매진했다.

손사막의 연구는 100세가 넘어서도 이어졌으며, 100세 때 『천금익방(千金翼方)』 30권을 저술했다. 『천금요방』은 앞서 저술한 『비급천금요방(備急千金要方)』의 속편으로, 정신조절을 중시했으며 음식으로 질병을 치료하는 데 중점을 두었다. 『천금요방』 중 「식치편(食治篇)」과 『천금익방』 중 「양로

아니라 아랍 의학도 융회하였습니다.

전설 중에 의하면, 용왕이 사람으로 변화하여 손 의사에게 치료해주기를 바랐습니다. 그런데 가장 신묘한 한 가지 전설은 그가 산중에서 호랑이가 길을 막고 있는 것을 만난 한 장면입니다. 그 당시에 호랑이는

식료편(養老食療篇)」에 보면 제일 먼저 음식 양생과 음식 치료를 수록해 놓았는데, 손사막이 주장한 연정과 절욕, 도인과 침구, 복이(服餌)와 환경개선 등은 과학적인 양생 방법으로서 내용이 풍부하고 이론과 논술이 치밀하고 정밀하다. 세계 여러 나라의 학자로부터 『천금방』은 '전 세계 인류의 가장 중요한 보귀적인 의서'라는 뜻의 "인류지지보(人類之至寶)"라는 영예를 얻었다. 손사막은 "사람의 목숨은 천금보다 더 귀하다. 약방 하나로 사람의 목숨을 구제할 수 있다는 것은 크나큰 덕이 아닐 수 없다."라고 말했다. 이것이 바로 두 권의 의서 첫머리에 '천금'이란 단어를 사용한 이유이다. 손사막은 의술이 고명할 뿐만 아니라 의덕 또한 고상했다. 『천금요방』 중에 「대의정성편(大醫精誠篇)」에 보면 의덕(醫德)에 관하여 상세히 수록되어 있다.

손사막은 사고의 틀을 깬 새로운 약재와 치료법 발굴도 게을리 하지 않았다. 그는 태백산, 태행산, 숭산, 아미산 등지를 누비며, 새로운 약재를 발굴하고 임상에 도입해 수많은 치료 사례를 남김으로써 약왕(藥王)으로 불리기도 했다.

그는 한의학의 원전으로 불리는 『황제내경』의 틀을 뛰어넘었다는 평을 받았으며, 현재 한의학계에서 지대한 영향을 미치는 장중경의 학설이나, 약재의 원전인 『신농본초경』도 구애받지 않았다. 이는 손사막이 실제 임상에서 효과를 중시했기 때문이다.

『천금요방』에는 5,000개의 처방이 있으며 내용은 진단법과 증후 등 의학 이론 외에도, 내과, 외과, 부인과, 소아과 등 임상 각과 치료법이 담겨 있으며, 이외에 해독법, 응급구조, 양생, 식이요법, 침구법, 안마, 도인법, 호흡법에 대한 서술도 상세하게 기록되어 있다. 『천금익방』에는 3000가지 처방이 실려 있고, 본초, 부인, 상한, 소아, 양생, 보익, 중풍, 잡병, 창상, 기색, 진맥, 침구 등으로 분야를 나눠 기술했으며, 『천금요방』의 이해를 돕는 보충설명도 담겨 있다. 그가 다룬 약재 종류만 800종이 넘으며, 그 중 200여 종의 약재의 채집과 가공 방법이 상세히 실려 있다. 『천금요방』 첫머리에 실린 「대의습업」과 「대의정성」 2편은 중국 최초의 의료 윤리 관련 서술이라 볼 수 있다. 손사막은 여기에 '무릇 대의가 병을 치료함에 반드시 몸과 마음을 안정시켜야 하고, 욕심이 없어야 하며, 먼저 자비심과 측은지심을 내어 환자를 고통에서 구할 것을 맹세해야 한다'라고 기록했다. (SOH 희망지성, 명의열전)

입을 벌려서 손 의사에게 보여주었습니다. 알고 보니 호랑이의 이빨 사이에 한 개의 가는 뼈가 끼어있어서 일부러 치료해달라고 한 겁니다. 그는 즉시 집게를 꺼내 호랑이 이빨에 낀 뼈 가시를 뽑아주었습니다. 그 후로부터 손 의사가 오고 갈 때는 호랑이가 호위하였습니다.

물론 이 사건이 어느 정도 진실성이 있는지는 알 길이 없습니다. 그러나 우리가 추측할 수 있는 한 가지 점이 있는데, 손사막은 틀림없이 한 분의 신기한 대국수(大國手)[21]라는 점에는 의심이 없습니다.

인도 의학에서의 설

『황제내경』의 이론은 인체의 구성을 36가지의 요소로 귀납시킵니다.

인도의 관념은 인체를 지(地)·수(水)·화(火)·풍(風) 4대류(四大類)로 나눕니다. 예를 들면 뼈는 지류(地類)이고, 내분비·혈액 등은 수류(水類)이며, 온도는 화류(火類)이고, 호흡은 풍류(風類)입니다.

이 4대류 가운데서 각 대류마다 110가지의 병이 있어서, 4대류는 모두 440종의 병이 있습니다. 예컨대 상풍(傷風)은 풍대류의 병이고 암 병증은 지대류의 병 등입니다. 어떠한 병도 모두 사람으로 하여금 죽음에 이르도록 몰아갑니다. 예컨대 오래 잠을 자다 보면 잠병이 되고 오래 앉아있다 보면 좌병(坐病)이 됩니다. 그러므로 사람마다 수시로 모두 병 속에 있습니다.

---

21) 대명의(大名醫). 국수(國手)란 의술·바둑·잡기의 기량이 한 나라에서 으뜸가는 사람을 가리킨다.

우리들의 4대류는 진실한 것이 아닙니다. 영원히는 존재하지 않습니다. 이 4대는 단지 우리들의 소속(所屬)에 지나지 않을 뿐이며 우리들의 소유가 아닙니다. 4대가 모두 공(空)하다는 관념도 이로부터 형성된 것입니다.

생명의 구성

생명은 어떻게 구성된 것일까요?

우리 먼저 2천여 년 전의 인도에서 말한 것을 봅시다.

세 가지 조건이 한 데 모여야 비로소 새로운 생명이 형성될 수 있는데, 이 세 가지 조건은 난자와 정자 그리고 영혼(靈魂)입니다.

그 중 한 가지 요소라도 빠지면 생명은 구성되지 않습니다. 이것을 삼연화합(三緣和合)이라고 부릅니다.

생명이 구성되고 난 뒤에 1주일을 하나의 주기로 하여 38개의 7일을 경과하면서 모체(母體) 속에서 풍륜(風輪)이 움직여 새로운 생명이 탄생하게 됩니다.[22]

이 모체 속의 풍륜은 바로 중국 의학상에서 말하는 기(氣)이고 인도에서 말하는 풍(風)입니다.

이러한 설과 동시에 또 하나가 있는데, 한 그릇의 물 가운데 있는 생명에 대한 관념입니다. 바로 석가모니 부처님이 인정하신 것인데, 한 그릇의 물속에는 8만4천 개의 생명이 있다는 설입니다.

---

22) 『입태경 현대적 해석』을 참고하기 바란다.

이러한 설은 비록 멀리 2천여 년 전에 있었지만 근대과학의 증명을 얻었습니다. 현미경 아래에서 한 그릇의 물속 세균 생명들을 들여다보면 어찌 8만 4천에만 그치겠습니까?

공자와 석가의 회의

이런 신비한 기맥의 문제를 얘기하면 우리는 중국의 『역경』 문화 · 이집트 문화 · 인도 문화의 공통성을 생각하게 됩니다. 『역경』의 칠일래복(七日來復)은 인도의 불학이론과 꼭 부합합니다. 이 때문에 우리는 느끼기를, 공자와 석가가 자신들의 학설을 선양(宣揚)하기 전에 이미 한 군데서 회의를 열고 의견을 서로 상의하여 정한 다음, 각자가 한 곳으로 나아가 사람들에게 교화한 것 같습니다.

이건 물론 우스개 이야기입니다. 그러나 인류의 빙하기 역사 이전에 문화가 최고봉에 이미 도달했다는 것을 증명합니다. 이 전기(前期)때 인류가 훼멸된 뒤 그 지극히 소수만 남은 사람들과 고도로 발달된 부분적인 문화가 다시 이리저리 연속되어 온 것이겠지요.23)

---

23) 과거 지구상에는 적어도 네 번 이상의 큰 빙하기가 있었다. 24억 년 전에서 21억 년 전 무렵의 원생대 초기에 가장 오래된 빙하기(휴로니안 빙기 Huronian glaciation)가 있었던 것이 가설로서 생각되고 있다. 증거가 남아있는 것 중 가장 오래된 것은 7억 5천만 년 전부터의 빙하기인 스타티안 빙기(Sturtian glaciation, 약 7억 년 전)와 마리노아 빙기(Marinoan glaciation, 약 6.4억 년 전)로 과거 10억 년 중 가장 어려운 시기였던 것으로 추측된다. 소위 눈덩이 지구라고도 하는 이 빙하기는, 지상으로부터 약 3Km 높이의 얼음 장벽들이 양 극점에서 얼기 시작하여 적도에서 만나 완전히 지구를 휜 눈덩이처럼 에워 감쌌다고 한다. 이 빙하기는 캄브리아기의 지속된 폭발로 끝났다고 알려져 있지만, 이 빙하기에 관련한 것들은 지금까지도 계속 논쟁 중이다.

무엇이 기맥인가

기맥(氣脈) 두 글자를 말하면 많은 사람들은 그것이 일종의 힘줄이거나 혈관 종류 같은 것이라고 여깁니다.

중의학에서 말하는 12경맥은 유형(有形)의 혈관 등등을 포함하고 있는 게 확실합니다. 해부학적으로 말하면 육안으로써 볼 수 있는 것으로 인체의 구체적인 조직입니다.

그러나 도가에서 말하는 기경팔맥(奇經八脈)과 밀종에서 중요시하는 삼맥칠륜(三脈七輪)은 단지 작용만 갖추고 있지 인체를 해부할 때 한 가지 것도 보이지 않습니다.

기(氣)는 무형이면서 질(質)이 있는 것입니다. 마치 원자 에너지의 배열과 같습니다. 만약 눈앞에 있는 사물로써 비유한다면 마치 불이 일어날 때 솟아오르는 연기와 같은데, 이러한 연기들도 한 가닥의 길을 갑니다. 하지만 일정한 관(管) 속을 통해서 행진하는 것은 아닙니다.

그래서 여러 해 동안 서양 생리학과 중국인들은 모두 기맥이란 매우

고생대에는 4억 6천만 년 전부터 4억 3천만 년 전에 걸쳐 작은 빙하기 (안데스-사하라 빙기 Andean-Saharan glaciation)가 있었고 이 빙하기는 화성과 목성 사이의 소행성이 폭발할 때 발생한 먼지가 우주공간을 이동해 지구에까지 도달하고 지구의 대기를 덮으며 이전과 다른 기온을 만들어내 발생한 빙하기라는 설이 있다. 같은 고생대인 3억 6천만 년 전에서 2억 6천만 년 전 사이에도 빙하의 확대기인 카루빙기(Karoo Ice Age)가 있었으며, 이때에는 많은 생물들이 대량으로 멸종되었다.

현재의 빙하기는 4000만 년 전의 남극 빙상의 성장에 의해 시작되어, 300만 년 전부터 일어난 북반구의 빙상의 발달과 함께 규모가 확대되었다. 플라이스토세, 즉 갱신세로 진행됨에 따라 더욱 격렬해져, 그 무렵부터 빙상의 확대와 후퇴를 반복하다 4만 년과 10만 년의 주기로 온 세상에서 볼 수 있게 되었다. 마지막 빙기인 최종빙기는 약 1만 년 전에 끝났다. (위키백과)

현묘하여 이해하기 어려운 것으로 여겼습니다. 그 원인은 기맥을 눈으로 볼 수 없기 때문입니다. 도대체 이 보이지 않는 기맥은 무엇일까요?

그것은 호흡의 숨[息]도 아니고 공기 속의 대기(大氣)도 아닙니다. 하지만 팔팔하게 살아있는 생명 속에서 그것의 더할 나위 없는[無上] 기능과 영향의 중대함을 증명할 수 있습니다.

아마도 우리는 굳이 이것을 생명 에너지라고 말할 수 있을 것입니다!

기경팔맥

도가에서 가장 중시하는 기경팔맥(奇經八脈)은 다음과 같습니다. 임맥(任脈)·독맥(督脈)·충맥(衝脈)·대맥(帶脈)·음유맥(陰維脈)·양유맥(陽維脈)·음교맥(陰蹻脈)·양교맥(陽蹻脈)입니다. (다음 페이지에 있는 그림과 같습니다)[24]

왜 그것들을 기경팔맥이라고 부를까요?

기(奇)는 숫자의 부호입니다. 음양의 관점에서 말하면 기(奇)는 양(陽)입니다. 이 여덟 맥은 양기(陽氣)가 가는 길에 영향을 미치고 있기 때문에 기경팔맥이라고 부릅니다. 기(奇)란 기괴하다 괴팍하다는 의미가 아닙니다.

기경팔맥은 오로지 양기의 길을 관할합니다. 이 계통은 12경맥의 계통이 아니지만 기경팔맥은 오히려 12경맥을 보조하면서 지배합니다.

기경팔맥은 무형의 정신을 담당해서 어떤 사람은 그것이 바로 도가에

---

24) 좀 더 자세한 기경팔맥도는 (부록)을 참고하기 바란다.

서 말하는 정기신(精氣神)이라고 보는데, 이 점은 문제가 있습니다.

그러나 중의학 이론에서는 기경팔맥을 대단히 중시합니다.

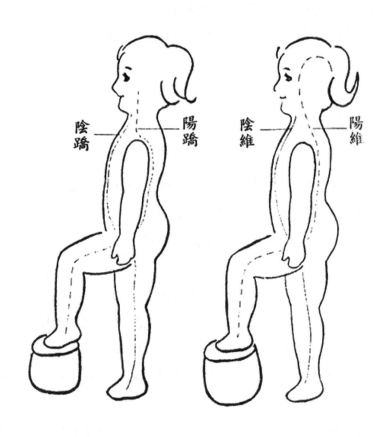

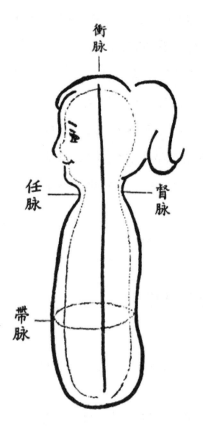

기맥 논쟁

인도에는 기경팔맥과 12경맥설이 없습니다. 그러나 당(唐)나라 시대에 전해 들어온 티베트의 밀교는 또 하나의 기맥에 관한 이론이 있는데, 그것은 삼맥칠륜(三脈七輪)입니다.

의학의 관점에서 말하면 기맥은 어디까지나 기맥입니다. 하지만 기공이나 요가를 수련하는 사람의 눈에는 기맥의 문제가 대단히 중대합니다.

그들은 기경팔맥이 충분히 정교하고 완전하지는 않다고 생각합니다. 삼맥칠륜이야말로 정확한 견해라고 봅니다.

그런데 우리들의 도가는 삼맥칠륜은 무슨 희기한 것이 없으며 기경팔맥이야말로 정확하다고 봅니다. 다들 이리 저리 논쟁하면서 천여 년의 시간이 지났습니다. 누가 옳고 누가 그르든 간에 기맥의 침구에 대한 관계는 아주 직접적이고 너무나 밀접합니다. 앞에서 간략하게 기경팔맥을 설명했으니 우리 이제 삼맥칠륜도 한 번 소개하겠으니, 다들 다시 한 번 판단해보십시오!

삼맥이란 무엇인가

삼맥(三脈)이란 세 가닥의 기맥인, 중맥(中脈)·좌맥(左脈)·우맥(友脈)입니다.

가장 중요한 한 가닥은 중맥인데 남색(藍色)입니다. 마치 척수(脊髓)의 중심 속에 있는 듯하면서, 정수리로부터 아래로 해저(海底)에까지 도달합니다. 해저는 바로 항문 앞의 한 조각의 삼각형 지대입니다. 밀교에서는 또 이것을 생법궁(生法宮)이라고 부릅니다. 여성이라면 해저는 바로 자궁입니다.

중맥의 양측에는 좌맥과 우맥이 있으면서 중맥과 평행입니다. 거리는 대략 소털의 10분의 1입니다.

좌맥은 홍색이고 우맥은 백색입니다. 좌맥은 아래로 우측 고환에 통하고, 우맥은 아래로 좌측 고환에 통합니다. 여성은 자궁으로 통합니다.

기맥은 교차하는 것이며 그 노선과 신경에 관계가 있기 때문에, 만약 우측에 병이 났을 때는 왼쪽이 아프고, 좌측에 병이 났을 때는 우측이 아픕니다.

중맥에 색깔이 있고 거리가 있다고 해서 삼맥이 육안으로 볼 수 있는 구체적인 사물이라고 생각해서는 안 됩니다. 그것은 정확하지 않습니다.

생리해부 관점에서 말하면 삼맥은 보이지 않는 것입니다. 오직 고요한 선정(禪定)을 공부할 때 기맥이 통해야 비로소 자신이 그것들을 볼 것입니다.

칠륜은 어디에 있는가

무엇이 칠륜(七輪)[25]일까요? 그 이름에서 알 수 있듯이 일곱 군데와 그 주변과 관계되어 있는 곳입니다.

이른바 칠륜이란 다음과 같습니다. 정륜(頂輪) · 미간륜(眉間輪) · 후륜(喉輪) · 심륜(心輪) · 제륜(臍輪) · 해저륜(海底輪) · 범혈륜(梵穴輪)입니다.

그때는 갓난애가 말을 할 줄 모르지만 표정은 풍부합니다. 마치 말을 하고 웃고 있는 것 같은 모습 입니다. 왜냐하면 갓난아기는 아직 형이상(形而上)의 경계에 처하여 있어서 과거의 정신 환경과 접촉을 유지하고 있기 때문입니다.

---

25) 일곱 차크라

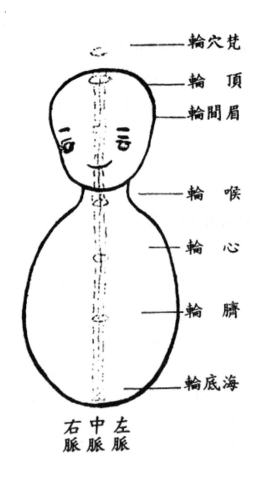

梵穴輪 ———

頂　輪 ———

眉間輪 ———

喉　輪 ———

心　輪 ———

臍　輪 ———

海底輪 ———

左　中　右
脈　脈　脈

(역자보충)

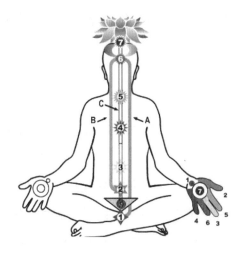

　정륜이 봉합되고 난 뒤에 갓난아기는 곧 말을 할 줄 알게 되고 후천
(後天)의 생명으로 진입하기 시작했습니다.

　정륜을 대락륜(大樂輪)이라고도 합니다. 정좌하면서 대락륜이 통하기
이전에는 생고생을 하는 것이나 다름없습니다. 다리는 저리고 시큰거리
지만 일단 정륜이 통하게 되면 뇌부(腦部)의 기륜(氣輪)이 충만하여 그
즐거움이 비할 바가 없습니다.

　도가에서는 머리를 모든 양(陽)들의 우두머리라고 부르며 커다란 즐거
움이 있는 것 같습니다. 정륜에는 32개의 기맥이 있으며, 마치 우산처럼
간뇌(間腦)로부터 밖을 향하여 분산되어 있습니다.

　미간륜(眉間輪) — 양미간 사이 인당(印堂)보다 조금 아래에 있는데,
미간륜이라고 부릅니다. 도가에서 신선술을 닦고 정좌를 수련한 사람이
미간륜의 기맥이 통한 뒤로는 신통과 유사한 경계가 있을 수 있는데, 안

통(眼通)이라고 부릅니다. 정말로 천안통(天眼通)이 있는 사람은 어떠한 물질적인 것도 그의 시야를 가로막을 수 없습니다. 바꾸어 말하면 눈을 감고 있거나 장벽이 가로막고 있더라도 모두 다 또렷하게 외부의 일체를 볼 수 있습니다.

후륜(喉輪) — 미간륜으로부터 아래로 향하여 울대뼈[喉結]에 이르는 곳을 후륜이라고 부릅니다. 여기에는 모두 16개의 기맥이 있습니다. 마치 거꾸로 된 우산 같으면서 미간륜의 여러 맥과 이어져 있고, 흉부 윗부분의 식도와 기관(氣管)을 포함합니다. 이 후륜을 수용륜(受用輪)이라고도 합니다. 인도의 병 치료 방법에 따르면 기맥 치료를 중요시 여기는데, 후륜의 16개의 맥이 만약 깨끗하지 않다면 마음속에 평안[安寧]을 얻기가 어렵고 번뇌하고 병이 많습니다. 요가 술에서는 흰 천으로 식도와 위(胃) 부분을 깨끗하게 씻는 방법이 있습니다. 사천(四川)에서는 학질을 치료할 때 신선한 칡뿌리를 껍질을 제거한 뒤 환자의 가운데 손가락을 한 마디로 삼아 구강(口腔)을 통해서 식도와 위로 집어넣으면 학질 병이 곧바로 낫습니다. 그러므로 만약 식도를 청결하게 유지할 수 있다면 건강하고 병이 적어질 수 있습니다. 우리가 우유를 마시고 나면 빈 잔에 잔류한 우유 즙을 볼 수 있습니다. 우유는 유체(流體)에 불과할 뿐이지만 우리는 하루에 여러 끼니의 식사를 하니 식도 중의 더러운 상황은 마치 쓰레기통과 거의 차이가 없을 것인데, 어찌 건강하고 장수할 수 있겠습니까? 개인적 경험에 의하면 후륜과 위벽(胃壁)은 청결을 유지하기가 지극히 어렵습니다. 유일한 방법은 소식(小食)하는 것입니다.

심륜(心輪) — 신비학자들은 법륜(法輪)이라고 부릅니다. 이 륜은 배꼽 위 4촌 부분에 있습니다. 모두 8맥이 있고 역시 우산처럼 아래로 분산되어 있습니다.

제륜(臍輪) — 제륜이 있는 곳은 신경총(神經叢)의 중심입니다. 이로부터 시작하여 외부로 64개의 맥이 분산되어 있습니다. 중간에는 흩어져 허리의 주변으로 도달합니다. 위로는 분산하여 심륜에 이릅니다. 아래로는 분산하여 다리 뒤꿈치까지 도달합니다.

해저륜(海底輪) — 배꼽으로부터 분산되는 맥이 해저륜에 이어지는데, 바로 남성의 회음(會陰)이며 엉덩이 아래의 삼각지대입니다. 여성은 자궁 입구의 위입니다.

도가가 생명을 바라보는 관점은, 남성의 일체의 생명의 원동력은 모두 신체의 아래 부분에 있습니다. 그러므로 남성들은 잘 서 있습니다. 만약 두 무릎이 힘이 있고 유연하다면 건강과 장수의 상징입니다. 남성이 나이가 많아질 때에는 두 다리에 힘이 빠지는데, 좋은 현상이 아닙니다.

여성의 생명력은 배꼽 윗부분에 있습니다. 그러므로 여성은 오래 서 있지 못합니다. 길을 걷는 모습이 흔들흔들 하는 모습은 바로 아래에 힘이 없기 때문입니다.

범혈륜(梵穴輪) — 앞의 육륜(六輪)은 모두 인체 속에 있습니다. 이 일곱 번째 륜은 인체 밖에 있습니다.

정륜으로부터 네 손가락 위로 머리 꼭대기를 떠나 있는 곳이 바로 범혈륜(梵穴輪)이 있는 곳입니다. 여기에서 인체의 빛을 방사합니다. 이러한 설은 이전에 조금은 황당무계한 것으로 여겼지만, 근래의 적외선 촬영은 인체가 빛을 방출하는 상황을 촬영함으로써 범혈륜의 정확한 가능성을 증명했습니다.

듣건대 적외선 촬영은 어떠한 물체든지 발광한다는 것을 증명했습니다. 식물도 당연히 예외가 아닙니다. 가장 묘한 것은 우리가 앉았던 곳을 떠난 지 3시간 뒤에 적외선으로 촬영하면 여전히 우리가 남기고 간 그곳에 잔류하고 있는 방사광을 촬영할 수 있습니다.[26]

7일의 변화

앞에서 대략적으로 기맥의 문제를 소개했습니다. 이제 생명의 입태변화(入胎變化)를 얘기 좀 해보겠습니다.

난자와 정자가 결합하여 생명이 시작된 후 첫 번째 7일에 위로는 간뇌로부터 아래로는 해저에 이르기까지의 독맥(督脈)이 생성됩니다. 두 번째 7일 동안에 좌우 두 눈이 생겨납니다. 그 후로는 매 7일마다 하나의 변화가 일어나면서 38개의 7일 후에 이르면 영아가 비로소 세상에 나올 것입니다.

---

26) 이상의 기맥과 관련한 내용은, 남회근 지음 신원봉 번역 『정좌수도 강의』 특히 제35강부터 제38강까지도 참고하기 바란다.

이것도 역시 7일이 왕복하는[七日來復] 도리입니다. 후천적인 생명이나 심신(心身)의 변화는 모두 7일이 한 번의 주기입니다. 예컨대 상한증(傷寒症)에 걸린 병자는 1주일에 한 번씩 변화하여 3×7의 21일은 경과해야 비로소 낫습니다.

당신의 코는 통합니까 안 통합니까

한참동안 얘기했는데, 갖가지 기맥의 문제를 한마디로 결론지으면 기경팔맥과 삼맥칠륜은 서로 충돌하는 것이 아닙니다. 삼맥 중의 중맥(中脈)은 바로 기경팔맥의 충맥(衝脈)입니다. 그리고 도가에서 말하는 좌청룡(左靑龍: 혈을 주관합니다) 우백호(右白虎: 기를 주관합니다)는 곧 삼맥 중의 좌우 양맥입니다.

앞에서 기맥의 소개는 여러분들을 모시고 티베트와 인도를 한 차례 거닐어본 것이나 마찬가지로, 간단하게 이러한 인체 신비학의 진열을 살펴보았습니다. 그러나 가장 중요한 것은 우리가 기맥을 어떻게 조정할지를 알 수 있어야 한다는 것인데, 장래에 기회가 있다면 아마 다시 전문적인 소개를 할 것입니다.

만약 깨어있을 때에 오른쪽 코만 통한 것을 발견했을 때는 바로 질병의 조짐이 약간 있는 것입니다. 정상인은 낮에는 왼쪽[양陽] 코가 통하고 밤에는 오른쪽[음陰] 코가 통합니다. 시간의 계산은 밤 11시부터 낮 11시까지를 낮으로 치고 그 시간을 지나면 야간으로 칩니다.

생명의 기원 문제

기맥은 무엇에 근거하여 생장하고 있을까요? 무엇에 의지하여 변화하고 있을까요? 하느님이 안배했을까요? 보살의 의도일까요? 아니면 자연 현상일까요?

이것은 생명 기원의 문제입니다. 의학 이론은 본래 매우 현묘하여 이해하기 어려운데, 거기다가 생명의 기원을 더하니 더욱더 현묘하고 더욱 이해하기 어렵습니다.

생명의 기원은 의학이론의 철학입니다. 의학 이론학문은 의학을 이끌고 있지만, 철학은 도리어 의학 이론학문을 이끌고 있습니다. 그러므로 우리들은 생명 기원의 문제도 규명하며 탐색하지 않을 수 없습니다.

제6강

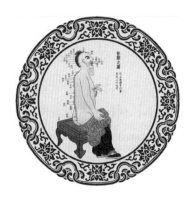

푸른 눈 네모난 눈동자는 신선이다

지난번에 삼맥(三脈)을 얘기할 때 삼맥의 색깔을 가리킨 적이 있습니다. 나중에 많은 사람들이 와서 물었습니다. "이 색깔을 인체를 해부할 때 볼 수 있는지 없는지 모르겠습니다. 만약 볼 수 있다면 삼맥은 바로 일종의 신경이거나 기관일 텐데 어떻게 무형이라고 말할 수 있겠습니까?"

지금 제가 여러분에게 정중하게 말씀드리겠습니다. 인체를 해부할 때 삼맥은 절대로 보이지 않습니다. 이른바 삼맥의 색깔은 기맥을 수련하여 성취한 사람이 선정(禪定) 경계 속에서 자기의 체내를 돌이켜 살펴보아서 보이는 색깔입니다. 중맥이 통하였을 때 선정 경계 중에서 일종의 남색 등의 현상[景象]이 나타나는데, 도가에는 이런 말 한마디가 있습니다. "푸른 눈 네모난 눈동자는 신선이다[碧眼方瞳是神仙]."

이것은 수도하여 성취했을 때에 기맥이 온통 통하여 두 눈이 남색이고 눈동자가 차분하면서도 힘이 있고 네모난 듯한 빛을 발하는 것을 말합니다. 이 말이 백인들의 파란 눈은 중맥(中脈)이 이미 통한 것이라고 결코 증명하는 것은 아니니, 여러분은 오해하지 말기 바랍니다. 왜냐하면 도가는 우리 중국의 산물이거든요.

『역경』 64괘와 칠륜

우리가 칠륜을 얘기할 때 각륜 마다 맥의 숫자를 말했습니다. 심륜은 8개의 맥이 있고, 후륜은 한 배로 더 많아서 16개의 맥이 있습니다. 정륜은 또 한 배를 더해서 32맥이며, 제륜은 64맥입니다. 이러한 맥들은 상하가 우산 형태로서 방사하고 서로 교섭 접촉하여 아래의 그림처럼 마치 갈대 모양을 형성합니다.

그림 속 설명의 번역
삼맥사륜도 (이러한 맥륜脈輪은 비어있으면서 전신에 통하고 아울러 중맥中脈, 방맥旁脉으로 통한다.)
(중맥과 방맥으로 통하면서 빽빽하게 덮여 있다.)

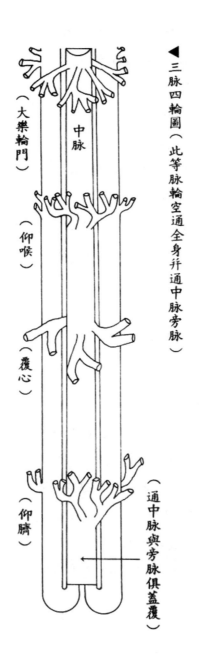

▲三脉四輪圖（此等脉輪空通全身幷通中脉旁脉）

中脉

（大樂輪門）

（仰喉）

（覆心）

（仰臍）

（通中脉與旁脉俱盖覆）

다시 이러한 맥들의 숫자를 살펴보겠습니다. 8에서부터 64에 이르기까지 『역경』의 8괘로부터 16괘로, 32괘로, 64괘로 변하는데, 공교롭게도 동일한 원리입니다.

『역경』은 우주 현상(現象)을 그려서 얻은 것이고, 칠륜의 법칙은 인체가 하나의 소우주(小宇宙)라는 것을 설명합니다.

심륜의 8맥에다 후륜의 16맥을 더하고, 또 거기다가 정륜의 32맥을 더하고, 최후에 제륜의 64맥을 더하면 모두 합하여 합계가 120맥이 됩니다. 지(地)·수(水)·화(火)·풍(風) 4대류(四大類) 병의 종류와 결합시켜서, 인체에 발생할 수 있는 질병의 분류와 부위를 귀납해 냅니다.

맥(脈)과 맥(脉)

이제 또 중국 기경팔맥 문제를 얘기하겠습니다.

脈(맥)과 脉(맥)의 글자는 다른 점이 있을까요? 없을까요? 이 두 글자는 다른 의미를 나타냅니다.

그러나 중국 고대의 의서에서는 모두 통용하고 있습니다. 만약 기맥(氣脉)의 도리에서 말하면 반드시 분명히 인식해야 합니다.

脈자는 혈맥(血脈)의 맥(脈)으로서 혈관과 신경을 나타냅니다.

脉자는 기맥(氣脉)의 의미이며, 혈관신경과 관계가 있지만 결코 같은 것은 아닙니다.

『황제내경』에서 말하는 맥(脈)과 맥(脉)은 어떤 경우에는 의미가 서로 통하지만, 사실은 어떤 곳에서는 혈맥을 얘기하고 있고, 어떤 곳에서는 기맥의 문제를 말하고 있습니다.

서양 근대 문화도 기맥(氣脉) 문제를 담론하는 이론과 서적이 많이 있는데, 이것을 초월적인 전자파 등등 이라고 부르는 것이 많습니다.

혈(血)이란 무엇인가

20세기에 생활하고 있는 우리들은, 고혈압이네 피검사네 혈당이네 빈혈이네 해서 혈에 관한 갖가지 문제를 날마다 듣습니다.

한 청년이 노년 중의사를 가서 보고는, 그로부터 환자의 피가 맑지 않다는 얘기를 들으면 자기 속으로 웃음을 면치 못합니다. 그리고 자기 마음속으로 하나의 단정을 내립니다, '에이, 중국 의학은 정말 비과학적이야, 무슨 검사도 안 거쳐보고 피가 맑다느니 안 맑다느니 따위 문제를 얘기를 해.'

사실 현대 사람들은 모두 혈을 표면적으로 해석하여, 바로 혈관 속에서 유동하는 붉은색의 것일 뿐이라고 여깁니다.

그러나 중국 고대의 의서에서의 혈의 진정한 함의(含意)는 범위가 넓습니다.

혈은 인체 중의 각종의 액체를 포함하여서, 혈관 속의 피 이외에도 모든 내분비(호르몬), 인체 내의 각종의 화합은 모두 그 안에 포괄됩니다. 그러므로 중의학에서의 '혈이 깨끗하지 않다'는 한마디는 내분비가 균형을 이루지 못하고 있다는 것을 의미할 가능성이 있습니다.

그러므로 우리는 먼저 중의학에서의 혈의 함의를 먼저 이해해야 깊이 연구할 수 있습니다.

기경팔맥과 12경맥

기경팔맥이 왜 이처럼 중요할까요?

도가의 경험 입장에서 말하면 만약 기경팔맥이 막힘없이 뚫리면 정신 상황이 일종의 초월적인 경지에 도달할 수 있는데, 바로 다음과 같은 말의 경지입니다.

정(精)이 충만하여 음행을 생각하지 않고, 기(氣)가 충만하여 음식을 생각하지 않고, 신(神)이 충만하여 수면을 생각하지 않는다.

精滿不思淫, 氣滿不思食, 神滿不思睡.

기경팔맥은 어떻게 해야 통할 수 있을까요?

『황제내경』과 도가의 단경(丹經) 속에서 하나의 비유를 한 적이 있습니다. 12경맥의 기기(氣機)가 충만할 때에 비로소 흘러 넘쳐서 기경팔맥의 노선 속으로 흩어질 수 있습니다. 이는 마치 한 줄기의 큰 강이나 혹은 저수지가 점점 불어나 가득 차고 난 다음에 저절로 특별히 설치해 놓은 도랑 속으로 흘러들어가는 것과 같습니다. 하지만 12경맥의 기기는 어떻게 해야 충만할 수 있을까요? 이것은 수련공부와 성취에 의지해야 합니다.27)

기(氣)를 먹는 사람은 오래 산다

많은 도서(道書)와 『공자가어(孔子家語)』에서도 말하기를 "기(氣)를 먹는 자는 오래 산다[食氣者壽]."고 했습니다.

도가의 설은 다음과 같습니다.

고기를 먹는 자는 용감하고 사납다. 곡식을 먹기 좋아하는 사람은 지혜롭지만 수명이 짧다. 고기도 안 먹고 곡식도 안 먹는 사람은 신명(神明)하면서 장수한다. (다른 설도 있습니다)

食肉者勇而悍, 食穀者慧而夭, 不食者神明而長壽.

많은 사람들이 생각하기를, 소고기를 먹기 좋아하는 민족은 침략성이 강하다고 합니다. 그것이 도가의 말에 근거한 것인지 아닌지는 알 길이 없습니다. 그런데 우리 오곡(五穀)을 먹는 사람은 비록 총명하고 지혜롭지만 병이 많고 수명이 짧은 것을 면하기 어렵습니다. 오직 안 먹는 사람이라야 장수할 수 있는데, 이것도 하나의 불가사의한 일입니다!

이렇게 말하면 우리는 아직 장수도 하지 않았는데 어찌 먼저 굶어 죽어버리지 않겠습니까?

사실 이 말의 의미는 가능한 적게 먹으라는 것일 뿐입니다. 어제 저녁에 석간신문에서 과학 뉴스 한 건을 보았는데, 서양 의학의 건강장수에 대한 새로운 이론에서 제일 첫째는 소식(小食)하는 것입니다. 30세 이후

---

27) (부록)의 12경맥 순행도와 기경팔맥 순행도를 참조하기 바란다.

에는 더더욱 지방과 당분 종류를 적게 먹어야 한답니다. 그들의 이러한 소식 설은 도가에서는 천 년 전에 이미 제창했습니다.

하지만 소식이나 불식(不食)을 얘기한다는 것은 결코 간단한 일이 아닙니다. 만약 기맥(氣脉)의 원리를 운용할 줄 모른다면 먹지 않는다는 것은 생명을 잃을 수 있는 일입니다. 도가의 이 말도 기맥의 중요성을 설명하고 있습니다.

10년 전에 저는 도박하는 사람들 식으로 시험해본 적이 있는데, 모두 28일 동안 먹어보지 않은 경험이 있습니다. 이 28일 동안에 찻물만 마시고 가끔 바나나 하나를 먹었습니다. 이 한 차례의 체험 속에서 가장 위험한 때가 셋 째 날부터 넷 째 날이라는 것을 발견했습니다.

제3일째 먹지 않을 때 정력이 쇠락해졌고 기력이 다 소모되어버리는 모습이어서, 꼭 누워있어야 했습니다. 이때 가장 중요한 것은 심정이 편안하고, 일종의 기공을 운용해서 위장 속에 기를 충만하게 하여 위벽이 마찰로 인하여 출혈이 발생하지 않도록 해야 하는 것입니다.

제4일이 지나자 머릿속이 맑아지고 정신이 넘쳐흘렀습니다. 아마 벽안방동(碧眼方瞳)의 의미가 있는지도 모르겠습니다.

그러나 28일 동안에 의식에서의 습관적인 식욕은 여전히 존재했습니다.

중국의 옛날 방식의 인가(人家)에는 신령한 거북이의 장수(長壽) 길상(吉祥)을 취하기 위하여 항상 침상의 네 다리를 살아있는 거북이의 딱지 위에다 올려놓은 사람이 있었습니다. 만약 그러한 거북이들에게 주의를 기울여보면 거북이는 수십 년 동안 먹지 않고 마시지 않고, 단지 가끔

머리를 꺼내서 기를 빨아들입니다. (아마 동시에 공기 속의 작은 곤충이나 미생물을 먹었을 수도 있습니다) 신령스런 거북이는 자연히 임맥(任脉)이 통했을 수 있습니다. 듣건대, 천 년 된 신령한 거북은 바로 '기(氣)를 먹는 자는 장수한다'는 표징(表徵)이랍니다.

팔괘에 갇히지 마세요

기경팔맥 중에 임맥과 독맥은 어디에 있을까요? 우리가 흔히 보듯이 현대 무협소설에는 곳곳에 임맥과 독맥 이 두 맥을 묘사하고 있습니다. 그러나 중국 문화사에서 임맥과 독맥을 최초로 가장 빨리 언급한 것은 『황제내경』을 제외하고는 『장자(莊子)』입니다.

『장자 양생주(養生主篇)』편 속에 '포정(庖丁)이 소를 가르다'는 우언(寓言)은 다음과 같이 말합니다. "척추신경계통인 독맥(督脉)을 따라 양생의 길로 삼는다[緣督以爲經]."28), "소 경락들의 머리가 모인 곳에 닿자 소 전체가 자연스레 분해되었다[中經首之會]."29)

---

28) 『장자강의』(상)에서의 관련 원문과 번역은 다음과 같다.

> 선행을 하더라도 명예에 가깝지 않게 하고, 악행을 하더라도 형벌에 가깝지 않게 하라. 척추신경계통인 독맥(督脈)을 따라 양생의 길로 삼으면, 신체건강을 보존하고 삶을 행복하게 살 수 있으며, 부모에게 효양하고 가정을 돌보며 천수(天壽)를 다할 수 있다.
> 爲善無近名, 爲惡無近刑。緣督以爲經, 可以保身, 可以全生, 可以養親, 可以盡年。

29) 궁중 요리사인 포정(庖丁)이 양(梁)나라 문혜군(文惠君)을 위해 소를 잡았다. 손으로 고삐를 바짝 잡아 돌려 코를 틀고는 어깨로 기대어 땅바닥

하지만 『장자』는 임맥(任脉)은 언급하지 않았습니다. 어떤 사람은 말하기를 『황제내경』은 실제는 전국(戰國) 시대 문화이며, 그 때의 제(齊)나라 방사들이 도가의 전통문화를 연구하여 『황제내경』을 엮었다고 하는데, 이런 고고학적인 일은 본 주제의 토론 범위 내에 있지 않습니다만 그것은 실제로 의학 발전사가 문제가 있다는 것을 증명해주는 것입니다.

도가에서는 임맥과 독맥은 천지간의 음양과 같다고 봅니다. 여기에서 저는 여러분들이 팔괘의 짐 보따리를 마땅히 버려야 한다고 생각합니다. 이 한 법에 근거해서 또 달리 과학적인 길을 찾아야 한다고 생각합니다. 왜냐하면 기맥과 팔괘와의 관계는 후인들이 당(唐)나라 송(宋)나라 사이에 억지로 끼워 맞춘 것이기 때문입니다. 만약 중의학이 여전히 팔괘의 테두리 안에서 머물러 맴돈다면, 앞길이 유한한 것으로 변하고 나중에 많은 문제들이 나타날 수 있습니다. 왜냐하면 의학을 배우는 사람이 『역경』의 상수(象數)에 정통한다는 것도 이미 쉽지 않은데, 하물며 상수학(象數學)과 의학을 서로 연결시키는 것은 더 말할 나위가 있겠습니까? 맞는 곳과 맞지 않는 곳이 있다고 너무 견강부회해서는 안 됩니다.

에 꿇어앉혔다. 그리고는 발로 밟은 다음 무릎을 굽혀 한 혈도를 받치고는 칼을 허리에서 뽑아 목덜미에 대어 가볍게 당기자 소가 쓰러지며 죽었다. 소의 신체구조에 따라 이리저리 가르며 칼질하는 소리가 싹싹 혹은 쓱쓱 울려 퍼져 음악적인 가락에 들어맞지 않음이 없었으며, 그 동작은 상(商)나라 탕왕(湯王) 시대의 유명한 가무예술인 상림(桑林)의 춤과 같았다. 마침내 그의 칼이 소 경락(經絡)들의 머리가 모인 곳에 닿자 소 전체가 자연스레 분해되었다.

庖丁爲文惠君解牛, 手之所觸, 肩之所倚, 足之所履, 膝之所踦, 砉然響然, 奏刀騞然, 莫不中音。合於桑林之舞, 乃中經首之會。

별처럼 바둑판처럼 널리 퍼져있는 여덟 맥

인체 팔맥도를 보면 (제5강 중 기경팔맥의 절을 참고하기 바람) 정말 하늘에 있는 별과 같습니다. 도가에서 사람을 하나의 소천지(小天地)라고 일컫는 것도 무리가 아닙니다. 그러나 이 점에 관하여 중의학과 단도가(丹道家) 사이의 이론이 결코 완전히 연계되는 것은 아닙니다.

팔맥의 독맥과 임맥은 모두 회음(會陰), 즉 밀종에서 말하는 생법궁(生法宮)에서 시작하여 위로는 백회혈(百會穴)에 도달합니다. 만약 팔맥을 침구·기공·점혈(點穴)[30]·안마와 배합시켜 연결 소통시킨다면 의심할 바 없이 한 분야의 새로운 인체생명 지식의 보배창고가 될 것입니다. 동시에 의학을 위하여 하나의 새로운 기원을 열 수도 있습니다.

독맥은 기(氣)의 작용을 담당하여 척수신경계통 전부에 영향을 주고 지배하고 있습니다.

임맥은 혈의 작용을 담당합니다.

남성의 병을 치료하는 데는 독맥을 중요하게 여기고, 여자는 임맥을 중요하게 여깁니다.

충맥(衝脉)은 중맥(中脉)입니다.

대맥(帶脉)은 중간에 있는데 여성에게 가장 중요합니다. 대체로 부인과의 병들은 흔히들 대맥과 관계가 있습니다.

양교맥(陽蹻脉)과 음교맥(陰蹻脉), 양유맥(陽維脉)과 음유맥(陰維脉)은 인체의 상하부와 좌우 지체(肢體)의 기능을 담당하고 교차하는 것입니

---

30) 침혈(鍼穴)을 잡는 것. 의사가 침을 놓거나 뜸을 뜨기 위하여 혈을 잡는 방법이다. 점혈은 침혈에 점을 찍어 표시한다는 뜻이다.

다.

자오유주(子午流注)와 영귀팔법(靈龜八法)의 절기 문제

이것은 침구의 두 가지 방법인데 혈도(穴道)와 기경팔맥과 관계가 있으며, 게다가 천간지지 방법을 더해 배합하였습니다.

그러나 오늘날 이 방법을 사용하는 것은 대단히 문제가 있습니다. 만약 잘못하게 되면 심각합니다.

첫째, 오늘날 사용하고 있는 24절기(節氣)는 편차가 있을까요 없을까요?

최초 역법(曆法)이 24절기를 정할 때에는 대단히 정확했습니다. 중국은 역법과 천문이 발달한 국가입니다. 하지만 천체 운행 도수(度數)의 차이와 별의 방위가 부단히 변화하는 데서 발생하는 편차로 인해, 24절기도 마땅히 항상 교정을 해야 하지만 우리들의 24절기와 황력(黃曆)은 교정하지 않은 지가 이미 수백 년이 되었습니다. 이러한 절기들은 이미 여러 도수(度數)가 치우쳐졌을 가능성이 있습니다. 다시 문제가 있는 절기를 응용 표준으로 삼으면 치우쳐져 있는데 또 치우치는 것이 어찌 아니겠습니까?

이집트가 피라미드를 만들 때 당시에는 탑 속에는 구멍이 있었는데, 북두성을 정확히 향하고 있었습니다. 그러나 오늘날 그 구멍을 통해 밖으로 향하여 보면 아예 북두성이 보이지 않습니다. 원래 북두성이 이미 아주 먼 곁 방향으로 치우쳐져 버린 것입니다. 우주 천체의 변천은 정말 불가사의합니다. 역법을 빨리 교정하지 않고 침구를 다시 부정확한 절기에 따라서 운용한다면, 정말로 이것은 중대한 문제입니다.

둘째, 간지를 사용해서 혈(穴)을 여는 방법은 매 환자마다에 대하여 동일한 간지 규칙으로써 추산하는 것은 연구할 필요가 있습니다. 이러한 계산 정식은 당(唐)나라 시대의 성명학(星命學) 발전 이후의 방법을 채용한 것인데, 남녀노소는 운명을 결정하고 조화하는 년(年)·월(月)·일(日)·시(時)가 저마다 다릅니다. 『황제내경』의 원리와 성명학 관련에 근거하면 사람 저마다 병의 발생과 그 마땅히 좋아지고 나빠지는 시기도 각각 정해진 수(數)가 있습니다. 가령 이 원칙이 옳은 것이라면 사람마다의 기맥과 개혈(開穴)의 진단은 반드시 먼저 명리학(命理學; 星理學)을 이해해야 됩니다. 의학을 배우고 명리까지 겸해서 통한다는 게 가능할까요? 그럴 필요가 있을까요 아니면 결코 그렇지 않을까요? 정말 새롭게 연구하고 그 원리와 법칙을 확정할 필요가 있습니다.

셋째, 일간(日干)에 지지(地支)를 더하고 거기에 시지(時支)를 더하는 것에만 의지하고, 24절기와 간지의 관계를 전혀 상관하지 않고, 공간적인 지역도 상관하지 않고, 찾아온 사람의 연령 등의 문제도 묻지 않는 것이 완전히 합당한 지는 정말 깊이 연구할 만한 가치가 있습니다!

오늘날 국제적으로 일반인들은 대륙(중국본토)의 의학과 침구 발달에 대해서 크게 놀라워하고 있습니다. 그러나 제가 본 적이 있는데, 그러한 최신의 정리 자료들은 아직은 충분히 과학적이지 않고 크게 문제가 있습니다. 그 원인은, 단지 그 사람들은 수천 년 동안 전해져온 난잡하고 무질서한 의학 이론과 실용을 일종의 비교적 구체적이면서도 체계가 있는 법칙으로 귀납했을 뿐, 인체 생리와 자연 물리의 새로운 발견에는 부합하지 않기 때문입니다.

응용한 것이 효과가 있었던 것도 중국 옛 사람들 경험의 전습(傳習)에서 온 것이지, 그 사람들에게 특별히 새로운 발명이 있어서가 아닙니다. 우리들의 중국 의학과 서양 의학계는 왜 단결 일치하여 손잡고 협력하여 스스로 궁극을 추구하지 않는 것입니까?

이상의 문제는 먼저 문제의 중점만 제시하고, 뒤에 다시 토론하겠습니다.

자오묘유(子午卯酉)

도가에서는 임맥과 독맥을 통하게 하기 위하여 먼저 정좌부터 시작하는데, 12시진(時辰)의 법칙을 기맥과 팔괘의 형상과 배합시킵니다. 우리는 먼저 아래쪽에 있는 그림을 한 번 보겠습니다.

이 도표는 체내의 임맥, 독맥 두 맥을 표시합니다. 자(子)의 위치는 회음(會陰)이 있는 곳, 즉 임맥, 독맥의 기점입니다. 위로는 오(午)에까지 도달하는데, 즉 백회혈(百會穴)입니다.

묘시(卯時)는 바로 인체의 협척(夾脊)31)이라는 곳에 해당합니다.

---

31) 협척은 흉추 제1번부터 요추 제5번까지 이르는 곳으로 등뼈에 가까운 곳이다. 보다 자세히 말하면 협척혈이란 척추 정중선 외방 0.5촌, 독맥혈과 방광1선 사이의 혈자리를 말한다. 이 협척혈을 처음 사용한 사람이 화타(華佗)였다고 해서 화타협척혈이라고 한다. 후대에 갈홍(葛洪)의 주후비급방(肘後備急方, 서기 304년)에 화타가 호열자(콜레라?) 환자를 협척혈을 사용하여 처음으로 치

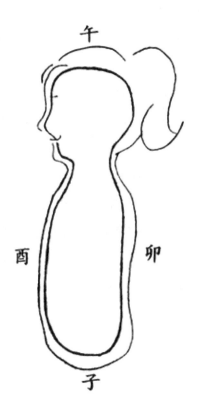

료하였다는 기록이 있다. 화타협척혈이라고 정식으로 명명되기 시작한 것은 현대에 와서이다(정단안의 〈중국침구학〉).

협척혈은 척추 정중선에서 좌우 양쪽으로 반촌(半寸) 옆으로, 흉추 1번~12번, 요추 1번~5번까지 좌우 각 17 개씩 모두 34개이다. 한편 상해중의과대학에서는 경추 1번~7번까지 포함하여 24개씩 48개라고 주장하기도 한다. 여기에다 천골의 팔료혈 8개까지 합하면 56개가 될 수도 있다. 척수의 각 관절이 중추신경(뇌 및 척수)과 인체 곳곳의 말초신경이 연결되는 관문이라 보면, 경추에서 천골에 이르는 모든 지점이 같은 맥락에 놓여 있어 이들 모두를 협척혈로 봐도 좋을 것이다. (인터넷)

유시(酉時)는 바로 인체의 단전(丹田)이 있는 곳입니다.

기맥을 통하게 함으로써 늙은이가 젊은이로 되돌아온 경지에 도달하도록 하기 위하여 도가에서는 자(子)·오(午)·묘(卯)·유(酉)의 문제를 제시했습니다.

그 후로 기(氣)를 수련하는 사람들은 모두 자·오·묘·유 네 개의 시진(時辰)에 정좌하는 것이 중요하다고 고집했습니다. 사실 매일 자·오·묘·유 시(時)에 정좌할 수 있다면 물론 확실히 효과가 있는데, 그것은 또 다른 원인입니다.

도가의 정좌에는 또 하나의 설이 있습니다. 즉, 자와 오 시에는 온양(溫陽)하고, 묘와 유 시에는 목욕한다는 겁니다.

그래서 정좌하는 어떤 사람들은 글자 그대로 풀이를 해서 매일 묘시와 유시 두 때는 반드시 가서 목욕을 합니다. 그런데 자·오·묘·유 네 글자는 정좌의 천지 법칙을 해석하는 것이지, 완전히 틀에 박힌 정해진 시간 작용에 속하는 것이 아님을 소홀히 했습니다.

도가의 활자시(活子時)

자·오·묘·유 입장에서 보면 자(子)의 부위는 의미가 지극히 중대합니다. 그것은 하나의 생명의 원동력인 생법(生法)의 궁(宮)으로서 기맥이 발기하는 중추입니다. 그러므로 이 자시(子時)를 활기 있는 것이라고 얘기합니다.

도가에서 사람의 몸이란 하나의 작은 천지라고 보는 바에야 만물은 저마다 하나의 태극(太極)이 있습니다. 그렇다면 그 자체의 천지의 체계 속에서도 그 자체로서의 운행이 있습니다. 천지 운행의 법칙과 비록 크게 관련이 있지만 작은 소아(小我)로서의 자주적인 능력도 있습니다.

계절적으로 보면 자(子)는 11월을 나타내며, 일양(一陽)이 처음 생겨나는 지뢰복(地雷復)괘입니다.

인체의 생명 입장에서 보면 양은 양의 에너지를 나타냅니다. 양의 에너지가 발동할 때가 바로 이른바 활자시(活子時)이지, 꼭 천지의 법칙에 부합해야 하는 고정적인 자시(子時)가 아닙니다.

이거야말로 바로 자체 소천지(小天地)의 운행 기점입니다.

한 남자 갓난아기가 요람에서 잠자고 있는 동안에 그 녀석이 깨어날 듯 말 듯한 그 찰나에는 성기가 갑자기 팽창하기 시작합니다. 노자가 말한 딱 그대로입니다.

암수의 합을 모르면서 생식기가 발작한다.

不知牝牡之合而朘作.

이 갓난아기는 성욕이 없을 뿐만 아니라 남녀의 일도 모릅니다. 이게 바로 그의 양의 에너지가 발기한 때로서 그 자신 체계 속의 활자시이기도 합니다.

한 병자가 아직은 생명의 활력 기기(氣機)가 존재하기만 한다면, 그 역시 활자시의 징후가 있습니다. 하지만 온통 성(性) 기관을 표준으로 삼는 것은 아니며 정신의 쇠퇴와 왕성의 그 주기성으로써 추산하는 것입니다.

활자시의 동력을 장악하고서 자기의 심신을 고요한 경계에 머물러있어 한 생각이 일어나지 않도록 한다면, 양기가 비로소 상승할 수 있습니다. 이게 바로 도가의 수련법칙입니다.

사람이 성장하여 성숙할 때 일양이 오고 갈 때, 즉 활자시 때에는 모두 이성을 쫓아가서 방사해버립니다. 만약 그 기회를 이용해서 정좌하여 승화시켜 독맥으로 회전시킴으로써 그 길을 따라서 가게 할 수 있다면, '정을 단련하여 기로 변화시키는 것[煉精化氣].' 이 됩니다.

침구와 활자시

침구든 점혈(點穴)이든 모두 기맥의 개합(開合)[32]을 중요시 합니다.

기맥의 개합은 또 24절기에 따라서 변화합니다. 이것은 시간적으로 오래된 일종의 이론입니다.

그러나 우리가 앞에서 이미 지적했듯이 역법을 오랜 세월동안 아직 교정하지 하지 않았고, 일월성신(日月星辰)의 각도의 편차로 인해서, 수백 년 동안 계속 사용해오고 있는 24절기는 회의(懷疑)할만한 상황이 발생하였습니다.

만약 24절기의 천간지지에 따라서 침구하거나 혹은 기후법칙과 배합시키지 않으면, 그것이 불량한 결과를 낳을 것인지 않을지는 마땅히 연

---

32) 기맥의 개합은 개폐, 즉 기맥의 열리고 닫힘이다. 기의 흐름에 따라 혈이 열리고 닫히는 시간이 있으니, 그 혈이 열리는 때를 찾아서 치료하는 것이다.

구할 필요가 있습니다.

그러므로 침구는 활자시 상에서 발전해야 합니다. 도가의 기문둔갑학(奇門遁甲學) 속에는 다음과 같은 시가 있습니다.

음양의 순역(順逆) 법칙은 오묘하여 궁구하기 어려워라
동지와 하지는 고향인 일구궁(一九宮)으로 순환왕복하네
만약 사람이 음양의 원리를 통달한다면
천지가 모두 손바닥 안으로 들어오네

陰陽順逆妙難窮　二至還鄕一九宮
若人識得陰陽理　天地都來一掌中

이지(二至)란, 동지는 일양(一陽)이 생하고 하지는 일음(一陰)이 생함을 말합니다. 일구(一九)란 바로 후천괘인 감(坎)괘와 이(離)괘입니다. 즉, 자(子)와 오(午)가 나타내는 숫자입니다.

만약 잠시 24절기를 포기한다면 그래도 되지만, 그러나 사계절의 중요성을 파악하고 춘하추동 대기상(大氣象)의 변화 영향은 포기해서는 안 됩니다.

그런 다음 다시 개인의 활자시와 기경팔맥의 원리를 잡아 쥐고서 일련의 새로운 침구 법칙을 연구해낸다면, 이것은 인류에 대해 진정으로 중요하면서도 의의가 있는 공헌이 될 수 있을 것입니다.

제7강

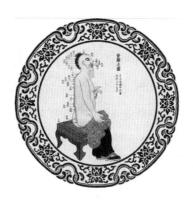

중국 문화 입장에서 말하면 현재 세계의 조류 추세를 우리는 정말 기뻐해야 마땅합니다. 중국의약 발전 입장에서 말하면 우리는 더욱 흥분해야 마땅합니다.

왜냐하면 침구 마취 효과의 효용은 이미 세계를 뒤흔들어 놓고 있기 때문입니다. 과학을 중시하는 서양 의약계에서는 모두 침구 연구에 몰두하고 있으니, 이게 우리들의 영광 아니겠습니까?

하지만 저는 마음속으로 오히려 몹시 난처해하고 있습니다. 왜냐하면 이런 것들은 우리 조상들의 영광으로서 우리들에게 훌륭한 조상이 있었다는 것을 증명할 뿐이기 때문입니다. 그런데 우리 자신은 또 어떻습니까? 현재까지로 보아서는 사실 말할 만한 영광이 조금도 없습니다.

우리들은 곧 새로운 방법으로 이론적인 면에서 의학의 기초를 창신

(創新)해야 합니다. 일체의 아주 오래된 낡은 간지 문제와 억지로 의학이론상에 뒤집어씌우고 있는 『역경』 팔괘를 내던져버려야, 의학이 비로소 진보할 수 있고 시대에 적합한 창조와 성취가 있을 것입니다.

사마천(司馬遷)은 『사기(史記)』 속에서 다음과 같이 말했습니다.

나는 일찍이 음양술(陰陽術)을 고찰해 본 적이 있는데, 그것은 대체로 길흉의 이치에 치중하여 여러 가지로 금기하는 게 많고, 사람으로 하여금 구속을 받고 두려움을 사게 하는 것이 많았다. 그러나 그 춘하추동(春夏秋冬) 사시(四時)의 운행순서에 맞춰서 일을 해야 한다고 하는 점은 놓쳐버려서는 안 되는 것이다.

嘗竊觀陰陽之術，大祥而衆忘諱，使人拘而多所畏，然其序四時之大順，不可失也.

대륙의 공산당들은 비록 중국 의학을 정리하는 데 바쁘지만 그들 역시 정리하는 데 국한될 뿐입니다. 정리해 내놓은 것도 여전히 조상들의 것입니다. 적극적으로 새롭게 평가하고 계산하는 책임은 오히려 우리들의 어깨에 맡겨져 있습니다. 중국 의학을 원래의 기초위에서 더욱 확대 발전시키고자 하는 것은 우리들의 노력 여하에 달려 있습니다.

오성이 구슬을 꿰놓은 듯 한 줄로 늘어서 있다

시비(是非)를 비판하려면 무엇보다도 먼저 그 사정 자체를 이해해야만 합니다. 그러므로 의학 이론의 역사적 발전과 철학적 기초를 반드시 먼저 분명히 알아야 합니다. 그래야 보존과 폐기의 문제를 얘기할 수 있습니다.

이 자리에 있는 일부 친구들은 오행간지와 60화갑의 문제에 대해서 아직도 모호하다고 표시하면서 다시 해석을 해 줄 수 있기를 바라기 때문에 이제 시간을 좀 들여서 보충설명을 하겠습니다.

오행이란 오성(五星)의 복사(輻射) 작용을 나타냅니다.

10천간은 태양계의 물리계통을 나타내며, 12지지는 지구와 달의 운행 작용이며, 천간지지는 상호작용하는 것입니다.

간지의 배합으로 60화갑이 이루어지는데, 이것도 추상적인 천문학입니다. 추상이란 의미는 이론 천문학이란 뜻입니다.

60화갑은 하나의 단락을 이루며 그것을 확대하면 600년, 6000년이 될 수 있습니다. 축소하면 60일, 60시진(時辰)을 나타낼 수 있습니다.

당시에 60화갑을 세 개의 시기로 정해서, 합하여 1백80년을 상원(上元)·중원(中元)·하원(下元)으로 나누었습니다.

간지의 기원은 황제(黃帝) 시대입니다. 황제 즉위의 때를 갑자(甲子)년 갑자(甲子)월 갑자(甲子)일 갑자(甲子)시로 정했습니다. 요(堯)의 즉위는 갑신(甲申)년입니다.

전해온 바로는 황제가 대첩(大捷)에게 갑자를 짓도록 명령했다고 합니다. 왜냐하면 천문성상(天文星象)으로써 역법을 제정했기 때문입니다.

갑자가 도대체 황제 시대에 제정한 것인지 아니면 후인들이 그의 이름을 빌려서 정한 것인지는 우리 탐구하지 않기로 합시다. 중요한 것은 황제 시대의 그 날은 때마침 그 천문 중 다섯 개의 별들이 한 줄로 늘어서는 오성연주(五星聯珠)일 때였습니다.

송(宋)나라의 조광윤(趙匡胤) 시대에 이르러 하늘 성상에 또 오성연주 상황이 출현했습니다. 전하는 바에 의하면 다섯 개의 별이 한 줄로 늘어설 때는 지구상의 인문세계에서도 학문의 왕성한 발전을 상징한다고 합니다. 그래서 송(宋)대는 글을 숭상하는 기풍인 문풍(文風)이 극히 왕성했습니다. 유가의 눈으로 문화사를 본다면 송(宋)대의 많은 성취는 훌륭한 것입니다. 그 시대의 문재(文才) 인사들이 많은 것도 가히 기록적입니다.

한(漢)나라 시대의 경방 선생

간지의 문제는 한(漢)나라 시대의 경방(京房)의 손에 이르러서 변화가 일어났습니다.

한(漢)대의 인물과 학풍은 역사적으로 획기적인 것이었습니다. 그 당시엔 음양오행과 천간지지 그리고 역법이 최고로 흥성하고 활기찬 시기에 도달했을 뿐만 아니라, 의학조차도 절정과 성취가 있는 단계였습니다.

이론 천문학에 깊고 밝았던 경방 선생은 대체로 이 일체의 역법상의 문제들, 즉 오행이나 간지 등이 너무나 난잡하다고 느꼈습니다. 그래서 그것들을 한 번 정리하여 모조리 한데로 귀납시켜 『역경』 학술이론의 체계 속에다 모았는데, 후인들은 이를 납갑(納甲)이라고 불렀습니다.

한나라 시대의 의학이 대단히 발전했고 음양가의 학설도 대단히 발달했기 때문에, 경방 선생의 이 일련의 납갑 이론도 자연스럽게 의학의 영역 속으로 옮겨 들어가게 되었습니다.

송(宋)대에 이르러서는 소강절(邵康節)이 그 성취를 종합하여 『황극경세(皇極經世)』를 저술함으로써 더더욱 만상(萬象)을 포함하고 충분히 발휘하였습니다.

송원(宋元) 시대의 의학

이제 본론으로 돌아가서 다시 의학 문제를 얘기하겠습니다.

송원(宋元) 시대에 활수(滑壽)라는 대의사 한 분은 『황제내경』 속의 12경맥33)에 마땅히 임맥과 독맥 두 맥을 포함시켜서 14경맥을 이루어

---

33) 십이경맥(十二經脈).

　　인체의 기본이 되는 12개의 주요 경맥. 《영추(靈樞)》〈경맥(經脈)〉에 나옴. 경락(經絡) 계통의 주체가 되기 때문에 십이정경(十二正經)이라고도 함. 수태음폐경(手太陰肺經), 수양명대장경(手陽明大腸經), 족양명위경(足陽明胃經), 족태음비경(足太陰脾經), 수소음심경(手少陰心經), 수태양소장경(手太陽小腸經), 족태양방광경(足太陽膀胱經), 족소음신경(足少陰腎經), 수궐음심포경(手厥陰心包經), 수소양삼초경(手少陽三焦經), 족소양담경(足少陽膽經), 족궐음간경(足厥陰肝經) 등 12경을 포괄한다. 《영추(靈樞)》〈해론(海論)〉에서 "십이경맥은 안으로는 장부(藏府)에 속해 있고, 밖으로는 온몸의 곳곳에 이어진다.(夫十二經脈者, 內屬于府藏, 外絡于肢節.)"라고 하였다. 이것은 인체의 기혈(氣血)이 운행하는 주요 통로이기도 하고, 기혈이 도는 경락(經絡)의 주체이기도 하다.

야 한다고 보았습니다.

송원(宋元) 시대의 중국 의학은 중국 역사상 가장 찬란하고 빛나는 시
대였습니다. 이른바 자오유주(子午流注)34)와 영귀팔법(靈龜八法)35)은 모

십이경맥은 음양(陰陽)의 속성에 따라 인체에 분포한다. 팔다리에서는 양경
(陽經)이 바깥쪽에서 흐르고, 음경(陰經)이 안쪽에서 흐르는데, 이를 구체적으
로 살펴보면 태음경(太陰經)과 양명경(陽明經)은 안팎의 앞쪽에서 흐르고, 소
음경(少陰經)과 태양경(太陽經)은 안팎의 뒤쪽에서 흐르며, 궐음경(厥陰經)과
소양경(少陽經)은 안팎의 가운데에서 흐른다. 수족삼양경맥(手足三陽經脈)은
모두 머리에서 만나는데, 이를 구체적으로 살펴보면 양명경은 앞쪽에서 흐르
고, 소양경은 양쪽 옆에서 흐르며, 태양경은 뒤쪽에서 흐른디. 가슴과 배에는
수족삼음경맥(手足三陰經脈)과 족양명경(足陽明經)이 분포되어 있고, 허리와
등에는 족태양경(足太陽經)이 흐르며, 옆구리와 허리 부분에는 족소양경(足少
陽經)이 흐른다.

십이경맥의 순환 체계에 관하여《영추》〈역순비수(逆順肥瘦)〉에서는 "수삼
음경(手三陰經)은 모두 가슴에서 시작하여 팔을 거쳐 손끝에 이르고, 수삼양경
(手三陽經)은 모두 손끝에서 시작하여 어깨를 지나 머리에 이르며, 족삼양경
(足三陽經)은 모두 머리에서 시작하여 몸통과 다리를 지나 발에 이르고, 족삼
음경(足三陰經)은 모두 발에서 시작하여 위로 올라가 가슴과 배에 이른다.(手
之三陰, 從臟(胸)走手; 手之三陽, 從手走頭; 足之三陽, 從頭走足; 足之三陰, 從足
走腹(胸).)"라고 하였다.

각 경맥(經脈)은 체내의 일정한 장부(臟腑)와 직접적인 관계가 있으며, 십이
경맥의 오행 속성을 살펴보면 서로 표리(表裏)의 관계가 있는데, 음경은 장(臟)
에 속하고 부(腑)에 연결되며, 양경은 부에 속하고 장에 연결된다.

십이경맥의 이름과 순행하는 순서는 수태음폐경(手太陰肺經) → 수양명대장
경(手陽明大腸經) → 족양명위경(足陽明胃經) → 족태음비경(足太陰脾經) → 수
소음심경(手少陰心經) → 수태양소장경(手太陽小腸經) → 족태양방광경(足太陽
膀胱經) → 족소음신경(足少陰腎經) → 수궐음심포경(手厥陰心包經) → 수소양
삼초경(手少陽三焦經) → 족소양담경(足少陽膽經) → 족궐음간경(足厥陰肝經)
이다. (동양의학대사전)

34) 고전침자법의 하나. 십이경의 다섯 개 수혈(輸穴)을 기초로 기혈이 경맥을 순
행할 때 시간에 따른 성쇠개합(盛衰開合)에 따라 일(日)과 시(時)의 천간과 지
지의 변이를 배합하여, 언제 어느 혈위를 취하여 병을 치료할 것인가를 결정
하는 침법이다. → 자오유주(子午流注). =자오유주침술(子午流注鍼術). (한의학
대사전)

이를 구체적으로 이해하도록 다음 글을 덧붙인다.

자오유주법 침법은 천간과 지지를 몸의 오장육부 및 경락과 결부시키고, 그 십이경맥의 기혈이 왕성하게 흐르는 시간대를 선택해서 침으로 허실성쇠(虛實盛衰)를 조절하고 신체 내 음양화평을 이루는 방법이라고 설명하고 있다. 실제로 장부경맥별로 왕성한 시간대를 두 시간 단위로 쪼개서 새벽 1시-3시까지 간, 새벽 3시-5시까지 폐, 5시-오전 7시까지 대장, 오전 7시-9시까지 위, 오전 9시-11시까지 비, 오전 11시-오후1시까지 심, 오후 1시-3시까지 소장, 오후 3시-5시까지 방광, 오후 5시-저녁 7시까지 신, 저녁 7시-9시까지 삼초, 저녁 9시-11시까지 삼초, 그리고 밤 11시부터 새벽 1시까지라고 하고 있다. 그리고 치료하고자 하는 경맥은 그 경맥이 실해지기 바로 전 시간대나 그 해당시간대에 치료해야 한다고 말해주고 있다. 이 치료 방법을 모든 병증에 끼워 맞추려고 하면 이해가 안 되지만, 신체주기(circadian rhythm)와 연결된 질환들에 국한시켜 보면 신기하게도 많은 부분이 설명이 된다.

현대의학에서는 특정시간대에 몸의 생리와 병리가 달라지는 것을 시간생물학(chronobiology) 분야에서 활발히 연구하고 밝혀내고 있다. 그리고 이런 연구들을 바탕으로 생체리듬치료(chrono-therapy), 그리고 시간영양학(chrono-nutrition)에서는 특정시간대에 약물이나 음식을 복용해야 체내에서 흡수, 분포 및 배출이 더욱 잘되고 해당 질환에 더욱 효과적이라는 것까지 언급하고 있다. 예를 들어, 한의학에서 새벽 3시-5시까지는 폐의 시간대로 분류가 되고, 실제로 폐와 관련된 증상이 잘 나타나는 시간대이다. 현대 알레르기나 천식 환자들의 기관지 증상은 특히 이 시간대에 많이 악화되는 경향이 있고, (한의학적 이론에 의하면) 폐와 관련이 있는 아토피와 같은 피부 질환도 새벽 시간에 더욱 악화되어 환자분들이 힘들어 하는데, 유독 밤이 되면 증상이 심해지는 이유가 기도를 이완시키는 코티솔과 에피네프린(아드레날린)의 수치가 떨어지고, 염증과 가려움을 악화시키는 히스타민이 증가하기 때문이다. 그래서 항천식 약물은 자기 전에 복용해야 혈중 약물 농도치가 밤에 높아져서 새벽에 악화되는 증상을 막을 수 있다고 하고, 비슷한 원리로 침 치료도 오전보다는 당연히 증상이 악화되기 전에 해야 하고, 오히려 약물보다 체내 작용이 더 빠를 수 있기 때문에 실제로 폐의 경맥이 가장 왕성한 시간대에 하는 것이 훨씬 효과적일 수 있다.

최근 10년 사이에 활발하게 연구된 또 다른 분야로는 대장이 있다. 한의학에서는 새벽 5시에서 오전 7시 사이가 대장이 가장 왕성한 시간대로 분류가 되는데, 밝혀진 바에 의하면 장에 있는 생체 시계는 기상 후 1시간 안에 장에 신호를 보내서 연동운동을 세 배 더 활발하게 하고, 아침 식사 전에 변을 배출시켜서 비워낼 수 있도록 한다고 한다. 그렇기 때문에 배변활동도 오후나 저녁보다는 아침 기상 후 하는 게 더 건강하다고 알려져 있다. (민족의학신문)

---

35) 달리 비등팔법(飛騰八法)·영귀비등(靈龜飛騰)·기경납괘법(奇經納卦法)이라고도 부름. 옛날에 쓰던 배혈법(配穴法)의 하나. 고대에 쓰던 팔괘(八卦), 구궁

두 그 시대의 걸작들입니다

그 당시에 금원사대가(金元四大家)가 있었습니다. 즉, 사대(四大) 학파로서 원(元)·명(明)·청(淸) 삼대 의학에 영향을 미쳤습니다.

이러한 학파들 가운데 한 학파는, 비위(脾胃) 경락을 다스리는 것을 위주로 하여 무슨 병이든지 우선 비장와 위장을 먼저 치료해서 위를 강건하게 해야 나머지의 병들이 치료될 수 있다고 보았습니다.

또 다른 한 학파는 신장 경락 치료 위주입니다. 그들의 이론은 수화기제(水火旣濟)의 도리입니다. (신장은 수水에 속합니다)

결론적으로 말하여 이 시대 의학이 공적이 있게 된 원인은 의학이 도가 학설을 융합하여 실제의 실시 증험 효과가 있었기 때문입니다. 그래서 활수(滑壽)대사가 도가의 임맥과 독맥의 중요함을 선도적으로 얘기하고, 심지어는 임맥과 독맥 두 맥을 『황제내경』의 12경맥 중에 더하고자 했습니다. 이것도 역시 의학적인 창신(創新)이며 의학의 발전과 제창이었습니다.

도(九宮圖), 기경팔맥(奇經八脈) 이론에 따라 침을 놓을 때의 날짜와 시간을 천간(天干)과 지지(地支)의 숫자로 계산하여 나온 숫자를 이미 붙여 놓은 팔맥교회혈(八脈交會穴)의 숫자에 대입하여 혈을 선택하는 배혈 방법이다.

즉 00날, 00시에 온 환자라면 그때의 날짜의 천간 수와 지지 수, 시간의 천간 수나 지지 수를 합하고 양(陽)에 속하는 날짜가 기수(奇數)이면 9로, 우수(偶數)이면 6으로 그 합한 수를 나누고 나머지 숫자를 취하여 팔맥교회혈에 정해진 수와 맞추어 보아 해당하는 혈을 선택하고 그와 쌍을 이루는 혈을 배합하여 처방을 구성한다. 이것은 병에는 크게 관계없이 환자가 내원한 날짜와 시간에 따라 도식적으로 같은 침혈을 골라 쓰게 되어 있는 기계적이고도 도식적인 배혈 방법이다. (한의학대사전)

화신야(火神爺)의 부자탕

각 학파의 치병 방법 얘기를 하니 의사들은 저마다 보는 각도가 다르다는 문제가 연상됩니다.

부자(附子)라는 약을 가지고만 얘기해 보겠습니다! 많은 의사와 병자가 감히 가볍게 이 약을 사용하려고 하지 않습니다. 왜냐하면 그 독기가 상당히 심하기 때문입니다. 한 번 잘못 했다가는 사람 목숨을 날려버릴지 모르기 때문입니다.

일본과의 전쟁 때 사천(四川)에 도달한 뒤 한 분의 유명한 중국 의사를 만났는데, 별명을 화신야(火神爺)라고 불렀습니다.

이 분 화신야의 집안에서는 한 솥에 일 년 내내 쉬지 않고 부자탕을 끓여댔고, 누구든지 한 사발 마셔도 되었습니다.

이러한 의안(醫案)에 대해 저는 내심으로 항상 풀리지 않음을 느꼈습니다. 아미산(峨嵋山)에 갔을 때 절에서 스님들이 부자탕을 마시는 것을 보고 깨달은 바가 있었습니다.

알고 보니 아미산 중봉에 있는 대평사(大坪寺)36)를 창건한 조사(祖師)는 그 당시 처음 산 위에 절을 세울 때 많은 고통과 곤란을 겪었습니다. 그가 배고픔과 추위가 서로 핍박할 때 늘 산 쪽에서 오두(烏頭)를 채집하여 먹었습니다. 오두도 바로 부자입니다. 뒷날 그 산의 스님들은 답습하여 풍습이 되어 매년 하루는 스님들 전체가 금식하고 부자탕만 마시

---

36) 남회근 선생이 26세부터 28세까지 3년 동안 폐관하고 8만대장경을 완독했던 절이다.

도록 규정하였습니다. 창건하신 조사의 간고분투(艱苦奮鬪)를 기념하기 위해서였습니다.

모두가 부자탕을 마시는 이 날이 다가올 때는 부자를 솥에 넣고 하루 밤낮 이상으로 이미 끓여왔습니다. 그래서 모두들 매년마다 부자탕을 마셨습니다. 그렇지만 죽은 사람이 하나도 없었습니다. 그래서 저는 활연히 깨달았습니다. 오랫동안 끓여 삶은 부자는 독성이 이미 거의 다 날아가 버리고 나머지는 열에너지를 증가시키는 성분일 뿐일 수 있습니다. 그러기에 화신야의 부자탕의 솥도 밤낮으로 쉬지 않고 부글부글 끓고 있었던 것입니다.

이는 물론 약물학과 화학 범위에 속합니다. 우리는 주의만을 제기할 뿐입니다. 이 일체가 진일보한 과학적 연구를 기다리고 있는 것이 지금 중국 의학의 바른 길입니다.

하루에 호흡을 몇 번이나 할까요

『황제내경』과 『난경』37)에서는 말합니다.

---

37) 『난경(難經)』
1. 개요
　　본서는 한의학 이론의 고전인 《황제내경(黃帝內經)》의 총 81가지 중요한 난제들을 모아서 문답체(問答體)의 형태로 구성한 책이다. 원래 서명은 《황제팔십일난경(黃帝八十一難經)》인데 이를 줄여 《난경(難經)》 또는 《팔십일난경(八十一難經)》이라 한다. 전국시대(戰國時代)의 편작(扁鵲)이 저술한 것으로 알려져 있다. 그러나 철저한 오행학설(五行學說)에 기반한 책의 내용으로 볼 때 한대(漢代) 이전의 책으로 생각할 수는 없고, 후대의 저작(著作)을 편작의 이름에 가탁(假託)한 것으로 생각된다. 본서가 편작에 가탁된 이유는 사마천(司馬遷)이 《사기(史記)》에서 "지금 천하에서 맥을 말하는 자는 모두 편작에서 유래하였다.[至今天下言脈者 由扁鵲也]"라고 평(評)한 것과 같이, 진단에서 맥을 중요시하는 학파의 저술이기 때문으로 이해된다.

2. 저자
(1)성명 : 진완(秦緩)(?~B.C. 311)
(2)자(字)·별호(別號) : 자는 월인(越人), 후대에 편작(扁鵲)이라는 이름으로 널리 알려짐.
(3)출생지역 : 제(齊)나라 여읍(廬邑)(현 산동성(山東省) 장청현(長淸縣)) 또는 발해군(渤海郡) 막읍(鄭邑)(현 하북성(河北省) 임구시(任丘市)).
(4)주요활동과 생애
　편작의 일생에 관한 사료는 사마천(司馬遷)의 《사기(史記)》〈편작창공열전(扁鵲倉公列傳)〉에 수록되어 있다. 그중에서 가장 널리 알려진 일화는 장상군(長桑君)을 만나서 비술(祕術)을 전수받고 담장 너머와 사람의 몸을 꿰뚫어 볼 수 있게 된 것과, 진(晉)나라 조앙(趙鞅)의 병을 치료하여 4만 무(畝)의 전답을 받은 것, 죽은 줄 알았던 괵(虢)나라의 태자를 침약(鍼藥)으로 소생시킨 것, 제 환공(齊桓公)에게 피부에 병이 있다고 하였으나 환공이 듣지 않자 5일이 지나 병이 골수(骨髓)에 들어가서 편작을 찾으니 이미 자취를 감추었다는 일화가 유명하다. 이러한 일들로 편작의 이름이 천하에 유명해졌으며, 진(秦)나라에 갔다가 태의령(太醫令)인 이혜(李醯)의 시기로 자객에게 암살당했다.
　편작이 치료한 것으로 알려진 사람 중에서 조앙은 B.C. 475년, 제 환공은 강씨(姜氏)(강소백(姜小白))라면 B.C. 643년 또는 전씨(田氏)(전오(田午))라면 B.C. 355년에 사망하였으며, 괵나라는 B.C. 655년에 멸망하였다. 이와 같이 생존 시기가 일정하게 맞지 않는 상황으로 볼 때 《사기》에 기록된 편작의 이야기들은 여러 사람의 이야기가 섞인 것으로 추측된다.
(5)주요저작 : 《난경(難經)》, 《편작심서(扁鵲心書)》 등이 알려져 있으나, 후대의 가탁으로 판단하고 있다.

3. 서지사항
　《황제팔십일난경(黃帝八十一難經)》이란 중국 고대의 삼황오제(三皇五帝)의 하나인 황제(黃帝)의 이름을 빌린 《황제내경(黃帝內經)》의 81가지 의심되고 어려운 문제[疑難題]에 대해서 해설한 책이라는 의미이다. 본서의 성립 연대에 대해서는 다양한 학술적 이론(異論)이 존재하기는 하지만, 책의 내용으로 살펴볼 때 《황제내경》과 《상한론(傷寒論)》의 사이로 생각되고 있다.
　삼국(三國) 중 오(吳)나라의 태의(太醫)인 여광(呂廣)이 최초로 《난경주해(難經注解)》를 저술했으나 현재 전해지지는 않고, 금대(金代) 기천석(紀天錫)의 《집주난경(集注難經)》(1175)이 현존하는 가장 오래된 판본이다. 이후 송대(宋代)에서 청말(淸沫), 민국초(民國初)까지 대략 142종의 《난경》 해설서가 한 번 들이쉬면 맥이 3촌을 가고 한 번 내쉬면 또 3촌을 간다. 한 번 내쉬고 들이쉬는 것을 1식(息)이라 한다. 1식 사이에 맥은 6촌을 간다.

저술되었으며, 그중에서 원대(元代) 활수(滑壽)의 《난경본의(難經本義)》와 명대(明代) 장세현(張世賢)의 《도주팔십일난경(圖註八十一難經)》, 청대(清代) 섭림(葉霖)의 《난경정의(難經正義)》가 가장 유명하다. 우리나라에는 고려(高麗) 문종(文宗) 13년(1059)에 수입된 기록이 있으며, 조선(朝鮮) 세종(世宗) 12년(1430)에 정한 의학 취재(取才)의 교재 중 하나로 언급되어 있다.

4. 내용

본서는 1난(難)에서 81난까지로 구성되어 있으며, 내용에 따라서 분류하자면 1난에서 21난까지는 맥학(脈學)과 관련된 내용이고, 22난에서 29난까지는 경락학설(經絡學說), 30난에서 47난까지는 장상이론(臟象理論), 48난에서 61난까지는 질병학(疾病學), 62난에서 68난까지는 수혈(腧穴)과 관련된 이론, 69난에서 81난까지는 침법(鍼法)과 관련된 이론으로 구성되어 있다. 이러한 내용은 한의학의 중요한 이론 중 생리학(生理學), 병리학(病理學), 진단학(診斷學), 경락학(經絡學) 및 치료이론(治療理論) 등 다양한 방면을 포괄하고 있다.

내용 중에서 "신장 사이의 움직이는 기운[腎間動氣]"으로 표현되는 원기(原氣)의 개념은 명문(命門), 삼초(三焦) 이론과 함께 한의학에서 생명의 본질로 생각하는 기(氣)의 인체에서의 움직임을 설명하고 있다. 또한 《황제내경》의 삼부구후(三部九候)와 같은 복잡한 진맥 방법을 간략화시킨 "홀로 촌구를 취한다[獨取寸口]"나 "맥과 증을 함께 살펴야 한다[脈證合參]"는 이론은 후대 맥학의 표준이 되었다. 경락학설에서는 기경팔맥(奇經八脈)을 체계화시켜서 《황제내경》의 부족함을 보충하였다. 특히 《난경》은 철저하게 오행의 생극제화(生克制化)라는 측면에서 모든 생리, 병리, 진단 및 치료의 이론을 체계화하였다.

5. 가치와 영향

본서는 《황제내경》의 이론적인 기초 위에 출발하여 오행학설의 의학적 적용을 더욱 발전시킨 책으로, 한의학의 4대 경전(經典)의 하나로 인정되고 있다. 그 내용 중에서도 맥진(脈診)을 할 때 손목 부위인 촌구(寸口)만으로 충분하다는 "독취촌구(獨取寸口)"의 이론이나, 장부경락 학설 중에서 명문(命門), 삼초(三焦), 신간동기(腎間動氣), 기경팔맥(奇經八脈) 등의 이론은 후세 한의학의 이론적 발전에 매우 큰 영향을 주었다. 특히 오행의 상생상극(上生相克) 이론을 이용한 침의 보사(補瀉)와 관련된 이론은 우리나라의 특유한 사암침법(舍岩鍼法)의 이론적 근거가 되고 있다. (동양고전해제집)

하루 밤낮에 사람은 13,500식을 호흡하고 맥은 50도(度)를 간다.

270식 때 마다 맥은 36장(丈) 2척(尺)을 간다. 하루 밤낮에 맥은 모두 합해서 810장을 간다. 떨어지는 물이 100각(刻) 동안 떨어지면 음양이 25도를 간다.

一吸走脈三寸, 一呼又走三寸. 一呼一吸爲一息, 一息之間, 脈走六寸. 一晝夜, 人呼吸一萬三千五百息, 脈走五十度.

每二百七十息時, 脈走三十六丈二尺. 一晝夜, 脈共走八百一十丈. 漏水下百刻, 陰陽走二十五度.

우리가 이런 촌(寸)·도(度)·장(丈)·식(息)을 보면 얼떨떨해지지 않는 사람이 없습니다. 이런 도량형의 기준이 무엇인지는 더더욱 모릅니다.

잠시 밀쳐두고 다시 서양의 과학 계산을 한 번 보겠습니다. 이것은 아마 우리가 이해할 수 있을 것입니다.

1분마다 사람은 평균 18번 호흡을 합니다.

보통사람의 맥박 뛰기는 1분마다 평균 75회입니다.

24시간 동안에 25,920번을 호흡합니다.

태양은 25,920년을 걸려서 한 차례의 주기적인 회전을 완성합니다. 우리는 먼저 중국과 서양 양쪽을 한 번 비교해 보겠습니다.

『황제내경』의 관점에서는 24시간 동안에 27,000번을 호흡합니다.

서양의 관점은 24시간 동안에 25,920번을 호흡합니다.

서로의 차이가 1,000번인데 아마도 남녀 간의 차별이 있거나 옛 사람과 지금 사람이 체력에도 차별이 있을 것입니다. 그렇게 보면 서로 차이 나는 숫자는 존재하지 않는 것이나 마찬가지입니다.

다시 서양 설의 한 가지 점을 보겠습니다. 사람의 1주야(畫夜)의 호흡은 태양의 주기적인 회전과 같은 숫자라고 봅니다.

이것은 무엇을 의미할까요?

이것은 인체는 소우주로서 1주야의 주기를 확대하면 바로 태양의 운행 주기가 된다는 도가의 학설을 증명하는 것입니다.

이를 통해 보면 중국과 서양의 논조는 약속하지도 않았는데도 꼭 들어맞습니다. 진리인 바에야 외국의 말이든 중국의 말이든 말하는 것은 모두 한 가지라고 말할 수 있습니다.

그러므로 중국과 서양의 문화는 소통할 수 있는 것이며, 사실 그것들은 본래에 소통이 되는 것이었습니다.

1972년 4월의 『인문세계(人文世界)』 잡지[38]에 한 편의 번역 문장이 실렸는데, 그 제목은 '달과 질병'이었습니다. 이것은 비록 한 편의 외국 문장이었지만 이 이론은 중국 도가의 학설이 서방으로 전해진 것이라고 저는 깊게 믿습니다. 왜냐하면 이 방면의 지식이 우리 중국 도가에는 실재로 일찍부터 있었기 때문입니다.

두 개의 우주

이 얘기 저 얘기 장황하게 늘어놓았는데 또 기맥 문제로 돌아와야겠

---

38) 남회근 선생이 대만에서 1971년 창간 발행했던 월간 잡지.

습니다. 의학을 배우는 사람은 기맥을 알아야 할 뿐만 아니라 신비학은 더더욱 알아야 합니다.

예를 들어 말하면 간지와 밀물과 썰물[潮汐]과 관계가 있는데, 이것은 달이 밀물과 썰물에 영향을 주기 때문입니다. 만약 우리가 다시 한 번 자세히 주의해 보면 같은 날은 같은 간지이지만 절강(浙江)과 광동(廣東), 동북(東北)과 복건(福建)의 밀물과 썰물 시간이 여전히 차이가 있음을 발견합니다. 그러므로 이러한 시간적 차별이 있는 간지를 기계적으로 인체 상에 응용하는 것은 절대적으로 문제가 있는 것입니다.

하물며 사람과 사람은 저마다 다르고, 저마다 하나의 자기의 법칙과 천지를 이룬다고도 말할 수 있는데, 이렇게 다른 사람들과 다른 법칙을 모두 우주의 대 법칙 속에 억지로 끼워 맞추면 어찌 편차가 발생하지 않을 도리가 있겠습니까!

여기서 억지로 『역경』 팔괘를 기계적으로 적용함으로써 전체 환자를 다루는 이론은 바로 중국 의학의 하나의 큰 결점입니다. 그들은 아무래도 만약 『역경』 팔괘와 천간지지를 빼어 내버리면 마치 중국 의학에는 이론 근거가 없는 것처럼 생각합니다.

점혈(點穴)과 기맥

왜 중의학 원리를 말할 때 무림 권술의 점혈(點穴) 도리를 얘기하는 것일까요? 원래 점혈은 기맥과 관계가 있기 때문입니다.

점혈은 송원(宋元) 시대에 시작되었습니다. 그 시기 이전에는 점혈이라는 것은 없었습니다. 이 사실이 점혈이란 기경팔맥의 침구와 관계있는 일이라는 것을 충분히 설명해줍니다.

도가와 의학의 관점은 기혈(氣血)의 운행에 있어서 기(氣)를 위주로 생각합니다.

그리고 기혈의 운행은, 시간과 인체의 부위와 모두 매우 밀접한 관련이 있습니다.

외구(外灸)[39]도 기맥 운행의 시간과 부위에 따라서 배합한 것입니다. 그래서 말하기를 침구와 점혈은 서로 역시 관련이 있다고 말하는 것입니다. 하지만 점혈의 시간 계산은 오히려 그 자체가 하나의 체계를 이루었을 뿐입니다.

점혈에서 중시하는 기혈의 유주(流注)는, 침구의 자오유주(子午流注)와 영귀팔법(靈龜八法)과 서로 같은 도리입니다. 점혈의 도리는 침구가 마취 방면을 대신하는 데의 참고로 제공할 수 있습니다. 다음은 점혈에 관한 구결(口訣)로서 기혈 운행의 시간과 위치와 관련이 있습니다.

지지(地支)

기혈이 어느 경에 흘러 들어가는지 알고 싶은가

자시(子時)에는 담경(膽經), 축시(丑時)에는 간경(肝經), 폐경(肺經)은 인시(寅時)에 이르고

대장경(大腸經)은 묘시(卯時), 위경(胃經)은 진시(辰時)가 참이네

비경(脾經)은 사시(巳時), 심경(心經)은 오시(午時)에, 소장경(小腸

---

39) 신체 밖으로는 쑥뜸을 뜨는 것을 말한다. 신체 안으로는 음식물을 먹는 것을 내복(內服)이라 한다.

經)은 미시(未時)이네

방광경(膀胱經), 신경(腎經), 심포경(心包經), 삼초경(三焦經)은 언제 인가

신시(申時), 유시(酉時), 술시(戌時), 해시(亥時)가 근본이라네

자(子)는 뒷꿈치, 축(丑)은 허리, 인(寅)은 눈이고

묘(卯)는 얼굴, 진(辰)은 머리, 사(巳)는 팔과 다리라네

오(午)는 가슴, 미(未)는 배, 신(申)은 심장 속에 있네

유(酉)는 비(脾), 술(戌)은 머리, 해(亥)는 뒤꿈치와 이어지네

欲知氣血注何經　子胆丑肝肺至寅
大腸胃主卯辰眞　脾巳心午未小腸
若問膀胱腎絡焦　申酉戌亥是本根
子踝丑腰寅在目　卯面辰頭巳手足
午胸未腹申心中　酉脾戌頭亥踝績

천간(天干)

갑(甲)은 머리, 을(乙)은 인후, 병(丙)은 어깨에 이르고

정(丁)은 심장, 무(戊)는 배, 기(己)는 등과 연결되네

경(庚)과 신(辛)은 무릎 부위에 바로 위치하고

임(壬)은 가슴, 계(癸)는 발로 서로 연결되어 있네

甲頭乙喉丙到肩　丁心戊腹己背連

庚辛膝部正當位　壬胸癸足總相連

기맥 혈도의 실증

많은 사람들이 다들 의심하고 있기를, '기맥이 해부학적으로 볼 수 없는 것인 바에야, 옛날의 도가와 의가(醫家)들이 어떻게 그것이 확실히 구체적으로 있는 것임을 발견하고 또 증명할 수 있었을까?' 라고 합니다.

여기에서 한 분의 잔혹한 제왕을 얘기하지 않을 수 없습니다.

남조(南朝) 때 송 폐제(宋廢帝)는 호기심이 몹시 강한 사람이었습니다. 또 타고난 성격이 극단적으로 잔혹한 황제였습니다. 어느 날 그는 한 임신부를 가리키면서 두 사람의 의사에게 묻기를, 태중에 갓난아기가 남자아이인지 여자아이인지 그들에게 말하라고 요구하였습니다.

한 의원은 사내아이라고 얘기했고, 다른 의원은 쌍둥이라고 말했습니다.

누가 맞고 틀린지를 증명하기 위하여 폐제는 뜻밖에도 임신부가 열 달을 채우고서 임산(臨産)할 때가지 기다릴 수 없었습니다. 그래서 즉시 침혈법(針穴法)으로 임신부를 유산시키라고 명령을 내렸습니다.

유산된 영아(嬰兒)는 과연 쌍둥이였습니다. 폐제는 판단이 정확하지 못한 다른 의원이 의술이 고명하지 않다고 여기고는 형벌을 가했습니다.

송 폐제는 한 번에 세 사람의 목숨을 해쳤으니 정말 잔혹하기 이를 데 없었습니다. 하지만 이 일을 통해서 혈도(穴道)와 기맥의 진실성을 증명할 수 있었습니다.

사실은 폐제 이전에 기맥의 연구와 증명이 모두 존재했습니다. 그 때에는 범인을 이용하여 그들이 살아있을 때 해부하였습니다. 생명이 아직 존재할 때 기맥의 운행을 살펴보았습니다.

원(元)나라 초기의 재상이었던 야율초재(耶律楚材)는 도가와 불가 그리고 일체의 학문에 정통한 사람이었습니다. 그 역시 전쟁터에서 장차 죽어가는 사람을 가지고 기맥 연구를 하였습니다. 그 때는 전사(戰士)가 요구하여서 그렇게 한 것으로, 빨리 죽기를 갈망하는 상황 아래서 한 것이지, 송 폐제처럼 그렇게 잔인무도한 것이 아니었습니다. 중국 고대의 혈도도(穴道圖)의 동인(銅人)은 실제로는 원(元)나라 시대에 완성되었습니다.

그러므로 기맥과 혈도의 학문은 진정한 생리학(生理學) 상에서 실험 작업을 완성한 것입니다. 근대의 의학처럼 사람이 죽은 후에야 해부를 한 것이 아닙니다. 이러한 근대의 생리학은 실재는 사리학(死理學)이라고 말할 수 있습니다.

활자시를 다시 말한다

우리가 24절기의 편차 문제를 앞에서 이미 얘기했듯이, 우주법칙으로서 치료의 기준을 삼는다는 것은 다시 논의해 볼 필요가 있습니다. 천간 지지와 지역의 편차도 하나의 문제입니다. 그러므로 먼저 팔괘와 간지를 의학의 범위로부터 끄집어내기를 요청합니다.

만약 저마다 그 자신의 소천지의 법칙을 채용하여 의료를 삼는다면,

의사는 반드시 음양오행과 환자의 팔자(八字)를 알아야만 합니다. 바꿔 말하면 의원은 먼저 운명 감정을 할 줄 알아야 합니다. 먼저 병자의 운명을 감정해야 진단하고 약을 투여할 수 있습니다.

이 방법도 하기 어려운 일인 것 같습니다.

오직 도가의 활자시(活子時)의 학술 이론을 채용해야 중국 의학의 새로운 경지를 창조할 수 있습니다.

사람의 몸이 우주의 법칙으로부터 벗어날 수 있다고 하는 바에야 활자시의 방법은 바로 병자 위주로서 그 사람 자신의 기맥 운행을 이용하여서 대증(對症) 치료하는 것입니다.

중국의 오래된 발화관(拔火罐) 방법은 돌침법[砭] 치료 속에서 발전되어 나온 것입니다. 지금은 일본에서 개선되어 사용되고 있으며 정혈치료(淨血治療)·진공치료(眞空治療)라고 부릅니다. 이러한 방법을 만약 혈도와 침구와 배합시킨다면 틀림없이 치료 상에서 새로운 경지로 걸음을 내딛을 수 있을 것입니다.

도가와 의학의 배합은 정말로 대단히 위대합니다. 도가는 말합니다.

해가 뜨고 지는 것은 정신의 쇠약과 왕성을 비유하고
달이 차고 이지러지는 것은 기혈의 왕성과 쇠약을 비유한다.

日出沒 比精神之衰旺
月盈虧 比氣血之盛衰

이 원칙을 파악하면 가능한 한 대담하게 활자시의 법칙을 이용할 수

있게 됩니다.[40]

물론 이 법칙을 발전시키고 제창하려면 다들 여러 사람의 의견을 모아 보다 큰 이익을 얻으면서 노력해 가야할 뿐만 아니라, 도가와 밀종의 기맥 학문 속에서 그 원리를 찾아보아야만 합니다.

---

[40] 이에 대해서는 『참동계 강의』(상) 「제21강 일월함부장」 등을 참고하기 바란다.

제8강

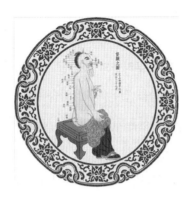

　중국 문화의 문제를 언급하면, 옛것으로써 최고의 수준에 이른 걸작들은 흔히 황제(黃帝) 아니면 복희(伏羲)라는 것을 발견합니다. 요컨대 모두 옛사람의 이름에 의탁하여 학문의 가치를 드러낸 것입니다. 이러한 상황은 오늘날의 사회와는 꼭 그 반대입니다. 오늘날의 허다한 저작들은 우리들처럼 모두 글 베끼는 사람들입니다. 저쪽에서 옛사람을 베끼고 이쪽에서 오늘날 사람을 베껴서 한데 모아 놓으면 자기의 저작이 됩니다.

　황제의 『내경』은 실제로는 많은 사람들의 심혈이며, 많은 사람들이 연구하여 이룩한 대표적인 선집입니다. 비록 황제의 이름을 가탁(假託)했지만 그 성취는 소홀하게 가볍게 보는 것을 용납하지 않습니다.

　말은 비록 이와 같지만 『황제내경』이 다루고 있는 의학 이론철학 문제는 여전히 의문을 갖고 새롭게 평가해야 할 부분들이 많이 있습니다.

심지어는 기본적으로 문제들이 있다고 말할 수 있습니다.

당신은 정신 강화를 들어 본 적이 있습니까

　정신 강화(精神講話)는 우리들의 오늘날 교육상에서의 고유명사입니다. 저도 정신 강화 과목을 맡은 적이 있습니다.

　『황제내경』 속에도 '정신혼백(精神魂魄)'이라는 네 글자를 얘기했습니다.

　이 정신은 도대체 뭘까요? 설마 정신 강화에서의 정신일까요?

　무엇이 정(精)일까요? 무엇이 신(神)일까요?

　무엇이 혼(魂)일까요? 무엇이 백(魄)일까요?

　『황제내경』 속에는 이러한 명사들에 대해 따로 정의가 있습니다. 그러나 『황제내경』의 설에 의하면 우리도 정신(精神)에 대해서 구체적인 정의를 내릴 수 없습니다. 더더욱 혼백(魂魄)에 대해서 하나의 명확한 주해를 내리기는 어렵습니다. 『황제내경』 속에서 우리는 다음과 같이 이해할 수 있습니다.

　오장(五臟)은 음(陰)에 속하며 정기신(精氣神)을 간직한 곳이다. 육부(六腑)는 양(陽)에 속하며 질체(質體)를 간직한 곳이다.

　五臟屬陰, 是藏精氣神的地方. 六腑屬陽, 藏質體的所在.

그러나 정신(精神)이 도대체 무엇인지는 여전히 알 길이 없습니다. 다음과 같은 노자의 말을 차용(借用)할 수밖에 없습니다.

황홀하구나

恍兮惚兮

중국 고대의학 이론의 형이상학(形而上學)은 유심(唯心)적인 것으로, 천인합일(天人合一)의 본체론의 범위에 속합니다. 『황제내경』은 형이하(形而下)의 응용에 편중되어 있습니다. 그러므로 형이상과 정신혼백의 문제에 대하여 원만하게 해설할 길이 없어서, 결과적으로 '황혜홀혜(恍兮惚兮)'[41]로 바뀌어버렸습니다.

만약 형이상의 기본연구를 발전시켜 가면 의학은 일종의 위대한 새로운 경지로 도달할 것입니다. 즉, 자아심리 치료로부터 더 나아가 생리현상을 초월하는 것입니다. 이것이야 말로 기본적인 중요한 문제입니다.[42]

---

41) 남회근 선생의 해석에 따르면, 혼미한 정신 상태와 유사하다는 뜻이 아니라, 사람의 심성이 빛과 같이 빛나는 경지, 심지가 빛처럼 밝고 자유로우며 활발하다는 뜻이라고 함. 『노자타설』(상) 제21장을 참조하기 바란다.

42) 자아심리 치료를 위한 자료로서, 역자가 『대장치병약(大藏治病藥)』 등을 번역하여 (부록)으로 실었으니 참고하기 바란다. 남회근 선생은, "사람이 백 가지 병이 생기면 백 가지 약으로 대처하는 방법이 있으니, 여러분이 『대장치병약』을 날마다 한 번 읽기를 권합니다."라고 하였다.

상약삼품(上藥三品)인 정기신(精气神)

도가에 한 권의 중요한 책이 있는데 『황정경(黃庭經)』[43]이라고 합니다.

진(晉)나라 왕조 때 왕희지(王羲之)는 유명한 서법(書法)의 대가인데, 그는 몸소 『황정경』을 베껴 쓴 적이 있습니다. 『황정경』이 사람들 마음 속에서 차지하는 비중을 알 수 있습니다.

『황정경』에서 정(精)·기(氣)·신(神)의 문제를 언급하고 있습니다.

도대체 무엇이 정기신일까요? 무엇이 정일까요? 무엇이 기일까요? 또 무엇이 신일까요? 이 정이 도대체 정신의 정일까요?

이것은 말하면 할수록 복잡해지는 것 같습니다. 기경팔맥에서의 기혈 문제인 것처럼 역시 말이 구체적이지 못합니다. 서로 차용한 것이 잘못이라면 그때 당시의 어휘가 너무 적었다는 것을 탓 할 수밖에 없습니다. 그래서 애매하고 불명하게 보입니다.

---

43) 중국 위·진(魏晉) 시대의 도가들이 양생(養生)과 수련의 원리를 가르치고 기술하는 데 사용했던 도교 관계 서적이다. 원래 명칭은 『태상황정외경옥경(太上黃庭外景玉經)』·『태상황정내경옥경(太上黃庭內景玉經)』이다. 그밖에 후서로 『태상황정중경경(太上黃庭中景經)』이 있다. 일반적으로 중경경은 황정경에 포함되지 않는다. 『황정경』은 『포박자(抱朴子)』 하람(遐覽)편에 이미 기록되어 있으며 7언가결(七言歌訣) 형식으로 씌어진 초기 도교 경전이다. 황정(黃庭)은 인간의 성(性)과 명(命)의 근본을 가리키는 것이며, 구체적으로는 뇌(上黃庭)·심장(中黃庭)·비장(下黃庭) 등을 말한다. 양생과 수련의 요지는, 명리(名利)를 탐내는 마음이 없는 담박한 상태(恬淡)와 무욕(無欲), 허무자연(虛無自然)에 이르는 데 있다. 또한 거기에 이르는 방법은 기욕(嗜慾)을 단절시키고 호흡을 조절하며 수진(漱津 : 타액을 삼키는 것)하고 신성(神性)을 길러, 정(精)·기(氣)·신(神)을 '황정(黃庭)'에 응집시키는 것이다. 내경경(內景經) 36장과 외경경(外景經)은 내용면에서 비슷한 부분이 많다. 황정경의 주해서는 많은 편이며 그중 양구자(梁邱子)와 무성자(務成子)의 영향이 비교적 크다.

만약 오늘날의 복잡한 어휘를 써서 굳이 그 어휘를 빌려서 한 번 묘사한다면, 이른바 정기신이란 오늘날 사람들의 마음속의 광(光)·열(熱)·력(力)일 것 같습니다.

죽은 사람을 해부하면 정(精)도 없고, 기(氣)도 없으며, 신(神)은 더더욱 없습니다. 물론 광·열·력도 존재하지 않습니다.

기(氣)란 일종의 생명의 에너지입니다.

정(精)이란 일종의 생명력입니다.

신(神)이란 일종의 생명의 빛입니다.

그러나 여러분 절대 오해하지 말기 바랍니다. 이러한 표현 방식은 단지 우리들로 하여금 비교적 이해에 접근하게 해주는 일종의 비유적인 해석에 불과할 뿐입니다.

음양이라는 이상한 기(氣)

의학 서적 입장에서 보면 오장(五臟)은 음(陰)에 속합니다. 하지만 음 가운데에도 약간의 진양(眞陽)이 있습니다. 이 음 속의 양이 바로 화(火)입니다.

육부(六腑)는 양인데 마찬가지로 양 속에도 약간의 진음(眞陰)이 있습니다. 이 음이 바로 수(水)입니다.

그러므로 도가 서적에서 말하기를 남자는 음이며, 그 속에 오직 약간만이 지양(至陽)의 기(氣)라고 합니다. 여자는 양으로서 그 가운데에 약간이 지음(至陰)의 정(精)이라고 합니다.

이것은 건괘(乾卦) 초효가 음으로 변하여 구괘(姤卦)가 된 것이며, 곤괘(坤卦) 초효가 양으로 변하여 복괘(復卦)가 이루어지는 원리입니다.

도가에서는 이괘(離卦)를 심(心)으로 삼고 감괘(坎卦)를 신(腎)으로 삼습니다.

이괘는 가운데가 비어있고 감괘는 가운데가 가득한데[離中虛, 坎中滿], 감괘(坎卦) 가운데 가득함[滿]으로써 이괘(離卦)의 가운데 비어있음(虛)을 채우면 순양(純陽)으로 변합니다.

이렇게 또 음음양양, 양이면서 음이고, 음 속에 양이 있고 이렇게 많은 얘기를 하여서 사람을 어리둥절하게[糊糊塗塗] 하는데, 호(糊) 속에 도(塗)고 도(塗) 속에 또 호(糊)가 되어 갈수록 뭐가 뭔지 모르게 만들어버려, 그야말로 영문을 모르겠음이 극점에 이르렀습니다.

그러나 어떤 것이 음이고 어떤 것이 양이든 간에 일양래복(一陽來復)의 도리를 하나 잡아 쥐고서 정기신(精氣神)의 치료 법칙을 관통하면 됩니다. 도가의 약물학에서의 수화환(水火丸)이나 감리단(坎離丹)도 모두 이 도리입니다.

신(腎)은 콩팥이 아니다

중의사에게 갔을 때 "신(腎)이 허하군요! 신을 좀 보(補)해야 되겠는데요!" 이런 말을 종종 듣곤 하는데, 병자로 하여금 돼지고기 시렁에 걸려 있는 한 쌍의 콩팥을 연상하게 합니다.

돼지 콩팥 볶음요리[炒腰花]는 정말 맛있습니다. 이 한 쌍의 콩팥요리는 생리해부 상에서 말하는 신장입니다.

그러나 중국 의학과 도가에서 말하는 신(腎)은 단지 그 한 쌍의 콩팥만을 가리키는 것은 절대로 아닙니다. 중국 의학에서의 신(腎)은, 인체의 부신(副腎)·분비선(分泌腺)·성(性)신경과 단전 내외 그리고 하부 기능과 관계가 있는 것을 가리키는 총칭입니다. 만약 신(腎)을 콩팥에 견준다면 그것은 정말 틀려도 삼천리나 틀린 것입니다.

심(心)은 어디에 있을까요

자기의 가슴 왼쪽 부분을 대어 보면 쿵덕쿵덕 뛰고 있습니다. 이것이 우리들의 뛰고 있는 심방(心房) 아닙니까!

텔레비전에서 아름다운 가수가 다음과 같이 노래하고 있습니다. "내 마음 속에는 오직 당신만 있고 다른 사람은 없습니다 ……"

여기서 말하는 오직 당신만 있고 다른 것은 없다고 말하는 마음은 방금 말했던 쿵덕쿵덕 뛰고 있는 그 심(心)일까요?

물론 아닙니다. 이 점은 우리가 다 압니다.

그러므로 도가와 의학에서 말하는 '심'이 표시하는 것은 생각인 것 같습니다. 옛 사람들이 말하는 심이란 능히 생각할 수 있습니다. 즉, '생각'과 '생각할 수 있다'는 의미입니다.

사람이 생각이 많으면 심장이 아플 수 있습니다. 감동을 받아도 심장이 아플 수 있습니다.

이것은 결코 정말로 심장이 아프고 있는 것은 아닙니다. 위장의 상부의 한 지점에 임맥(任脈)의 위치인 단중(膻中)이 기(氣)의 진동을 받아서 맥이 뛰고 있는 것입니다. 그래서 당신으로 하여금 심장의 아픔을 느끼게 하는 것인데, 생각도 심장에 영향을 미친다는 것을 증명해 줍니다.

당신은 항상 잠을 못 이룹니까

사람이 사려(思慮)가 너무 많으면 화(火)가 위로 오릅니다.

사람이 너무 머리를 많이 쓰면 위에서 탈이 납니다.

생각은 심장에 영향을 줍니다. 심장은 화(火)에 속하기 때문에 상화(上火) 현상이 일어납니다. 위장은 토(土)인데 화가 너무 많으면 토에 영향을 주기 때문에 위에 문제가 발생합니다. 이것은 서양 의학에서도 인정하는 원리입니다.

너무 피로하면 신(腎)이 허약하게 되어 심(心)과 신(腎)이 서로 교류하지 못하는 상황을 낳게 됩니다. 즉, 심(心)의 활동능력과 신(腎)의 활동능력이 모두 쇠약해지고 고갈되어 서로 연계되어 통하지 못하고 중단되는 현상이 발생합니다. 이게 바로 '심신불교(心腎不交)'입니다.

나이가 많아지면 근심걱정이 많아지고 체력도 딸려서 쉽게 '심신불교'의 상태로 되기 쉽습니다. 심과 신이 불교하면 잠을 이루지 못합니다.

젊은이들을 보면 내일의 일을 걱정하지 않기도 하고 체력 또한 대단히 넘치기 때문에 심과 신이 항상 교류되어 당연히 잠자기를 좋아합니다.

젊은이들은 늘 애수에 잠기고 감상적이어서 물론 심신불교의 현상을 부를 수도 있습니다.

심과 신이 서로 교류하지 못한다면 감수(坎水)를 써서 풀어야 수화기제(水火旣濟)의 상태에 도달할 수 있습니다.

그렇다면 감수(坎水)란 무엇일까요?

만약 생각과 정신을 대단히 안정되고 평온한 상태에 놓아둔다면, 그게 바로 감수(坎水)가 발생한다는 의미입니다. 이것이 도가의 이론입니다.

신비한 간뇌

앞에서 여러 차례 말했던 임맥과 독맥은 비록 무형의 기맥이지만 여전히 그것이 순환하는 길이 있습니다.

독맥은 자오묘유도(子午卯酉圖)상의 자(子) 처에서, 즉 인체의 하부인 해저(海底)에서 시작하여 등 부분을 거쳐 위로 가서 간뇌(間腦)에 도달하고, 다시 윗 구강(口腔)에 도달합니다.

임맥은 혀끝에서 시작하여 아래로 내려가 흉 복부를 지나서 하부에 이르러 독맥과 만납니다.

이렇게 되면 독맥은 척추신경 계통에 해당하고 임맥은 자율신경 계통입니다. 임맥, 독맥과 12경맥의 도리는 다릅니다.

독맥이 통하는 간뇌에 대해 많은 신비학파들은 극히 높은 평가를 해서, 인간의 청춘을 유지시키는 것은 온통 완전히 간뇌의 작용이라고 봅니다.

일부 학파들은 또 말하기를 "간뇌는 사람의 신통과 관계가 있어서 만약 간뇌의 기맥이 통하게 되면 다른 사람들이 듣지 못하는 것을 들을 수 있고 사람들이 보지 못하는 것을 볼 수 있다."고 합니다.

요컨대 간뇌는 독맥이 위로 통하여 도달하는 곳으로 기맥이 그것의 작용에 영향을 미칠 수 있습니다.

활자시를 다시 말한다

도가에서 말하는 후천 생명은 자시(子時)에서 시작되는데, 정기신(精氣神)의 도리를 알고 개인의 활자시를 융통성 있게 운용할 수 있게 되면 자기의 건강을 장악하는 것은 절대로 문제가 없습니다. 이 점은 거의 절대적으로 보증할 수 있습니다.

당신은 활자시를 알고 나면 장악하기가 쉬울 수 있다고 생각합니까?

만약 당신이 정말로 이렇게 생각한다면 너무 경솔함을 면하지 못하는 겁니다. 왜냐하면 활자시를 틀어쥔다는 것은 지극히 어려운 한 가지의 공부이기 때문입니다.

기본적인 어려움은 우리가 자기의 마음속에서 일어나는 생각을 통제하기 어렵다는 데 있습니다. 앞서 감수(坎水)를 얘기했을 때에 마음속의 생각을 평정(平靜)하게 함에 대해서 언급한 적이 있습니다만, 그러나 마음속의 생각은 평정하기 가장 어려운 하나의 일입니다. 마음속의 생각을 평정하지 못하면서 어떻게 활자시에서 노력하겠습니까!

도가에서는 '정(精)'을 수련하여 기(氣)기로 변화시키고, 기를 수련하여 신(神)으로 변화시키고, 신을 수련하여 허(虛)로 돌아가게 한다[練精化氣, 練气化神, 練神還虛].'는 일련의 공부는 12~13년이 걸려야 완성된다고 말합니다. 사실상 20년이 지나도 완성한 사람이 없습니다. 근본적인 원인은 우리들의, 항상 날뛰는 말[馬]과 같고 가만히 있지 못하는 원숭이 같은 마음[意馬心猿]을 평정하게 하지 못하기 때문입니다.

당신 자신의 활자시를 찾아라

활자시를 장악한다는 것은 정말로 쉬운 일이 아닙니다. 먼저 활자시가 어느 때에 있는지 말하고 우리들 모두 자신의 활자시(活子時)를 찾고 나서 다시 얘기합시다.

만약 어린 아이라면 쉽게 보게 되는데, 우리가 앞서 언급했듯이 그의 성 기관이 팽창할 때가 활자시가 밖으로 드러난 현상입니다. 그 때에 만약 그의 뇌파를 측정해 본다면 틀림없이 다른 변화가 있을 것입니다.

만약 청년이라면 활자시에 틀림없이 이성(異性)의 애정 방면으로 발전합니다. 이런 것들은 모두 쉽게 아는 것입니다. 그러므로 그때에 활자시의 생명력을 장악하여 임맥·독맥의 기맥을 상승하도록 진동시켜서 생명력을 12경락으로 돌려 진입하도록 하지 않으면 후천의 욕구로 변해버립니다.

그러나 노년 사람들은 이미 성적 충동이 없다고 해서 설마 활자시가 없어져버렸을까요?

한 숨결이 남아있기만 하면 사람은 저마다 자기의 활자시가 있습니다. 노인이 깨어날 듯 말듯 한 그 시각이, 눈을 뜰 듯 말 듯 한 그 때가 바로 활자시입니다.

이때에 눈을 뜨지 말고 몽롱한 혼돈상태 같은 그런 황홀한 상태를 계속 유지합니다. 그것은 마치 홍소육(紅燒肉)[44]을 좀 더 뜸을 들이면 그 고기 맛이 더욱 짙어지는 것과 같습니다. 이것이 바로 노년인의 활자시를 장악하는 방법입니다. 노인 친구 여러분, 얼른 시험해 보세요!

오시차(午時茶)

우리가 몹시 피로하고 기맥이 통하지 않아서 머리가 어지럽고 터질 것 같거나 흐리멍덩할 때 제일 좋기로는 오시차(午時茶)를 한 사발 마시는 것입니다. (한방 찻 집에서 만든 오시차가 아닙니다)

사람이 오시(午時)에 이르면 바로 자시(子時)의 상대방으로서, 자시와 상호 반대되는 상태에 처합니다. 이 역시 하지(夏至)의 일음(一陰)이 생하므로 생명이 쇠퇴한 때에 이른 것입니다.

이때에 온양(溫陽)에 유의해야 합니다. 자기가 5분을 더 버티도록 강박해서는 안 됩니다. 아마 5분도 채 안 되어서 팽팽히 잡아당겨진 줄이 아마 끊어져버릴지도 모릅니다.

온양이란 보호 유지한다는 의미입니다. 자오시(子午時)에는 온양하고 묘유시(卯酉時)에는 목욕합니다.

장자(莊子)가 말한 심재(心齋)는 바로 목욕의 의미인데, 심경(心鏡)을

---

44) 돼지고기를 오랫동안 찐 요리

씻어 맑게 하는 것입니다. 마음속의 잡념을 깨끗이 씻어버리는 것입니다.45)

---

45) 『장자』 제4편 「인간세(人間世)」에 나오는 관련 단락을 『장자강의』(상)에서 전재한다.

안회가 말했다. "저는 더 이상은 모르겠습니다. 감히 그 방법을 묻고자 합니다."
顔回曰 : 吾無以進矣, 敢問其方。

중니가 대답했다. "먼저 재계(齋戒)해라. 내가 장차 네게 말해주겠다. 유위적인 심리로써 도를 구한다면 그게 쉽겠느냐? 쉽게 전해주는 것은 하늘도 허락하지 않는다."
仲尼曰 : 齋, 吾將語若! 有而爲之, 其易邪? 易之者, 皞天不宜。

안회가 말했다. "본래 회는 집이 가난하여 술도 사 마시지 못하고, 고기나 자극적인 채소도 사 먹지 못한지가 여러 달이 됩니다. 이와 같으면 재계라고 할 수 있겠습니까?" 중니가 대답했다. "그건 제사 때의 재계이지 마음의 재계는 아니다." 안회가 물었다. "감히 마음의 재계를 묻고자 합니다."
顔回曰 : 回之家貧, 唯不飮酒不茹葷者數月矣。若此, 則可以爲齋乎?
曰 : 是祭祀之齋, 非心齋也。回曰 : 敢問心齋。

중니가 대답했다. "너는 생각을 한곳으로 모아 전일하게 해라. 소리를 귀로써 듣지 말고 마음으로써 들어라. 마음으로써 듣지 말고 기(氣)로써 들어라. 청각작용이 귀에서 정지하고, 마음속의 생각이 정지하여야 도와 부합한다. 이때의 기(氣)란 내심이 허령(虛靈)하면서도 외부 물리세계와는 여전히 상대적인 것이다. 도는 내심의 허령한 경계를 오래 익힌 데서 모인다. 허령함이 곧 마음의 재계다."
仲尼曰 : 若一志, 無聽之以耳而聽之以心, 無聽之以心而聽之以氣。聽止於耳, 心止於符。氣也者, 虛而待物者也。唯道集虛, 虛者, 心齋也。

그 뒤 안회가 한동안 가르침대로 공부하고 나서 다시 물었다. "회가 처음에는 마음과 기(氣)를 합일시키지 못해 사실 저는 회였습니다. 서서히 마음과 기를 합일시키고 나자 비로소 저 자신을 잊어버리게 되었습니다. 이를 허령함이라 말할 수 있겠습니까?"
顔回曰 : 回之未始得使, 實自回也 ; 得使之也, 未始有回也, 可謂虛乎?

중년 이상의 사람들은 모두 이미 오시에 도달했습니다. 오(午)로부터 얼른 닦기 시작해서, 먼저 닦아서 자시(子時)로 돌아가야 합니다.

추상적인 이론 입장에서 보면 형이상에서 시작하여 형이하로 닦아가는 것입니다. 젊은이들처럼 형이하에서 시작하여 형이상으로 향하여 닦아가는 것이 아닙니다.

노년인의 다섯 가지 상반된 상황과 양생

노년인은 어떻게 그들의 생명력을 회복할까요?

어떤 사람은 말하기를 노년인은 보통사람과 비교해 보면 다섯 가지 상반된 상황이 있다고 합니다.

(1) 침대에서 자면 잠을 못 이루고 의자에 앉아 있으면 오히려 잠을 잡니다.

(2) 울 때는 눈물이 없고 웃을 때는 눈물이 납니다.

(3) 큰 소리로 말하면 못 듣고 작은 소리로 그 사람 욕을 하면 들어버립니다.

공자가 대답했다. "되었다. 다시 내가 네게 일러주겠다. 너의 공부는 그 망아(忘我)의 울타리 안에 이제 겨우 들어가 놀 수 있게 된 정도이니, 마음이 일체의 외부경계에 감응하여 끌려가거나, 들어오면 공명하여 움직이거나, 들어오지 않으면 그치는 일들이 없게 하라."
夫子曰 : 盡矣。吾語若 ! 若能入游其樊而無感其名, 入則鳴, 不入則止。

"이때는 따로 어떤 입문방법도 필요 없고 망상(妄想)을 다스릴 필요도 없다. (마음속에 일이 없고) 이 육신의 집에서 부득이 함에 맡기고 살아가면, 수양공부가 거의 된 것이다."
無門無毒, 一宅而寓於不得已, 則幾矣。

(4) 오래 지난 일일수록 또렷이 기억하고 어저께 일은 도리어 기억하지 못합니다.

(5) 성행위 능력은 없어져버리고 정애(情愛)의 욕망은 도리어 높아집니다.

사람이 노년에 이르렀다고 해서 생명력을 회복할 희망이 없다고 생각하지 마십시오. 이것은 절대로 확실하지 않은 것입니다.

노년인은 간뇌(間腦) 부분에 주의를 기울여 착수함으로써 생명력을 다시 일어나게 할 수 있습니다. 만약 뇌하수체가 위축되지 않았고 내분비가 여전히 일상대로라면 정좌를 통해 활자시의 노력을 시작하면 희망은 여전히 큽니다.

정좌를 말하면 우리는 한 폭의 명화(名畵)가 생각나는데, 한 분의 노스님이 정좌하고 있는 그림입니다. 그 정좌하고 있는 노스님은 고개를 숙이고 등도 구부린 채, 한 폭의 앉아 있는 듯 잠들어 있는 듯 득의양양한 모습으로 대단히 예술적입니다.

하지만 진정한 정좌가 이런 모습을 한다면 문제가 심각합니다.

정좌의 정확한 자세는 곧게 펴지면서 자연스럽게 느긋한 것입니다. 바로 우리가 평소에 앉아있는 자세인데 역시 바르고 곧아야 합니다. 그래야 간뇌로 하여금 휴식을 얻게 할 수 있습니다.[46]

---

46) 남회근 지음 신원봉 번역 『정좌 수도 강의』를 참조하기 바란다,

어떻게 기경팔맥과 12경맥을 배워 통하게 할까

이 문제에 해답하려면 사실은 약간 곤란합니다. 기맥을 배우는 사람은 아무래도 그림을 보거나 책을 보는 것을 떠날 수 없습니다. 하지만 책을 보아서 이해할 수 있을까요? 확실히 그리 쉽지 않습니다.

고대의 대 의사들은 어떻게 배워서 통했을까요?

원래 그들은 모두 먼저 도가 학문 중에서 증거를 찾았으며 저마다 도를 이해하는 인물들이었습니다. 그런 다음 다시 자신을 실험 대상으로 삼았습니다. 한 동안의 탐색과 실증을 거치고 나서야 의술에 대해 자신이 있었습니다.

고대 도학(道學)의 실험에 관해서 얘기해 본다면 여성에게는 흠결이 있었습니다. 일체의 도서(道書)와 의서는 모두 남성을 목표로 하였습니다. 이것도 역시 남성 중심 사회의 결점입니다.

이 때문에 우리가 이런 학식들을 탐색할 때 특별히 여성의 문제에 주의해야 합니다. 여성은 임맥으로부터 시작합니다. 남성이 독맥으로부터 시작하듯이 그렇지 않습니다. 여성의 기맥은 임맥으로부터 머리 쪽으로 향하여 올라갑니다.

기맥을 학습하여 이해한 사람은 학습체험 과정 속에서 자기의 기맥의 유통(流通)을 감각할 수 있습니다. 만약 연거푸 며칠 동안 일을 하고 잠을 자지 않으면 머리가 멍하고 어질어질함을 느껴서 견뎌내기 어렵다고 느껴질 수 있는데, 이럴 때는 만약 독맥을 안마하여 기(氣)를 아래로 내려가게 하고, 다시 하지(下肢)로 유도[導引]한다면 머리가 멍하고 어질어질한 것이 즉시 사라집니다.

혹은 관상(觀想) 방법을 채용하여 기맥이 거꾸로 역행한다는 가상(假想)을 하고, 24바퀴나 혹은 36바퀴를 돌리면 사람이 편안해질 수도 있습니다.47)

___

(역자보충)

이런 관상 방법의 하나로 남회근 선생이 전해주는 보휴법(補虧法)을 선생의 저작인 『습선녹영(習禪錄影)』에서 발췌 정리한 자료가 있기에 번역하여 싣는다. 이와 관련 하여 백골관에 이용할 수 있는 백골선관도(白骨禪觀圖) 등을 (부록)에 실어놓았으니 참고하기 바란다.

보휴법(補虧法)

한 가지 대단히 좋은 유위법이 있는데, 밀종과 도가에 모두 이 수련법이 있

___

47) 소주천(小周天)의 순행은 그림에서 보듯이 회음→장강혈→명문→신도혈→대추→풍부혈→백회혈→인당→은교→승장→단중→신궐→관원혈→회음 순으로 운행한다. 역행은 그와 반대로 백회혈로부터 등쪽으로 독맥을 따라 내려가 회음에 이르고 앞쪽 임맥을 따라 올라가 백회혈로 운행하는 것이다.

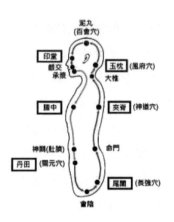

지만 저의 개인적인 경험에서 볼 때, 도가의 이 방법이 밀종과 요가술 보다 더 완비되어있습니다. 만약 문호(門戶)의 편견만 품지 않는다면 시험해보아도 무방합니다. 제가 보기에 도가든 밀종이든 원시 인류는 형이상학적인 것을 추구한지 이미 수천 년의 역사가 지났으나, 실제로는 동일한 하나의 원칙이요 동일한 하나의 계통의 연구입니다. 단지 표현 방법이 다를 뿐입니다. 하물며 이것은 조도품(助道品)인대야 더 말할 나위가 있겠습니까! 부처님은 팔만사천법문을 설하셨고 조사는 한량없는 법문을 맹세코 배우겠다고 말했으니 응당 더욱 배워야 합니다.

이 방법은 대단히 좋습니다. 도가는 이를 보휴법(補虧法)이라고 합니다. 병이 있거나 연로하거나 낡아빠진 몸에 모두 큰 효과가 있으니 접명법(接命法)이라고도 합니다. 청소년이 7~8일을 수련하면 대단해집니다. 그러나 충만해지고 나면 또 문제가 나타납니다. 이것은 곁가지의 말이었습니다. 일반 수도자들은 가련하기도 하고 우습기도 합니다. 절반은 병폐가 장애를 초래하고, 절반은 오래 살기를 탐하고 구합니다. 젊은이들은 이런 신앙 지혜가 없기 때문에 장애자가 되어서야 마음을 돌려 수도할 생각을 합니다. 정말 속담에 "늘그막에야 승려가 되고 급해서야 부처님 다리 안고 사정한다[垂老投僧, 臨時抱佛]."고 하는데, 이미 때가 늦은 것이니 일념으로 아미타불 염불하여 극락왕생을 기구(祈求)하는 것이 훨씬 낫습니다.

이 방법은 밀종에서 말하는 지혜관정(智慧灌頂)이나 다름없습니다. 보통 술과 요령을 가지고 복잡하게 한바탕 행사를 하고 당신의 머리 위를 좀 만져줍니다. 관정 의식(儀式)상으로는 물론 엄숙 장엄하지만 실제로는 뭐라고 말하기 어렵습니다. 진정한 지혜 관정은 '자기가 자기의 의념을 정화하는 것[自淨其意]'라고 합니다. 머리 꼭대기 위에 온통 광명이 본존 불보살 광명과 자연히 서로 이어져 있음을 관상하는 것입니다. 이 방법을 수련하면서 상(相)에 집착하지 않도록 주의해야 합니다. 도가를 배우는 사람으로서 불학의 교리를 알지 못하는 사람이라면 장애가 있을까 걱정입니다. 비록 불법을 배우는 사람이라 하더라도 정말로 상에 집착하지 않고 어느 때 비워버려야 할지 어느 때 멈추어야 할지를 알아야 합니다. 상에 집착하지 않을 수 있다면 이 방법은 더할 나위 없이 좋습니다.

준비와 자세

이 공법(功法)을 연습할 때는 앉아 있거나 누워 있거나 혹은 서 있거나 모두 가능합니다. 어떤 자세이든 모두 척추를 바르고 곧게 유지해야지 허리를 구부정해서는 안 됩니다. 호흡은 가볍게 느리게 가늘게 길게 자연스럽게 편안하게 하는 게 마땅합니다. 혀끝은 가볍게 상악(上顎)에 대고 눈빛은 놓아 비우고 안으로 거두어들이거나[放虛內斂] 약간 감습니다. 만약 허(虛)의 극점에 도달하고 정(靜)을 지키기를 전일하게 하여[致虛極, 守靜篤], 천인합일(天人合一)의 경지를 해낼 수 있다면 효과는 자연히 배로 증가합니다.

자세는 만약 의자에 앉아 있을 경우 윗몸과 허벅지, 허벅지와 장딴지 사이가 모두 약 90도 직각형을 유지하고 두 손은 자연스럽게 허벅지 위에 놓습니다. 물론 책상 다리를 하고 정좌하는 자세라도 됩니다.

누운 자세는 배와 가슴을 위로하고 반듯이 눕는 자세가 바람직하며, 전신을 평평하고 곧게 느긋하게 유지하고, 두 손은 서로 포개어 단전 위에 놓거나 사타구니 옆에 놓으며, 베개는 너무 높아서는 안 됩니다.

서 있는 자세는 등을 곧게 하고, 어깨는 느슨하게 하고, 팔은 늘어뜨리며 무릎은 약간 구부립니다.

수습 방법

가상(假想)이라고 말하면 다들 듣기 좋지 않게 생각하고 명칭을 바꾸어 관상(觀想)이라고 말하면 다들 맛이 다르다고 느낍니다. 이로써 알 수 있듯이 사람이란 자기를 속이기 좋아합니다.

머리 꼭대기에 태양 광명이 있거나 혹은 달의 광명이 있다고 관상하거나 환상을 합니다. 제일 좋기로는 하나의 밝은 점인 명점(明點)이 있고 한 줄기 빛이 있어서 (만약 명점 관상이 되지 않으면 변통으로 머리 꼭대기에 흰 전구가 하나 있다고 관상합니다) 머리 꼭대기의 중앙인 백회혈(百會穴)로부터 머리 안으로 진입하여, 뇌 부위의 중심 위치에서 크게 빛나면서 머리 내부 전체를 두루 비추기를 대략 20~30초 동안 합니다.

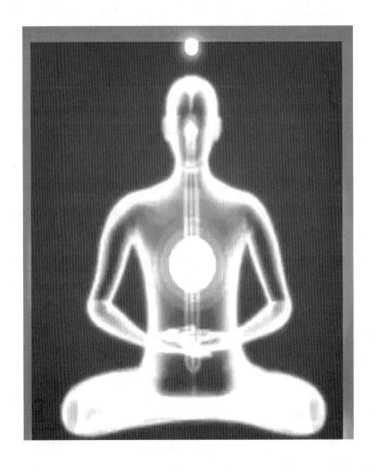

명점은 다시 후뇌를 따라 척추뼈(독맥)에 진입하여 머리 꼭대기로부터 척추

뼈 부위를 쭉 따라 서서히 내려갑니다. 지나가는 곳은 안식(眼識)과 의식(意識) 상으로 이 빛과 접속하여 명점의 운행과 배합합니다.

명점은 척추의 아래쪽 부분(低部)에서 회음혈(會陰穴, 海底, 항문 앞 손가락 두 개를 가로로 모은 지점)에 도달하고, 위로 향하여 단전(배꼽아래 손가락 세 개를 가로로 모은 지점)에까지 도달합니다.

다시 단전으로부터 빛을 발하는 두 개의 명점으로 나누어뼈[髋骨]로부터 동시에 좌우 두 넓적다리뼈[大腿腿骨]로 진입합니다. 지나가는 곳의 뼈도 한 마디 한 마디씩 흰색의 밝은 빛을 내면서 쭉 가서 두 무릎에 도달합니다. 만약 무릎에 병통이 있는 사람이라면 명점이 무릎에 조금 더 머물게 합니다.

빛을 발하는 명점이 다시 장딴지 정강이뼈[脛骨]를 거쳐 복숭아뼈에 도달하고, 발바닥에 도달합니다. 모든 발가락뼈와 발가락 머리가 빛으로 밝게 빛납니다.

그 두 개의 명점은 발바닥으로부터 위로 올라가되, 이어서 거꾸로 정강이뼈, 무릎, 넓적다리뼈를 따라 올라가 회음혈을 거쳐 단전에 이르러 모아져서 발광하는 하나의 명점이 되어, 임맥(신체 앞쪽 정중앙의 한 가닥 맥락)을 따라서 올라가 배꼽 부위, 명치 부위, 후두, 인중을 거쳐 미간을 지나 다시 머리 꼭대기 중앙의 백회혈의 위치로 돌아옵니다.

이렇게 관상하면서 순환시키기를 아홉 번 혹은 더 많은 횟수를 합니다. 공법을 행하고 최후에는 흰 광명을 어디로 돌려서든 모두 놓아 비워버려도 됩니다. 반드시 머리 꼭대기 중앙 백회혈의 위치로 다시 돌아가지는 않습니다.

이렇게 여러 바퀴 돌려서 정신이 넘쳐흐르게 되고 신체가 자연히 곧아지면, 다시 신체를 비워버려서 상대하지 않고, 일념(一念)이 청정하고 또렷하도록 보호 유지합니다.

원리와 설명

이 방법은 여러 가지 병을 치료할 수 있습니다. 며칠 연습하면 생기를 불러

일으킬 수 있습니다. 만약 정말로 관상이 일어나지 않으면 작은 전등하나를 머리 꼭대기 위 30센티 정도 위치에 켜 놓습니다. 이렇게 서서히 해가다 전등을 이용하지 않고도 관상할 수 있게 된다면, 이 방법은 대단히 효과가 있습니다. 병자나 허약자나 모두 시도해보아도 좋습니다.

그런데 이 방법의 원리가 어디에 있을까요? 사실은 도가가 말하는 '정(精)을 돌려서 뇌를 보충하여[還精補腦] 장생불로 한다.'는 것입니다. 일반적으로 다들 생명 에너지로서 가장 중요한 정(精)이 아래, 남자의 고환이나 여성의 자궁 부위에 있는 것으로 알고 있지만, 사실 가장 중요한 곳은 전뇌와 후뇌 사이인 간뇌(間腦)에 있습니다. 나이가 늙어 정신이 쇠약해지면 간뇌가 위축되고 뇌하수체 분비가 부족한데, 일반 도가들은 아래쪽 정액을 위로 올라오게 이끌어 뇌하수체를 자극하고 독맥으로부터 몸 앞쪽의 임맥으로 돌아들어가게 합니다. 그러나 지금 전해주고 있는 접명법(接命法)은 직접 위로부터 이를 보충하여 뇌하수체로 하여금 생명 기능을 자극하여 영력(靈力)을 회복하게 하고, 위축된 간뇌로 하여금 기능을 회복하게 합니다. 그러면 생명은 곧 스스로 충실해질 수 있습니다. 그러므로 중년인이 이 방법을 실행해보면 6~7일 사이에 양기가 넘쳐흐르고 생명력이 빠르게 충실해 질 수 있습니다. 노년인이 이 방법을 연습하면 좀 긴 시간이 필요합니다. 병이 있는 사람도 그렇습니다.

아마 어떤 사람은 이게 어찌 망상 망념을 이용하는 유위법이 아니겠느냐고 말하고 싶을지 모릅니다. 에이! 망념도 좋습니다. 망념은 바로 그 작용입니다. 즉, 교리에서 말하는 '소(所)'입니다. 만약 견성(見性)한 사람이라면 이를 이용하는 것에 더욱 개의치 않습니다. 왜냐하면 이용하고 있더라도 능(能)과 소(所)가 둘 다 공(空)하며, 망념을 이용하고 있는 '이 물건'도 본래 청정하다는 것을 알고 있기 때문입니다. 그러면 망(妄)이 아니며 움직이면서 움직이지 않는[動而不動] 것입니다. 그러므로 유위법을 닦는 것도 무방합니다. 말이야 이렇게 당부했지만 철저하게 이해할 수 있느냐 없느냐, 닦을 수 있느냐 없느냐는 모두 각자가 스스로 결정합니다. 특히 재가자는 일이 바빠서 고요할[靜] 기회도 적은데다 정신은 피로하니 특별이 주의해야 합니다.

도가의 병폐

물론 도가의 큰 병폐도 여기에 있는데, 바로 공(空)의 도리를 걸어가지 않고 너무 집착한다는 것입니다. 그러므로 공법을 행하여 좀 기초가 있고나면 색신에서 일어나는 변화나, 혹은 심리상의 경계들이 일어날 가능성이 있습니다. 이때에 만약 마음이 경계를 따라 구르고, 게다가 자기의 멋대로의 추측과 환상이 더해져서 스스로 옳다고 여기면 갈림길로 들어서기 쉽습니다. 양기(陽氣)가 일어날 때는 그에 따라서 일어나는 욕념을 녹여버리도록 주의해야 합니다. 경계가 나타났을 때는 좋은 경계이든 나쁜 경계이든 모조리 상대하지 말고, 색신을 의념 상에서 비워버립니다. '마구니가 오면 마구니를 베어버리고, 부처가 오면 부처를 베어버린다'는 원칙을 틀어쥐고서 단련에 잘못이 나타나는 지경에 이르지 않아야 합니다.

주의사항

만약 단련 방법이 어떠한 신체의 불편을 불러온다면, 아마 공법의 단련에 잘못이 있는 것이니 곧 응당 공법 단련을 멈추고 선지식에게 가르침을 청해야 합니다. 무턱대고 단련해서는 안 됩니다. 공법 단련 기간에는 식사 끼니마다 소식하고 여러 번 나누어서 먹는 것이 좋으며, 채식할 수 있다면 더욱 바람직합니다. 식사 후 한 시간 지나 공법을 단련하는 게 마땅합니다. 임신부나 큰 수술을 하고 초기 치유하는 사람 등 특수 병증 환자는 이 공법을 단련해서는 안 됩니다. 신체가 회복되어 비교적 평온해 진 뒤에라야 단련해도 됩니다.

검술을 배워서 성취하지 못하면 꽃을 바라보라

많은 도가 이야기와 의학 이야기를 하다 보니 저는 소년시대에 있던 한 가지 일이 생각납니다. 그 때에 우리들은 많은 검선(劍仙), 협객(俠客)의 이야기를 읽고는 일심으로 검술을 배우고 싶었습니다.

뒷날 항주(杭州) 서호(西湖)의 성황산(城隍山)에 한 분의 도인이 있는데, 검선이란 얘기를 듣고 나서 온통 결심하고 도를 구하고 검술을 배우러 갔습니다. 여러 차례의 방문을 거쳐서 마침내 이 선풍도골(仙風道骨)의 장자(長者)를 만났습니다.

그러나 그는 자신이 도가 있다고 인정하지 않았습니다. 검선이라고는 더더욱 인정하지 않았습니다. 오랫동안의 대화를 나누고 나서 그는 저에게 말했습니다. "검술을 배우려면 먼저 집에 돌아가서 손목으로 쪼개고 찌르는 동작을 1백일 동안 잘 연습하시오. 그런 다음 깜깜한 방 안에서 향을 한 개비 피워놓고 손으로 검을 잡고 손목으로부터 그 향을 두 조각 내더라도 향이 꺼지지 않을 정도에 이르고, 그리고 나서 다시……"

그 분이 이렇게 말하는 것을 듣고는 마음으로 생각하기를, 일생토록 쪼개도 검을 배워서 할 수 있을 것 같지 않겠다는 생각이 들었고, 검선에 대해서는 더더욱 이루지 못할 것 같았습니다. 그래서 배우지 않기로 포기할 수밖에 없었습니다.

도인이 반문(反問)했습니다, "꽃을 바라볼 줄 압니까 모릅니까?", "당연히 바라볼 줄 알죠. 이것은 쓸 데 없는 질문 아닙니까?"

"그렇지 않습니다." 도인이 말했습니다. "보통사람들이 꽃을 바라보는 것은 정신을 한 데 모아서 자기의 정기신(精氣神)을 모두 꽃 위에다 쏟아버립니다. 꽃을 바라볼 줄 아는 사람은 그저 눈을 반만 뜨고서 그런 듯 마는 듯 오히려 꽃의 정기신을 자기의 몸속으로 흡수해 들입니다."

온갖 식물 화초의 생력(生力)을 흡수하여서 그를 빌려 신(神)을 단련하여 기(氣)를 이루고 정(精)으로 환원하여 근본으로 돌아간다고 했습니다. 이게 바로 도인의, 말이 간곡하고 의미심장한 수도법이었습니다.

친구 여러분, 빨리 꽃을 보는 것을 배우십시오!

214 중의학 이론과 도가 역경

제9강

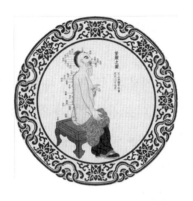

위에서 우리는 정기신(精氣神)의 문제를 얘기했는데, 정기신은 기경팔맥과 관계가 있습니다. 나이가 많은 사람은 이런 방법을 이용하여 자기를 구제하고 건강하고 젊음을 되찾은 상태에 도달할 수 있습니다. 이런 방면에 관하여 우리는 또 도가의 수련법을 얘기하겠습니다.

사람이 늙어도 알고 보면 다스릴 약이 있다

송명(宋明) 시대에 두 분의 도가 권위자가 있었습니다. 송(宋)대의 장자양(張紫陽)과 원(元)대 말기 명(明)대 초기의 장삼풍(張三丰)입니다. 그

밖에 또 한 분은 장삼봉(張三峰)입니다. 글자 발음은 같지만 장삼풍(張三丰)은 단도(丹道)와 태극권(太極拳) 면에서 위대한 성취가 있었습니다. 뿐만 아니라 일련의 「무근수(無根樹)」라는 사(詞)의 명작이 있습니다.

중국에는 역사적으로 가장 큰 도가 사원이 두 곳이 있는데, 하나는 북평(北平)의 백운관(白雲觀)이고 하나는 사천(四川) 성도(成都)의 청양궁(靑羊宮)입니다.

청양궁에는 장삼풍이 직접 쓴 「무근수」 사(詞)의 비석이 있습니다. 글자체가 모두 원형으로써 따로 선기(仙氣)가 있습니다. 사실 그것이 진짜 장삼풍이 쓴 것인지 아닌지는 물론 고증할 길이 없습니다. 하지만 「무근수」 사(詞)는 확실히 도가 수련 방법입니다. 그 가운데 노인의 수련법과 관련된 것은 다음과 같습니다.

뿌리 없는 나무가 꽃이 한창 시들고 있으니, 나무가 늙어서 새롭게 새 눈 가지로 접을 붙인다.

매화나무는 버드나무에 접을 붙이고 뽕나무는 배나무에 접을 붙여서, 진(眞)을 닦는 사람에게 모범을 삼도록 전해준다.

옛날부터 신선의 재접법(栽接法)이니, 사람이 늙어도 알고 보면 다스릴 약이 있다네.

無根樹 花正微 樹老重新接嫩枝

梅寄柳 桑接梨 傳與修眞作樣兒

自古神仙栽接法 人老原來有藥醫

많은 좌도방문(左道旁門)들이 이 사(詞)의 진정한 의미를 탐구하지 않고 이 사(詞)의 의미를 남녀쌍수(男女雙修)로 해석했는데, 이는 잘못입니다.

사람이 늙은 것은 나무가 늙은 것이나 다름없습니다. 이른바 재접법(栽接法)으로써 활력을 회복한다는 것은 우주간의 다른 힘을 빌려서 쇠약해지는 활력을 배양하여 자기의 생명력을 충실하게 하는 목적에 도달한다는 것입니다.

이게 바로 이른바 정기신의 이용입니다. 즉, 우주간의 빛에너지를 이용하여 신(神)을 기(氣)로 전환시키는 것입니다.

어떻게 꽃을 빌려서 나를 닦을 것인가

위에서 우리는 꽃을 바라보는 이야기를 한 적이 있습니다.

이것을 우스개 이야기 하나로 생각하지 말기 바랍니다. 실제로는 나무가 늙으면 새롭게 어린 가지를 접 부치는 의미이기도 합니다.

사람이 꽃을 바라볼 때에 눈 속의 빛에너지를 후뇌(後腦)로 거두어들이면 이러한 힘은 뇌하수체의 균형을 자극할 수 있습니다.

이러한 균형적인 휴식 상태를 유지하면 자기의 호흡이 점점 거친 것으로부터 미세해지고, 최후에는 정지한 듯한 상태에 도달한 것을 느낄 수 있습니다.

이때에 활자시를 장악하면 역시 일양(一陽)이 돌아온 경지에 도달할 수 있고, 자신의 생명의 원기(元氣)가 발동하고 있습니다.

이른바 '매화나무는 버드나무에 접을 붙이고, 뽕나무는 배나무에 접을 붙인다[梅寄柳, 桑接梨]'란, 즉 우주 간에서 빌려온 일종의 힘으로써 활자시의 생명이 생발(生發)하는 힘을 제조하는 것입니다.

근대의 의학은 신장에서의 분비선과 성선 호르몬은 정(精)과 관련이 있다는 것을 증명했습니다. 하지만 뇌하수체와도 절대적인 관계가 있습니다.

우주의 빛에너지를 빌려 써서 자기 생명의 활력을 불태우기 시작하는 것, 이것이 재접법 아니겠습니까?

『장자(莊子)』에서의 "천지의 정신과 서로 왕래한다[與天地精神相往來]"는 말은 바로 이 도리입니다.[48]

---

48) 『장자』「천하편(天下篇)」에 나온다. 그 단락은 다음과 같으며 해석은 남회근 선생의 강해에 따랐다.

도(道)는 적정(寂靜)하여 소리가 없고 형체 자취가 없으며, 변화가 무쌍하면서 틀에 박힌 규칙이 없다. 그것은 생사(生死)와 서로 의지하고 천지와 병존하며 신명(神明)과 함께 간다! 그것은 어디로부터 오는 것일까? 어디로 가고자 하는 것일까? 그것은 만물을 망라하면서도 귀착점을 모른다. 옛날의 도술에는 이 방면에 속한 것이 있었다. 장주(莊周)는 이런 도술을 듣고 그것을 기뻐하고 좋아하였다. 그는 유원한 논설과 광대한 언론 그리고 구속이 없는 언사(言辭)로써 언제나 방종하여서 치우쳐 고집하지 않고 한쪽의 견해를 지니지 않았다. 그는 천하가 침체되고 혼탁하다고 보고 엄정한[嚴正] 말을 할 수 없어서, 무심한 말로써 부연(敷衍)하고 격언을 인용하여 사람들로 하여금 진실하게 느끼도록 하며, 우언으로써 도리를 널리 알렸다. 홀로 천지 정신과 서로 왕래하면서도 만물을 깔보지 않고, 시비에 구속되지 않으며 세속 사람들과 화목하게 지냈다.

寂漠無形, 變化無常, 死與生與! 天地並與! 神明往與! 芒乎何之? 忽乎何適? 萬物畢羅, 莫足以歸。古之道術有在於是者, 莊周聞其風而悅之。以謬悠之說, 荒唐之言, 無端崖之辭, 時恣縱而不儻, 不奇見之也。以天下為沉濁, 不可與莊語。以卮言為曼衍, 以重言為真, 以寓言為廣。獨與天地精神往來, 而不敖倪於萬物。不譴是非, 以與世俗處。

그러므로 구태여 꽃을 바라보는 것만 지나치게 따질 필요가 어디 있겠습니까?

나무를 바라본다거나 꽃을 바라본다거나 또는 텅 빈 허공을 바라보고, 심지어는 한 무더기의 쇠똥을 바라보는 것도 그를 빌려서 천지간의 빛에너지와 접속하는 것이 아니겠습니까?

중요한 관건은 '어떤 것을 바라보느냐가 아니라 어떻게 바라보는가?'야말로 재접(栽接)의 효과를 거둘 수 있다는 것입니다.

빛   신   영혼

천지간의 빛에너지를 빌려서 사람의 활자시를 일으켜 발동시킬 수 있습니다. 이 빛에너지는 특수한 의미를 갖추고 있으며, 정기신(精氣神)에서의 신(神)과도 밀접한 관계가 있습니다.

『황제내경』 속에서의 '신(神)'에 관한 문제도 절대로 종교상의 신(神)이 아닙니다.

오늘날 서양 의학은 빛에너지를 이용하여 질병을 어떻게 치료할 수 있을까를 연구하는 데 힘을 쏟고 있습니다.

그러나 이른바 '신(神)'의 문제는 여전히 영혼학과 신비학의 범위 속에서 맴돌고 있습니다.

만약 어느 날엔가는 서양의 영혼학에 관한 연구가 과학적인 실험을 빌려서 성공하고 증명할 수 있다면, 과학도 장차 신기원(新紀元)으로 진입할 것입니다.

그날이 만약 도래한다면 유물론은 철저하게 뒤엎어질 것이며, 이른바 각파 종교의 정의(定義)도 장차 새롭게 써야하는 국면에 틀림없이 직면하게 될 것입니다.

초월명상 치료

여러분이 미국 잡지나 신문을 보면 미국인들의 정좌에 대한 연구와 열광에 관한 글이 늘 실려 있습니다.

미국에서 현재 성행하고 있는 정좌는 초월명상이라고 불리는데, 이것은 요가의 정좌 방법입니다. 이러한 초월명상은 사람들의 산소 소비량을 줄이게 할 수 있다고 이미 과학적으로 증명되었습니다. 그래서 우주에 진입하고자 한다면 정좌를 좀 배우는 것이 유용합니다.

초월명상을 의학에 응용한 것이 바로 동면(冬眠) 치료라는 것입니다.

의사가 모든 약이 병자에 대하여 도무지 효과가 없음을 발견했을 때에는 동면 치료가 환자에게 이용됩니다.

동면 치료란 환자를 한 칸의 특정한 동면 치료실에 밀어 넣고 3일 기간으로, 혹은 더 많은 날을 기간으로 하여 동면(冬眠)치료실에 집어넣은 뒤에 환자가 곧 동면에 들어가는 것입니다.

사실 기공의 병 치료와 동면 치료에 관하여는 모두 중국 도가의 물건들입니다. 만약 더 나아가 침구와 결합시켜서 발전시킨다면 앞날이 무궁합니다.

머리와 신(神)

사람의 신체는 세 부분으로 나누어지고, 각각 정기신(精氣神)을 나타냅니다.

신(神)은 주로 두부(頭部)에 있습니다. 기(氣)는 주로 흉부(胸部)에 있습니다. 정(精)은 주로 하부(下部)에 있습니다.

「무근수(無根樹)」설에 따르면 사람이란 뿌리가 없는 것입니다.

사람은 정말로 뿌리가 없을까요? 아닙니다. 사람의 뿌리는 윗부분에 있습니다. 사람 몸을 나타내는 것으로서, 뇌 부분이 신(神)입니다. 사람의 뿌리는 뇌 부분으로부터 위로 향하여 허공으로 들어갑니다.

그러므로 사람의 뿌리는 허공 속에 있으며, 역시 신식(神識)[49]의 뿌리입니다.

침구 원리적으로 말하면 머리는 모든 양(陽)의 우두머리로서 가장 중요한 곳이며, 신(神)을 나타내기도 합니다.

두 다리의 중요성

인체의 하지(下肢)는 얼마나 위대합니까? 정말 상상할 수 없을 정도입니다.

갓난아기가 요람 속에서 잠자고 있을 때 쉬지 않고 그의 두 다리를 들

---

49) 살아있는 것에 갖추어져 있는 심식(心識). 영묘(靈妙)하고 불가사의한 마음 작용. 영혼.

고 있으면서 좌우상하로 움직이고 있습니다. 춤을 추는 것과 같습니다. 그러면서도 피곤한 줄 모릅니다.

『황제내경』에서 갓난아기의 기(氣)는 두 다리에 있다고 말합니다.

사람이 중년에 이르면 두 다리의 힘이 줄어들어 약해집니다. 다리의 활동도 보이지 않는 가운데 감소하고, 소파 위에 앉아 있기를 좋아하면서 늘 자기의 두 다리를 쉬게 합니다.

노년에 이르면 더더욱 상상조차 할 수 없을 정도입니다. 소파에 앉아 있는 것으로도 부족하고 두 다리를 탁자위에다 올려놓아야만 됩니다. 인체는 발아래로부터 노쇠하기 시작하기 때문에 사람의 죽음도 점점 진행되는 게 발로부터 시작하여 위로 올라갑니다.

불학의 유식(唯識) 이론 속에서 식(識: 의식) · 난(暖: 체온) · 수(壽: 수명)는 일체(一體)라고 말합니다. 인체의 차가운 감촉이 일단 시작하면 점점 마비로 변합니다.[50]

---

50) 이해를 돕기 위하여 『생과사 그 비밀을 말한다』「제3강」에서 관련 단락을 전재한다.

우리가 식사 전에 말했듯이 사람이 죽어서 아직 그대로 놓여있지만 지수화풍은 떠나버렸습니다. 다시 보충해서 말씀드리면 사람의 정상적인 죽음에서 4대 가운데 어느 것이 먼저 문제가 발생할까요? 지대가 분산되지요? 그렇지요? 그 다음 단계는요? 수대가 분산합니다. 세 번째 단계에서는 풍대와 화대가 함께 분산합니다. 이른 바 풍대와 화대가 함께 옵니다.

이 부분에서 불학을 연구하는 여러분은 주의해야 합니다. 우리는 지금 살아 있으면서 생각이 있을 수 있는데 이 심의식(心意識)은 어디에서 올까요? 그러므로 유식법상학(唯識法相學)은 우리들에게 한 가지 중점을 일러주는데, 그것은 바로 난(暖) · 수(壽) · 식(識)이라는 세 가지 조건입니다. '난'은 온도가 있는 것입니다. 육체생명이 살아있으려면 반드시 온도가 있어야 합니다. 이는 화대와의 관계입니다. '수', 온도가 있으면 수명이 있습니다. 그러므로 이 지구상을 보면 온대 열대 지방일수록 생물의 발전이 무성하고 한대 지방에 이르면 얼어서 생물의 종류가 아주 적습니다. 그러므로 '난'과 '수'가 있어야 정신의식이 작용을 일으킵니다. '난 · 수 · 식'은 삼위일체입니

그러므로 어떤 사람의 두 다리가 힘이 없다면 노쇠의 시작입니다. 다시 말하면 어떤 노인이 두 다리가 여전히 따뜻하고 여전히 힘이 있다면 장수할 현상이란 것을 증명한 것입니다.

다.

하지만 난·수·식과 우리가 말하는 기(氣, 선천의 기炁를 포함합니다)인 풍대와는 무슨 관계일까요?

이 기의 작용은 생명의 근본의(根本依)입니다. 난·수·식은 근본적으로 무엇을 의지할까요? 기의 작용에 의지하고 풍대에 의지합니다. 후천적인 호흡만이 아니라 선천의 기를 포함합니다. 그러므로 사망할 때 최후의 한 호흡의 기가 멈춤은 풍대가 작용을 멈춘 것입니다. 멈춘 것입니다! 풍대가 존재하지 않는 것이 아닙니다. 풍대는 여전히 존재합니다. 하지만 호흡이 오고가는 생멸작용이 정지한 것입니다. 오고감은 생멸입니다. 이어서 화대도 그 작용을 멈춥니다. 이것을 사망이라고 합니다.

죽은 후에는 체온이 식어갑니다. 우리 살아있는 사람은 남녀가 서로 사랑하기에 부모형제를 안아보거나 업어볼 수 있는데, 그럴 경우 상대의 몸이 가볍지만 그의 기가 끊어져 버리면 몹시 무거워서 안고 움직이기 어렵습니다. 기가 없어지면 가볍지 않습니다. 그러므로 우리가 살아있을 때의 신체가 날렵하고 동작이 민첩 활발하면서 마음대로 활동하는 것은 바로 이 기의 작용 때문입니다. 나이가 많아지면 몸이 무겁습니다. 심지어는 움직여지지 않는데 이는 이미 기가 약해졌기 때문입니다. 수대가 많아지면 수대가 모두 병으로 변하고 불의 힘도 충분하지 않게 됩니다. 요즘 사람들이 우스갯소리로 늙은 채 죽지 않고 있는 노인들을 도적이라고 말하는데, 이 분들은 신체적으로 이미 반 이상이 죽은 상태로서 다들 몸이 제대로 말을 듣지 않습니다.

여기서 과학적인 문제가 하나 있습니다. 신체가 냉각되고 사망했다면 영하 몇 도에서도 여전히 따뜻함이 있을까요? 만약 과학적인 답을 한다면 여전히 따뜻함이 있다고 말해야 합니다. 하지만 영하 몇 도의 따뜻함도 우리에게는 아주 차갑지만 화대가 없다고는 말할 수 없습니다.

귀신의 기백

공자는 『역경 · 계사전』에서 말합니다.

형체가 있는 정기(精氣)가 어떤 추상적인 것을 구성하고, 물질 이면의 어떤 원리에 이른, 역시 추상적인 어떤 것인 유혼(游魂)으로 인해 변화가 일어난다. 그러므로 귀신(鬼神)의 정황을 안다.51)

精氣爲物, 游魂爲變, 故知鬼神之情況.

혼백(魂魄)의 문제에 관해서 사람들이 "어떤 사람은 박력이 있네 없네. 어떤 사람은 기백이 충분히 크다 크지 못하다!" 고 말하는 것을 늘 듣습니다.

이것은 활력이 있느냐 없느냐 그런 의미 아닙니까? 그 속에는 기(氣)와 정(精)의 요점과 요소를 담고 있습니다.

다시 귀(鬼)자로부터 말해보면 일체가 농토 田(전)자로부터 시작합니다. 田자로부터 아래로 향하여 발전해 가고 위에는 비뚤어진 모자를 쓰고 있는 것이 귀신 鬼자입니다.

중국 글자의 귀신 神자는 一로부터 시작됩니다. 그 一은 天입니다. 一자에 一자를 더하고 아래에 삼 획을 드리우고 있는 것이 바로 천체 현상[天象]을 드리워 보임을 상징[示]하는 것입니다. 오른쪽에다 통달한다는 申자를 더한 것이 神자입니다. 神은 상하가 통달한다는 의미입니다.

---

51) 『주역계사 강의』「제 4장」을 참조하기 바란다.

이는 다시 말하면 천체 현상을 드리워 보임에 의거해서 상하좌우를 통달하는 것이 神이라는 것입니다.

사람이 활력이 충만할 때에는 기(氣) 때문이며 기가 움직이면 변하여 신(神)이 됩니다.

신(神)의 방법을 이용하여 호흡 왕래로써 신체에 기(氣)를 충만하게 할 수 있습니다. 기는 생명의 에너지로서 신으로 전환 변화될 수 있습니다.

호연지기(浩然之氣)

여러분은 다들 맹자(孟子)가 말한 "나의 호연지기를 기른다[養我浩然之氣]."는 말을 압니다.52)

---

52) 『맹자』「공손추公孫丑」(상)」에 나오는데 이에 대한 남회근 선생의 강해를 요약 번역해서 『선정과 지혜 수행입문』 제1강 중 '3.혜학'편에 역자보충으로 실어 놓은 것을 일부 전재한다.

   공손추가 말했다. "감히 묻겠습니다, 무엇을 호연지기라고 합니까?"

   맹자가 대답했다. "뭐라 말로 설명하기 어렵다. 그 호연지기라는 것은 무엇으로 견줄 수 없을 만큼 지극히 크다. 양명(陽明)한 기(氣)로서 지극히 강하다. 동요시킬 수 없고 변경시킬 수 없는 것이며, 빛나면서 생기가 활발한 것 등등으로 표현할 수 있다. 그 바르고 자연스러움으로써 길러서 해를 끼치는 일이 없으면[以直養而無害] 하늘과 땅 사이에 충만하다. 그 기(氣)는 의리[義]와 도(道)와 배합해서 되는 것이니, 이 두 가지가 없으면 길러지지 않고 쇠약하게 된다. 이것은 일체의 의리(원리)를 꿰뚫어 알고 철저하게 실천함이 쌓여서 생겨나는 것이요[是集義所生者], 그렇지 않고, 전해오는 의리로부터 답습하여 억지로 끌어다 붙이기만 해서 얻을 수 있는 것이 아니다[非義襲而取之也]. 마음으로 어딘지 옳지 않다고 느낀다든지 죄악감이나 괴로운 느낌 등이 있는 행위가 있다면 쇠약하게 된다.

   나는 그래서 말하기를, 고자는 일찍이 이 도리를 아직 철저히 이해하지 못하였

옛날부터 기(氣)의 양성을 얘기한 사람들은 정말 적지 않았습니다. 장자(莊子)나 열자(列子)도 모두 양기(養氣)를 말했습니다. 장자(莊子)가 말한 것으로 "사람이 기(氣)를 기를 수 있다면 진인(眞人)이 된다[人能養氣, 成爲眞人]."고 했습니다. 양기(養氣)를 알지 못하는 사람은 모두 가짜 사람이며, 적어도 헛되게 산 것이나 다름없다는 말입니다.

다고 한 것이다. 왜냐하면 그는 기를 마음밖에 있는 것으로 보아 마음과 기를 둘로 나누었기 때문이다. 그는 마음이란 내면의 정신에 속하고 기란 외부의 물질에 속한다고 보았는데, 이는 정확하지 않다. 이 기(氣)는 마음은 있고 형질(形質)이 없는 기로서, 마음과 기는 서로 이어져 있는 것이다. 호연지기를 바르고 자연스러움으로써 기르는 요령은, 반드시 마음속에 어떤 것을 하나 두어 지키는 바가 있으면서[必有事焉], 자기가 일부러 곁에서 붙들어 바로잡으려 하지 말아야 하며, 언제나 잊지 말아야 하며, 조장하지 말아야 한다.

예컨대, 송나라의 어떤 농부처럼 해서는 안 된다. 송나라의 어떤 농부가 벼의 모를 심어놓은 뒤, 날마다 논에 가서 관찰해보니 아무래도 모가 너무 느리게 자라 잘 자라지 않는다고 느껴져 걱정이 되었다. 그래서 밤에 몰래 논에 가서 모들을 한 포기 한 포기 뽑아 올려주었다. 다음날 아침에 매우 피곤한 모양으로 집에 돌아와서는 집안사람들에게 말했다. '오늘은 너무 피곤하구나! 내가 밤새 내내 모가 좀 자라도록 도와주었다!' 아들이 그 말을 듣고 달려가 보았더니, 모가 모두 말라 시들어 있었다.

사실 천하에 수양 공부하는 사람들 중에는 이렇게 알묘조장(揠苗助長)하지 않는 자가 몇 안 된다. 사람마다 알묘조장하고 있다고 말할 수 있다.

이와는 반대로, 기(氣)를 이렇게 기르는 법을 듣고는 아예 공부를 하지 않겠다고 생각하는 사람이 있다. 공부를 하지 않는 것은, 수양 공부가 무익하다고 여기면서 내버려두고 관심을 갖지 않는 사람들과 똑 같은 결과를 가져온다. 농사를 예로 들어보면, 마치 모를 심어놓은 뒤 김매기를 하지 않는 것과 같다. 또 억지로 그것이 자라도록 조장하는 자는 바로 모를 뽑아 올려준 자이다. 이같이 조장하는 행위는 유익함이 없을 뿐 아니라, 도리어 그것을 해치게 된다."

我善養吾浩然之氣. 敢問何爲浩然之氣. 曰: "難言也. 基爲氣也, 至大至剛, 以直養而無害, 則塞於天地之間. 基爲氣也, 配義與道, 無是餒也." 是集義所生者, 非義襲而取之也. 行有不慊於心, 則餒矣.

我故曰, '告子未嘗知義, 以其外之也.' 必有事焉而勿正, 心勿忘, 勿助長也. 無若宋人然:宋人有閔其苗之不長而揠之者, 芒芒然歸. 謂其人曰: '今日病矣, 予助苗長矣.' 其子趨而往視之, 苗則槁矣. 天下之不助苗長者寡矣. 以爲無益而舍之者, 不耘苗者也; 助之長者, 揠苗者也. 非徒無益, 而又害之."

무엇이 야기(夜氣)일까요? 그것은 바로 자시(子時)에 일양(一陽)이 돌아올 때, 물처럼 고요한 밤 그때의 우주의 호연지기(浩然之氣)가 천지 사이에 충만하여 있으니, 기(氣)를 기르는 사람 입장에서는 얼마나 중요하겠습니까!

경험 있는 사람은 코의 후각을 빌려 시간의 변화를 판단할 수 있습니다. 예를 들어 옛날에 밤에 길을 걸어갈 때 시계가 없었는데, 어떤 사람들은 노력해서 공기를 한 번 냄새 맡아보면 어떤 때인지를 알 수 있었습니다.

왜냐하면 천지의 변화가 기(氣)의 맛에서 반응하여 자연히 그 공통된 곳이 있기 때문입니다.

큰 콧구멍의 좋은 점

관상(觀相) 책에 이런 한마디 말이 있습니다.

콧구멍이 크면 손자를 보지만 아들을 보지 못한다.

鼻孔大見孫不見子.

다시 말해 콧구멍이 큰 사람은 장수합니다. 아들보다도 오래 사는 경우가 종종 있습니다. 그러므로 손자를 보고 아들을 보지 못한다는 말입니다.

콧구멍의 크기는 기(氣)와 관계가 있습니다. 요가술에는 콧구멍 훈련을 특별히 하는 것이 있는데, 바로 기공을 훈련하는 도리입니다.

기(氣)의 출입을 훈련할 때, 기를 들이마실 때는 가늘게, 길게, 느리게 하면서 아랫배를 안으로 움츠려 들이도록 주의해야 합니다. 이때에 기가 모두 12경맥에 들어갑니다.

기를 내쉴 때는 빠르게, 급하게, 세차게 해야 됩니다.

보통 훈련방법은 오전에는 왼쪽 코로 호흡을 하고, 오후에는 오른쪽 코로 호흡을 합니다. 손가락으로 다른 콧구멍을 하나 누르고 있습니다.

오랫동안 단전을 이용해서 호흡하면 스스로 침구 혈도(穴道)의 위치를 체험할 수 있습니다.

여기에서 말하는 요가의 기(氣)수련과 기공의 기(氣)수련은 모두 공기의 기(氣)이지 정기신(精氣神)에서의 기(氣)가 아닙니다.

기공으로 폐병을 치료하는 방법

오늘날의 폐병은 이미 난제(難題)가 아닙니다. 약의 종류가 너무나 많고 치료 방법은 더욱 많습니다.

그러나 이전의 세월 속에서는 폐병은 골치 아픈 일이었습니다. 여기에서 소개하는 한 가지 기공 치료는 적지 않은 폐병 환자들을 치료한 적이 있습니다.

오른손으로 주먹을 쥐고 엄지손가락을 세워 양쪽의 견갑골 아랫부분의 높이에 놓고 척추 뼈 중심점에 둡니다.

왼손은 주먹을 쥐어서 배꼽위에 평평하게 둡니다.

이때에 콧구멍의 근육을 통해서 공기를 맡기 시작합니다. 맡으면서 소리를 내는데 마치 맛있는 요리를 냄새 맡는 것처럼 여러 차례 한 번 더 맡고 싶어 하듯이 그렇게 합니다.

이렇게 공기 냄새 맡기를 연거푸 여섯 번 하고 난 다음 "페이~(呸)"하고 소리를 내면서 공기를 토해 냅니다.

이런 식으로 계속 해 가서 연거푸 36차례 하면 (여섯 번 들이쉬고 한 번 페이~가 한 차례입니다) 온 몸이 소통되고 심지어는 땀까지도 납니다.

만약 원래 호흡이 확 터지지 않았던 사람은 36차례의 호흡 연습을 거치면 콧구멍이 확 터져서 막힘이 없게 됩니다.

만약 폐병 환자로서 서 있는 자세로 기공을 할 수 없다면 침대에 누워서 해보아도 좋습니다. 효과는 역시 마찬가지입니다.

정(精)의 곤혹

중국 상고 시대에 중시한 것은 신(神)이었습니다. 중고 시대에 중시한 것은 기(氣)였습니다. 그런데 송원(宋元)대 이후에 가장 중시한 것은 정(精)이었습니다. 불행한 것은 송원(宋元)대 이후에 말한 정(精)은 원래의 의미를 위반하고 남자의 정액과 여자의 난자가 됨으로써 정(精)의 의미를 협의적이면서도 표면화시켜 버렸다는 것입니다. 송(宋)대 이후의 설은 다음과 같습니다.

사상(四象)53)과 오행은 모두 토(土)에 의지하고,

구궁(九宮)과 팔괘는 임(壬)을 떠나지 않는다.

四象五行皆藉土

九宮八卦不離壬

실제로 정혈(精血)은 호르몬과 비타민의 내분비 계통을 포괄합니다. 정(精)은 발바닥으로부터 생겨납니다. 발바닥의 용천혈(涌泉穴)로부터 회음(會陰: 허위혈虛危穴이라고도 하며 북방칠수 별자리의 이름입니다)으로 통하는데, 이곳이 바로 정(精)이 시작되는 생발(生發) 부위입니다.54)

아래로부터 위로 향하여 해저혈에 이르면 생명 에너지의 기점입니다. 이 기점은 많은 사람들이 일생동안 아직 발동 하지 않습니다. 만약 발동할 수 있다면 틀림없이 젊음을 되찾을[返老還童] 수 있습니다. 그리고 해저의 기(氣)가 발동한 뒤에 사람은 늘 유쾌함을 유지할 수 있습니다. 유쾌하지 않는 일을 만난다 할지라도 그 영향을 받지 않습니다.

이것은 생명의 단원(單元)55)으로서 우주의 법칙과 서로 같습니다.

---

53) 『주역계사 강의』「계사전 상편」제11장 중 "역에는 태극이 있고, 태극은 양의를 낳으며, 양의는 사상을 낳고, 사상은 팔괘를 낳는다 [易有太極, 是生兩儀, 兩儀生四象, 四象生八卦.]"에서 나오는데, 사상은 노음(老陰)·소음(少陰)·노양(老陽)·소양(少陽)을 가리킨다. 해당 단락 강해를 참고하기 바란다.

54) (부록)의 「십이경맥과 기경팔맥도」중 족소음신경(足少陰腎經) 순행도를 참고하기 바란다.

55) 철학에서 단일한 근원. 실체를 말한다. 전체 중 하나의 상대적으로 독립된 부분.

제10강

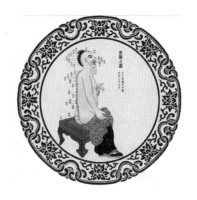

　중국 의학 사상이론은 우산 형태의 중국 문화의 하나의 가지[枝]이며, 이 중국 우산 형태 문화의 꼭대기가 바로 『역경』 문화입니다.

　중국의 온갖 것은 이 우산 형태의 문화 속에 간혀있습니다.

　전체 문화가 모두 깊고 깊은 극도의 피곤[困頓]을 겪고 있는 바에야 의학 방면도 자연히 예외가 아닙니다. 사실상 의학이 겪고 있는 극도의 피곤이 가장 깊습니다. 중국 문화를 극도로 피곤하게 하는 것은 첫째가 음양 사상(陰陽思想)이요 둘째가 오행(五行)과 천간(天干)·지지(地支)입니다.

음양을 말하다

중국사상의 유래를 말하면 필연적으로 또 사람들로 하여금 음양의 문제를 생각하게 합니다.

사실상 중국 문화의 발전 영역 중에서 음양은 완전히 또 하나의 계통에 속했으며, 춘추전국 시대에 이르러서야 종합하고 거기다 '가(家)'자를 하나 더해 이른바 음양가(陰陽家)가 출현했습니다. 이것은 사마천이 정리한 것으로, 그 이유가 정당하고 말이 이치에 맞게 되었습니다.

상고 문화로부터 시작하여 곳곳에서 모두 음양 문제를 말했습니다. 그러나 음양을 말하는 사람은 비록 많았지만 그들의 의미가 동일하였는지는 크게 문제가 됩니다.

공자가 저술에서 사용한 음양과, 노자가 말하는 음양은 절대로 같은 것이 아니며 동일한 것도 아니라고 저는 말할 수 있습니다.

이 의미는 마치 『대학』과 『중용』이 공자의 사상을 대표할 수 없는 것과 같은 이치입니다. 왜냐하면 『대학』과 『중용』은 공자 문인의 저술이지 결코 공자의 저술이 아니기 때문입니다.

또 마치 노자가 말하는 '도'와 『손자병법』 속의 '도', 그리고 도가 눈 속의 '도'는 모두 같은 '도'가 아니기 때문입니다.

공자의 음양

먼저 공자가 저술에서 사용한 음양을 얘기하겠습니다!

『역경·계사전』이 공자의 저술인지 아닌지는 논하지 않기로 하고, 그 속에서 음양 사상을 이렇게 언급했습니다.

음(陰)이 있으면 반드시 양(陽)이 있으며 서로 갈마드는 것을 작용으로서의 도라 한다. 이 음과 양을 서로 조화함으로써 균형을 유지하게 하는 것이 선(善)이요, 이 둘을 이루는 것은 도의 본체 기능인 성(性)이다.56)

一陰一陽之謂道, 繼之者善也, 成之者性也.

공자가 말하는 일음일양(一陰一陽)은 형이하의 법칙 문제인데, 이 형이하의 법칙은 일종의 변할 수 없는 정해진 도리입니다.

공자가 말하는 선(善)은 무엇일까요? 성(性)은 또 무엇일까요? 뒷날 선종의 명심견성(明心見性)조차도 공자의 이 성(性)자를 차용했습니다.

공자는 또 말했습니다.

도의 기능이 영원히 생생불이(生生不已)하는 것을 역(易)의 작용이라 한다. 첫 번째 천체 현상[象]을 구성한 것을 건(乾)이라 한다. 그 건의 법칙에 따라 지구를 형성한 것을 곤(坤)이라 한다. 숫자로써 괘를 구하여 다가올 일을 미리 아는 것을 점(占)이라 한다. 통변, 즉 먼저 변통의 도리를 통달하고 나서 변화를 이끌어나가는 것을 사(事)라 한다. 음양으로 헤아리지 못하는 것을 신(神)이라 한다.57)

---

56) 『주역계사 강의』 「제5장」을 참고하기 바란다.

生生之謂易, 成象之謂乾, 效法之謂坤, 極數知來之謂占, 通變之謂事, 陰陽不測之謂神.

공자의 이 몇 마디의 말이 언급한 음양은 분명히 우주의 본체이며, 일음일양지위도(一陰一陽之謂道) 중의 음양과도 완전히 다른 것입니다.

어떤 사람이 저에게 "이 음양은 무엇이냐"고 질문한 적이 있었는데, 저는 답하기를 "능히 음이 되고 양이 되는 것은 음양이 능히 하는 바가 아닙니다."라고 했습니다.

「설괘전(說卦傳)」에서 공자는 또 말합니다,

옛날에 성인이 『역경』을 지은 것은 이를 이용하여 본성과 명운(性命)의 도리에 순응[和順]하기 위해서였다. 이런 까닭에 하늘의 도리를 확립하여 음(陰)과 양(陽)이라 하고, 땅의 도리를 확립하여 유(柔)와 강(剛)이라 하며, 사람의 도리를 확립하여 인(仁)과 의(義)라고 하였다.

昔者聖人之作易也, 將以順性命之理. 是以立天之道曰陰與陽, 立地之道曰柔與剛, 立人之道曰仁與義.

이 단락 속에서 우리가 이해할 수 있듯이 이른바 음양은 순전히 일종의 추상적인 부호이며, 이 음양의 도리는 어떠한 사건이나 학문에도 응용할 수 있습니다.

---

57) 『주역계사 강의』「제5장」을 참고하기 바란다.

물리세계에서는 동정(動靜)을 부호로 삼아서 음양을 대체할 수 있으며, 지구상으로는 강유(剛柔)로 나타내며, 인문 방면으로는 인의(仁義)의 도리입니다. 이를 통틀어 일컬어 모두 음양의 이치라고 할 수 있습니다.

그러므로 공자가 언급한 음양만을 논하더라도 나타내는 것은 모두 서로 같은 의미가 아닌데, 하물며 기타의 음양은 더 말할 나위가 없다 라고 말하는 겁니다.

노자와 태극도

노자는 『도덕경』에서 말합니다.58)

도는 하나를 낳았고, 하나는 둘을 낳았다

道生一, 一生二.

여기서의 이른바 二는 음양인 것 같지만, 이것은 형이상의 도이자 『역경』의 원리에 근거해서 산생한 것입니다.

다시 그 다음 마디의 말을 보겠습니다,

만물은 음을 업고 양을 안았다.

---

58) 남회근 지음 설순남 번역 『노자타설』(하) 제42장을 참고하기 바란다.

萬物負陰而抱陽.

　　이리하여 한 폭의 음양의 태극도(太極圖)가 출현했으며, 다들 중국 문화를 생각하면 곧 이 한 폭의 태극음양도를 생각하고, 이를 중국 문화의 근원으로 여깁니다.

　　문화의 역사를 자세히 살펴보면 태극도는 당나라 이후에야 있었으며, 이른바 '만물은 음을 업고 양을 안은[萬物負陰而抱陽]' 태극음양도를 노자는 그 그림자조차도 본적이 없었습니다!

중국 『황제내경』의 음양

　　『황제내경』의 의학 원리 중에는 음양 아닌 곳이 없습니다. 그러나 이런 음양 잡설들은 정리를 거치지 않은, 한 편의 한 데 뒤섞여 있는 음양설로서 사람으로 하여금 또렷하지 않고 모호한 느낌이 들게 합니다.

　　의학의 큰 계통은 중국이든 서양이든 다음에 열거하는 몇 가지입니다. 즉, 호흡 계통, 소화 계통, 신경 계통, 감관 계통, 피부 계통, 골격 계통, 내분비 계통입니다.

　　의학이 날로 발전하고 있는 오늘날 중국 의학과 서양 의학은 이미 합류하는 추세를 보여줍니다. 서양 의학은 과학의 빠른 진보로 말미암아 종합적인 의미가 부족하고, 게다가 분과가 너무 많아서, 왼쪽 귀 전문과가 있고 오른 쪽 귀 전문과가 있다는 탄식이 나올 정도입니다. 그런데 중국 의학은 또 너무 지나치게 개괄적이어서, 치통도 음양의 조화가 부족해서이고 눈에 핏발이지는 것도 음화(陰火)가 왕성하기 때문이라는 식으로 두루뭉술한 음양입니다.

중의학 속에서 음양의 의미로는 일곱 개 방면이 있습니다. 기후 · 지질 · 호흡 · 기맥 · 심신 · 조직 · 치료가 그것인데 이제 다음과 같이 나누어 말하겠습니다.

(1) 기후 음양

이것은 천체 현상의 범위입니다. 지구상의 사계절 구분은 중의학에서 가장 중요한 문제입니다. 왜냐하면 기후는 음양의 범위에 들어가 있기 때문입니다. 북방은 바로 양에 소속하고 남방은 음에 소속으로 변해버립니다. 북방의 물이 맑지 않아야 남방의 물이 맑아진다는 일설도 음양의 도리입니다.

어깨 저울[天秤]의 양쪽에 동등한 무게의 나무 숯과 진흙을 각각 한쪽에 매달고 시험해보면, 동지에 일양(一陽)이 발생할 때는 나무 숯이 무거워지지만, 하지에 일음(一陰)이 발생할 때는 진흙이 좀 무거워지는데, 이것도 음양과 관계가 있는 일이라 할 수 있습니다.

이런 현상으로 말미암아 바람과 비, 어둠과 밝음의 기상 변화가 온도 습도의 변화를 발생시켜 병 상태의 발전에 깊게 영향을 미친다는 것을 설명했습니다.

그러나 기후로부터 병리를 말하는 것은 사람을 성가시게 하는 일입니다. 병리로부터 다시 음양까지 끌어들이는 것은 더더욱 그럴 필요가 전혀 없습니다.

(2) 지질 음양

이것은 풍토의 문제로서, 지질 토양이 식물의 생장에 영향을 미치고 간접적으로도 그 지방 거주민의 체질과 저항력에 영향을 미친다는 것입니다.

춥고 따뜻하고 덥고 습함으로 인하여 물론 음양이 산생합니다.

북방에서 태어나 자라고 거주했던 사람이 상풍(傷風)에 걸렸을 때는 항상 습관적인 치료 방법들이 있었지만 대만으로 온 뒤로는 옛날의 오랜 방법은 모두 효과가 나지 않아서, 대만 친구에게 물어보니, 원래 그들은 파인애플을 먹어 상풍을 치료하고 버드나무복숭아[楊桃]를 먹어 기침을 치료한다는데, 이게 바로 지질의 문제입니다.

(3) 호흡 음양

호흡도 음양이 있을까요? 정말 묘합니다! 왼쪽 코는 양이고 오른쪽 코는 음입니다. 믿고 안 믿고는 당신 마음대로입니다.

어쨌든 요가술과 도가 방법을 배워보지 않은 사람은 좌우 양쪽 콧구멍이 막힘없이 통하기가 어렵습니다. 여기서 말하는 막힘없이 통하게 하는 데는 일정한 방법이 있는데, 바로 손으로 한 쪽 콧구멍을 눌러 막고 다른 쪽 콧구멍으로만 양껏 숨을 들이쉬어 극한점에 도달했을 때 급속히 내쉬는 것입니다. 콧물 방울이 나오지 않아야 막힘없이 잘 통한 셈입니다.

만약 양쪽 코가 막힘없이 잘 통한다면, 신체가 건강하고, 두뇌가 맑고 상쾌하며 정신이 유쾌하고 즐거워서 조금도 문제가 없다는 것을 표시합니다.

중의학의 견해에서 허실표리(虛實表裡)는, 마치 한 개의 부드러운 수도관이 물이 없을 때는 수도관이 비어있으며[虛] 물이 있을 때는 차있는[實] 것처럼, 역시 음양으로 구분합니다.

호흡의 음양의 이치를 기후와 지질 음양과 비유하면 우주의 법칙과 같은 이치이며, 단지 이 법칙을 인체에 응용한 것에 불과합니다. 인체에 이르러서는 그 시간과 현상이 우주의 법칙과 약간 다를 뿐입니다.

(4) 기맥 음양

중의학은 진맥할 때 부침지삭(浮沈遲數)[59]으로 표시하는데, 도대체 무엇이 '부'일까요? 무엇이 '침'일까요? 무엇이 '지'일까요? 무엇이 '삭'일까요? 오직 임상 경험이 많은 의사라야 이 속의 도리를 체험할 수 있습니다.

부침지삭이 있다는 것은 그 병 상태 상의 음양의 도리를 표현한 것인데, 이런 병리의 견해도 모두 의학 경전 속에서 기타의 음양의 이치와 함께 뭉뚱그려 말하고 있는 것입니다.

(5) 심신 음양

이것은 중의학의 철학 부분입니다. 중의학 이론상으로 말하면, '의(醫)'는 심신을 함께 중시하여, 음양의 양면, 즉 심신 양면을 아울러 고려합니다. 왜냐하면 병이 발생한 원인과 치료 방법은 모두 심신과 관계가 있기 때문입니다.

---

59) 한의학 맥상(脈象)의 가장 기본적인 유형인 부맥(浮脈: 맥이 피부에 떠있어 금방 느껴짐), 침맥(沈脈: 맥이 피부 밑에 가라앉아 있음), 지맥(遲脈: 맥이 느린 것), 삭맥(數脈: 맥이 빠른 것으로 염증이 있음)을 아울러 이르는 말이다.

심지어 비록 병이 있는 것은 우리의 신체이지만 심리 요소가 도리어 100분의 70%를 차지하고 생리는 단지 100분의 30%만 차지합니다.

만약 의사가 병자에게 안전감을 줄 수 있다면 이미 일부분의 병을 이미 치료한 것입니다. 그러므로 중의학 이론에서는 심리가 생리보다 중요합니다.

(6) 조직 음양

사람의 온몸 기관은, 머리는 양이고 신장은 음인 등등 모두 음양으로 나타냅니다.

12경맥도 음양이 있습니다. 『역경』의 설과 마찬가지로 이런 경맥들은 모두 교차하는 현상이기 때문에 왼쪽의 병은 오른쪽을 치료하고 오른쪽 병은 왼쪽을 치료하는 상황이 발생할 수 있습니다.

(7) 치료 음양

이 부분의 주요한 것은 약물 문제로서, 일폄(一砭)·이침(二針)·삼구(三灸)·사탕약(四湯藥)의 도리입니다.[60]

약물을 얘기하자면 실재로는 의리보다도 더욱 재미있습니다. 왜냐하면 중의학 설에 따르면 한 가지 약마다 그의 음양 양쪽의 특성이 있기

---

60) 첫째는 돌침, 둘째는 침, 셋째는 뜸, 넷째는 탕약이라는 말로 네 가지는 대표적인 중의학 치료법이다. 일폄은 오늘날 우리가 사용하는 괄사(括痧) 같은 것으로, 병이 피부에 있어서 치료하기 쉬울 때 사용하는 방법이다. 만약 병이 이미 깊어졌다고 판단하면 침을 놓고, 침으로도 부족하면 뜸을 뜬다. 옛날에는 생강편 위에 쑥을 놓고 태웠다. 쑥이 타면서 발생하는 열이 신체 경맥 안으로 들어가서 병을 밖으로 나오게 하는 것이다. 뜸으로도 안 되고 병이 이미 오장육부에 이르렀다고 보이면 탕약을 쓴다. 이것이 일폄, 이침, 삼구, 사탕약의 치료 순서이다. 『참동계강의』(상) 「제4강」을 참고하기 바란다.

때문입니다. 약성이 비교적 강한 대황(大黃)과 부자(附子)를 가지고 설명해보겠습니다. 대황을 좀 적게 먹으면 쏟아내는[瀉] 작용이 있습니다. 그러나 한 근의 대황을 다려 고약으로 만들면, 복용한 뒤에 설사를 하지 않을 뿐만 아니라 오히려 변비 현상을 조성할 것입니다.

이것은 물극필반(物極必反)의 이치입니다. 즉, 이른바 음이 극점에 도달하면 양이 생겨나고, 양이 극점에 도달하면 음이 생기는 것입니다. 앞에서 여러 번 얘기했듯이 부자라는 약의 이치도 마찬가지입니다.

만약 침구로 말한다면 다들 다 알 듯이 일부 병자들은 선천적으로 운침(暈針) 체질입니다. 만약 침을 놓았는데 환자가 어지럼증이 난다면 바로 환양(還陽) 혈도에 침을 놓으면 병자는 곧바로 좋아집니다. 이것도 음양의 치료 방법입니다.

(역자보충)

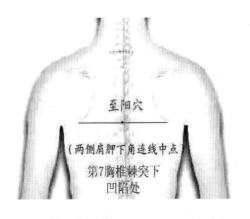

독맥의 지양혈(至陽穴)이 환양혈이다.
제7 흉추 극돌기 아래 오목한 곳이다

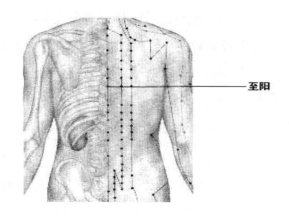

至阳

음양을 종합하여 논한다

음양의 문제에 관하여 『역위계람도(易緯稽覽圖)』라는 책이 한 권 있는데, 그 속에서 말합니다.

양(陽)이 내려 바람이 되고 음(陰)이 내려 비가 된다……이런 까닭에 양이 돌아오면 그 바람은 반드시 사납고, 음이 돌아오면 그 바람은 반드시 사납다. 양이 내리는 바람은 나무 가지를 움직여도 울리지는 않고, 음이 내리는 비는 땅을 적셔도 파괴하지는 않는다.

降陽爲風, 降陰爲雨……是故陽還其風爲必暴, 陰還其雨必暴. 降陽之風動不鳴條, 降陰之雨潤不破塊.

이런 것들은 모두 음양으로써 기상 변화를 설명한 것입니다.

의학 이론과 치료 방면의 음양은 그것들이 나타내는 의미를 자세히 한번 연구해보면 하나의 분명한 윤곽을 얻을 수 있습니다.

이른바 음양의 이치는 실제상으로는 바로 일종의 교호(交互) 작용인데, 곳곳에서 음양을 고려하는 것도 바로 그 균형을 추구함으로써 중화(中和) 협조하는 상호 작용에 도달하는 것일 뿐입니다.

어떤 방면에서 보면, 예컨대 경맥 문제의 경우 이른바 음양을 함께 고려하는 것도 일종의 전도(傳導)의 작용입니다. 다시 감기를 가지고 말하면 역시 일종의 전도의 전염일 뿐입니다.

만약 음양의 보자기를 내던져버리고 구체적이면서 쉽게 이해할 수 있는 방식으로 체계화한 설을 짓는다면 더욱 좋지 않겠습니까!

제11강

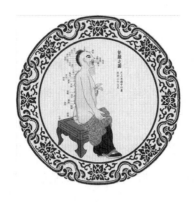

앞에서 한두 차례 음양 이론과 간지의 문제를 얘기한 게 일부 친구들의 이의를 불러일으켰습니다. 이제 저는 제 입장을 밝혀야겠습니다. 우리의 이 제목의 연구는 이론 의학에 편중하면서 서양 의학과 중의학과의 문화 교류까지를 포함하고, 게다가 중국 철학의 입장과 관점으로써 새로운 의학 이론이 창립되는 바가 있기를 기대하는 것입니다.

중의학의 실제 응용 방면에 관해서는, 여러분 중에는 고명하고 경험있는 인사가 적지 않으므로 역시 본제목의 연구 범위 안에 들어가지 않습니다.

최근에 미국 쪽의 보고와 소식을 들으니, 침구가 크게 유행하고 있다고 합니다. 그러나 비록 열렬하다고 하지만 그 속에는 오히려 남모르는 근심을 은근히 내포하고 있습니다. 왜냐하면 침구를 만병통치약으로 보는 것도 정확하지 않는 관념이기 때문입니다.

상대론과 음양

의학 이론에 대해 말하면 추상적인 과학의 철학에 소속시켜서 우주의 만사만물 속에는 일종의 서로 대등한 상대적 균형 작용이 있다고 설명해야 합니다.

예컨대 구심력이 있으면 원심력이 있고, 음이 있으면 양이 있는데, 이게 바로 음양 관념의 산생입니다. 많은 사람들이 『역경』의 대등과 변화를, 아인슈타인의 상대성 이론과 같이 놓고 함께 논하는 범위에 집어넣는데, 사실 이것은 정확하지 않은 것입니다.

저도 상대성 이론을 잘은 알지 못합니다만 저는 『역경』을 상대성 이론으로 견주는 사람도 상대성 이론을 꼭 이해하는 것은 아니라고 믿습니다.

음양의 이치에 대해 지난 번 우리는 많이 얘기했습니다만, 사실 음양의 이치는 바로 이론 물리의 것을 인체에 응용한 것일 뿐입니다. 그런데 이론 물리의 발전도 이미 철학의 영역으로 진입했습니다.

인류의 문화사를 거슬러 올라가보면 이집트·그리스·아랍·인도·그리고 중국 이 5대계통의 문화는 극히 서로 같은 것입니다.

그러므로 중국의 팔괘와 음양의 설은 아마 한 겁수 중에서 인류의 빙하기 시기 문화가 남겨놓은 것으로서, 빙하기 인류 문화가 극히 고도로 발전한 뒤에 훼멸을 당하고 남은 일부분의 결정(結晶)이 서로 다른 지역에 널리 퍼져 성장한 것인지도 모릅니다.

음양 자체의 의미란 단지 대등한 균형력의 증감에 불과하다는 것임을 분명히 인식하고 난 바에야, 음양 두 글자를 버리는 게 또 무슨 관계가 있겠습니까!

사마천과 오행의 의학적 원리

음양을 얘기했으니 다시 오행을 좀 얘기해보겠습니다. 오행의 발전과 『역경』은 완전히 다른 것입니다. 오행은 서북 고원(高原)의 문화로서 황하를 따라 발전해온 순전히 중국 북부의 문화 계통에 속합니다. 마치 우리가 공맹(孔孟)을 언급하면 주(周) 시대 노(魯)나라의 사상이요, 노장(老莊)사상은 남방의 초(楚)나라 문화로 아는 것과 같습니다.

오행의 원리는 최초에 천문에 응용한 것으로, 의학과는 조금도 상관이 없는 것입니다. 이 점은 사마천의 『사기』를 연구해보면 증명할 수 있습니다.

사마천의 진정한 학문은 그가 저술한 「팔서(八書)」 속에 있으며 그 중에서 「율서(律書)」·「역서(曆書)」·「천관서(天官書)」 등은 모두 인류생명과 우주법칙의 관계를 서술하고 있습니다.

사마천의 『사기』 중에서 가장 중시한 것은 「유협열전(遊俠列傳)」(의협의 행위), 「화식열전(貨殖列傳)」(경제문제), 「일자열전(日者列傳)」, 「귀책열전(龜策列傳)」(복괘卜卦)입니다.

태사공(太史公) 사마천은 천문관(天文官)으로서 오행음양에 정통했습니다. 그러나 『사기』 속에 기술하기를, 한 무제(漢武帝)가 딸을 시집보낼 길일(吉日)을 선택하는 일에, 각 가의 설이 다르기 때문에 최후에는 무제가 낙점 결정하였다고 합니다. 그리고 복괘(復卦) 중에서 영귀(靈龜)의 관념으로 보면서, 사마천도 남방의 어떤 사람이 거북 고기를 먹는 일 등등을 지적한 것은, 이 모든 것은 다 일리가 있지만 이런 이치들도 결코 절대적인 것은 아님을 설명한 듯합니다.

하지만 『사기』를 두루 읽어보면 오히려 오행음양과 의(醫)와의 관계를 찾을 수 없습니다. 사마천은 의(醫)에 대한 태도는 단지 의(醫)의 필요를 인정하지만, 오히려 의학을 존중하지 않은 것으로 보입니다. 의학을 중시하지 않은 것이 아니라 의학이 한 분야의 훌륭한 학문임을 인정하지 않은 것입니다.

『사기』 속에서 음양오행의 의학과의 관계를 찾을 수 없는 바에야, 다시 위진(魏晉) 시대의 상황을 살펴보겠습니다.

전한(前漢) 후한(後漢) 두 시대에 음양오행을 지나치게 중시한 나머지 문화에 대하여 극단적인 피곤을 초래하였기 때문에, 위진 시대에 이르러서는 현학(玄學)61)이 출현하였습니다. 이런 현담(玄談) 62)풍조는 완전히

---

61) 중국 위진 시대에 성행하던 일종의 철학사조. 현학이 의거하는 고대 전적에는 『노자』『장자』『주역』 3가지가 있는데 당시에는 이 책들을 삼현(三玄)이라 하였다. 현학은 선진(先秦) 도가사상의 하나의 새로운 발전을 대표하는데, 철학 사상에서는 송명이학(宋明理學)을 신유가(新儒家)라 하듯이 그것을 신도가(新道家)라 할 수 있다. 신도가는 신유가와 같이 당시 사회 인생생활의 각 방면에 대해 모두 광범위하고 심원한 영향을 끼쳤다. 사상의 각도에서 보면, 현학은 불교가 중국에 진입하는 교량이 되어서 마침내는 삼교(三教)가 점차로 합일(合一)로 향해 가는 국면을 열었다. 이 국면은 실로 선진유가의 외왕정신(外王精神)의 위축을 가져온 중요한 원인이 되었다. (유교 중국사상사전)

오행음양에 대한 반항으로 발생한 것입니다. 이런 반항의 조류는 변천하면서 당나라 시대에 이르러서야 비로소 문화로 하여금 음양오행의 굴레를 약간 벗어나게 한 셈이었습니다.

전국 시대의 음양가들은 원래 천문에 응용하던 오행을 의학상의 응용으로 돌려서, 그 때에 의학은 이미 상당히 완비된 이론 체계가 있었습니다. 훗날의 화타(華佗) 같은 대 의사는 모두 의술 연구로부터 철학의 범위로 규명하며 탐색했으며, 다시 철학으로부터 응용하는 의학 기술로 되돌아갔습니다.

음양가는 오행음양의 도리를 이미 발달한 의학에 덧씌워 주객이 뒤바뀌는 세력을 형성하였습니다. 실제는 의학의 이론이 결코 오행에 근거해서 발명된 것이 아닙니다. 그러므로 제가 음양오행의 굴레를 버릴 것을 재삼 제시하는 것도 이 기본적인 도리에 근거하는 것입니다.

의학 이론학문 자체는 심원한 이론 기초를 갖추고 있어서, 침약(針藥)·기공(氣功) 등 각 방면, 그리고 시간과 공간의 중요성과 상호관계를 모두 함께 고려해야 합니다. 이런 원리를 이해했다면 오행의 법칙으로써 의학의 응용을 절대로 속박해서는 안 되며, 이와 반대로 우리는 오행을 굳이 의학상에 응용하려는 것에 대하여 다음에서 의문들을 제시하겠습니다.

---

62) 오묘한 이야기라는 뜻으로 청담(淸淡), 청언(淸言) 담현(談玄)이라고도 한다. 위진 시대에 유행한, 일종의 세상사를 멀리하고 허무를 숭상하고 명리(名理)를 논변했던 기풍을 말한다. 위(魏)의 하안(何晏, 193년경-249년), 하후현(夏候玄), 왕필(王弼, 226-249)과 같은 사람들에 의해서 비롯되었다. 『주역』『노자』『장자』 등의 삼현을 현담의 기본내용으로 하고 세상일을 버리고 본말(本末), 체용(體用), 유무(有無), 성명(性命) 등 추상적인 현묘한 이치를 다루었다. 서진(西晉) 왕연(王衍, ?-604)의 무리에 이르러 크게 성행하였고 동진(東晉) 이후 불교가 흥기하자 현담의 기풍은 점점 쇠약해졌다. (유교 중국사상사전)

오행과 오장

오행을 인체의 오장에 배합하여 산생한 오행의 상생상극[五行生剋]은 우리로 하여금 의문이 일어나게 합니다. 무엇보다 먼저, 목(木)은 봄이요 오장 중에서 간(肝)을 주관합니다. 무릇 봄 계절의 병은 설마 모두 간장의 문제일까요?

가을은 금(金)이요 금은 폐(肺)를 주관합니다. 하지만 가을에 걸리는 병이라도 모두 폐병이라는 것은 불가능합니다.

오행과 인체의 방위

이것은 『역경』 상수(象數)로부터 나온 하나의 학설인데, 만약 인체에 응용한다면 역시 크게 의문이 듭니다. 왜냐하면 방위를 판단하는 나침판을 인체에 들여 놓는 것도 정확하지 않으며, 의학에 대해서 말하면 더욱 말 할만 가치가 조금도 없기 때문입니다.

만약 방위가 인체에 대해서 일부 관계들이 있다고 한다면, 그것은 지역의 방위일 뿐이라고 말할 수 있습니다. 북방에 사는 사람과 남방에 사는 사람은 병 상태 변화가 똑같은 것은 아닙니다.

저는 줄곧 주장하기를, 겨울에는 얼음에 잰 것이나 차가운 것을 먹어도 좋지만 여름에는 오히려 뜨거운 차를 마시고 아이스케이크를 먹으려 하지 말라고 합니다.

많은 사람들이 찬양하기를 중국인은 환경에 적용할 수 있다고 하는 것도 방위를 이해함과 일부 관계가 있습니다.

오행과 오미

쓴맛은 심장으로 들어가고, 신맛은 간장으로 들어가며, 단맛은 비장으로 들어갑니다. 매운맛은 폐장으로 들어가며 짠맛은 신장으로 들어갑니다. 약은 대부분 모두 쓴 것인데 설마 모두 심장병을 치료하는 것이겠습니까?

산서성(山西省) 사람들은 식초와 신 것 먹기를 좋아합니다만, 그들의 간장(肝臟)은 다른 성(省)의 사람들과 다를까요?

사천(四川)과 귀주(貴州) 일대의 사람들은 매운 고추 먹기를 즐기지만 그들의 폐병 환자는 비례(比例) 상으로도 가장 높은 것은 아니라고 저는 믿습니다.

이상의 것들은 모두 오미의 오행 상생상극 방면과의 배합에 대한 질문입니다.

팔괘가 오장을 나타낸다는 오류

일부 의학 방면의 인사들은 『역경』 팔괘의 도리들을 약간 이해했기 때문에 팔괘를 인체 안으로 옮겨갔습니다.

팔괘가 인체로 진입하면, 진괘(震卦)는 바로 간장입니다. 단지 진괘가 나타내는 간장만을 예로 들어보더라도 이미 크나큰 견강부회입니다.

진괘는 우레[雷]인데, 『역경』의 팔괘 상으로 말하면 우레로는 모두 여덟 가지가 있습니다. 지뢰복(地雷復)·뇌천대장(雷天大壯)·풍뢰익(風雷益)·산뢰이(山雷頤)·천뢰무망(天雷无妄)·화뢰서합(火雷噬嗑)·뇌지예(雷地豫)·뇌풍긍(雷風恆) 그리고 그 현상으로는 다시 14종이 나 많이 있습니다.

이런 복잡한 현상으로 간장을 나타내는 것은 어찌 스스로 골칫거리를 찾는 것이 아니겠습니까! 만약 그 위에 뒷날 덧씌운 도리를 믿는다면 의심할 여지없이 의학에 대해서 모두 큰 장애입니다.

병과 꿈

제가 전에 몇 번 몸소 큰 의사의 진료 경과를 경험한 적이 있는데, 여러분에게 참고하시라 말씀드리겠습니다. 한번은 전시(戰時)에 군중(軍中)에서였습니다. 부하 중 어떤 사람이 중병에 걸렸습니다. 그 시절에 외딴 지역에서 의사를 부르는 게 몹시 불편했습니다. 뒤에 극히 고명한 의사 한 분을 오시라 청했는데 진료하고 처방을 한 뒤에 우리에게, 이 약을 먹으면 두 시간 후에 무슨 현상이 있으며 네 시간 후에는 또 어쩌할 것이라는 등등의 말을 했습니다. 만약 이와 같이 발전해가면 내일 약 처방을 가져와 바꾸면 되고, 뒤에 약을 복용해가면 병 상태가 예상대로 발전해가서, 두 가지 보조약[副藥]을 먹으면 병이 나을 것이라고 했습니다.

또 한 번은 제가 유년이었을 때 중병에 걸렸는데, 의사는 바로 제가 의학을 배운 선생님이었습니다. 약을 복용한 뒤 의사는 단호히 밤을 지새우겠다고 했습니다. 과연 한밤중에 저는 몹시 괴로웠으며 또 크게 토했습니다. 뒤에 병이 나은 뒤에 이를 여쭈어보았더니 선생님이 말씀하기를, 한밤중에 크게 토할 것인데 가족들이 놀라 허둥지둥할까 두렵고, 또 병자가 어느 정도로 괴로워할지 확정하지 못했기 때문에 머물러 밤을 지새우면서 발전을 관찰해 경험을 구해 얻기로 했다고 하셨습니다.

또 한 번은 친구가 상한(傷寒)에 걸려 큰 의사를 청해 백호탕(白虎湯)을 먹은 뒤, 밤중에 꿈에 귀신을 보고 놀라서 온몸에 크게 땀이 났는데, 병이 곧 모두 나았습니다.

제가 이 몇 가지 실례를 들어 의학적 원리의 전변(傳變) 작용을 증명했습니다. 의사는 많이들 경험으로부터 얻으며 의학적 원리 중에 중요한 것으로는 또 일종의 심리적인 요소가 있으니 마땅히 더욱 주의해야 합니다.

백호탕을 마시고 꿈을 꾼 일을 얘기하다보니, 꿈 연구 문제가 나오게 되었습니다. 꿈을 연구하는 많은 사람들이 꿈과 병은 관계가 있다고 봅니다.

중국의 문화 중에서 꿈의 문제를 말한 사람이 많습니다. 『황제내경』에서는 꿈의 병학(病學)을 언급하고 있고, 『열자』에는 더더욱 해몽편(解夢篇)이 있습니다.

서양의 문화 중에서도 꿈 경계에 대해 중요시 여겨서, 성심리학(性心理學)이 꿈에 대해 말하고 있고 의학 이론학문에서의 꿈 해설 등등도 있습니다.

이런 꿈 경계의 질병과 병리와의 관련은, 얘기해보면 심리적 요소 범위를 벗어나지 않습니다. 심리와 생리는 서로 인과적인 관계로서 서로 영향을 미치는 것이니 의학 이론의 범위로 넣는 것은 당연히 합리적인 일입니다.

음양팔괘와 오행은 추상적인 관념상에서 그리고 이론 관념상에서 일종의 설을 유지하고 있지만, 의학의 응용 방면 상에서는 절대로 이런 원리들을 응용함으로써 의학을 속박해서는 안 됩니다.

제12강

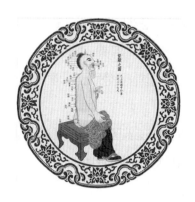

　중의학 이론의 학문은 단지 병에만 주의를 기울이지, 사람이란 생각할 수 있으며 정감과 의식이 발생할 수 있다는 문제에는 주의를 기울이지 않습니다. 이 방면에서 본다면 서양의 의학도 아마 거의 차이가 없을 것입니다.

　사실상 의학은 마땅히 의식 생각이 어디로부터 오는지를 규명해야 합니다. 비록 과학이 이미 우주에 대한 발전까지 도달했다고 하지만 이 문제에 대해서는 오히려 회답할 방법이 없습니다.

덕(德) 기(氣) 신(神) 정(精) 혼(魂) 백(魄) 심식(心識)

원시의 의학적 원리는 음양오행 이외에도 생각의식 방면의 문제를 덕(德)·기(氣)·신(神)·정(精)·혼(魂)·백(魄)·심식(心識) 등으로 귀납시켰습니다. 이런 것들은 철학과 생물 심리와 모두 관계가 있습니다.

무엇을 덕(德)이라 할까요? 『황제내경』에서는 말합니다,
하늘이 나에게 부여한 것이 덕이다.
天之在我者德也.
'덕이란 것은 얻는 것이다[德者得也]', 바로 성과라는 의미인데, 『황제내경』 상으로 해석하면, 생명이 있음이 바로 덕입니다. 이 덕을 도덕 방면에 사용한 것은 진한(秦漢) 이후의 일입니다. 전통 의학상으로는 얻는다[得]의 의미일 뿐입니다.

무엇을 기(氣)라고 할까요?
땅이 나에게 부여한 것이 기(氣)이다.
地之在我者氣也.
기(氣)는 체내 활동의 기입니다. 지구상의 생명은 마치 살아있는 일종의 생명의 에너지와 같습니다.

무엇을 정(精)이라고 할까요?
하늘의 덕(德)이 아래로 흐르고 땅의 기(氣)가 위로 나아가 음양이

결합하여 만물이 화생(化生)하는, 생명의 내원을 정(精)이라 한다.

德流氣薄而生者也, 故生之來謂之精.

남녀 쌍방과 생식과 관계가 있는 분비가 정입니다.

무엇을 신(神)이라 할까요?

음과 양의 정(精)이 교구(交媾)하여 명(命)을 이루는 것을 신(神)이라 한다.

兩精相搏謂之神.

이 신(神)은 종교 방면의 신도 아니요 도가가 말하는 신도 아니라, 생명의 신입니다. 신이 자신의 생명인 바에야 생명이 끝나면 신도 존재하지 않게 됩니다. 이 의미는 유불도(儒佛道) 방면의 신에 대한 관념처럼 육체 생명을 떠난 밖에 신이 있다는 그런 것이 아닙니다. 유불도의 이런 신에 대한 관념은 중의학 이론 중에서는 찾을 수 없습니다.

무엇을 혼(魂)이라 할까요?

신(神)을 따라서 왕래하는 것을 혼(魂)이라 한다.

隨神往來者謂之魂.

신(神)을 따라 오고가는 것이 혼입니다. 이와 같이 말하면 혼은 결코 신이 아닙니다.

무엇을 백(魄)이라 할까요?

정(精)과 함께 출입하는 것을 백(魄)이라 한다.

並精而出入者謂之魄.

정(精)을 따라 드나드는 것이 백입니다.

무엇을 심식(心識)이라 할까요?

생명활동을 담당하는 것을 심(心)이라고 한다. 심(心) 가운데 생각을 품는 것을 의(意)라고 한다. 의가 품은 것을 지(志)라고 한다. 지에 근거하여 마음을 따라서 따져보고 변화하는 것을 사(思)라고 한다. 사고(思考)가 가까이로부터 멀리 이르는 것을 려(慮)라고 한다. 진지하게 고려한 뒤에 사물을 의연히 처리하는 것을 지(智)라고 한다.

所以任物者謂之心, 心有所憶謂之意, 意之所存謂之志, 因志而存變謂之思, 因思而遠慕謂之慮, 因慮而處物謂之智.

이런 설을 보면 그 속에는 음양오행이 조금도 없으며 그 내용을 자세히 연구해 보면 체계를 이루지 않아서 자체가 서로 모순인 것 같습니다. 사람의 생각이 어떻게 오는지에 관하여는 여전히 알 수 없습니다. 그러므로 이런 설은 그저 철저하지 않은 애매모호한 것으로서, 배우는 자로 하여금 분명히 알기 어렵게 한다고만 할 수 있습니다.

정감과 오장

『중용』에서 말합니다,

생리적인 정서와 상관이 있는 기쁨·노여움·슬픔·즐거움 등의 망념(妄念)이 모두 아직 발동하지 않은 것은 바로 자성의 본래 청정(清淨)의 경지에 정확히 맞아 들어간 것으로서, 이를 중(中)이라 한다.

喜怒哀樂未發謂之中.

일반인은 모두, 이 이른바 희노애락(喜怒哀樂)에다 또 애오욕(愛惡欲)을 더해서 칠정(七情)이라 하고 일종의 순수한 심리 현상으로 여기며, 만약 심리가 평정할 수 있다면 바로 도(道)를 얻은 것으로 봅니다.

이러한 견해는 절대로 틀린 것입니다. 왜냐하면 『중용』에서 말하는 정(情)은 결코 심리부분이 아니라 생리의 문제이기 때문입니다.

어떤 사람들은 주기적인 정서가 좋지 않고, 어떤 사람들은 비관적 번뇌 등등이 있는데, 그들의 마음속에서 자기의 정서가 좋지 않다는 것을 알면서 비관적인 번뇌를 버리고 싶어 합니다. 그러나 극복할 길이 없습니다. 왜냐하면 이것은 생리상 내장(內臟)의 영향이 야기한 것이지 결코 심리 문제가 아니기 때문입니다.[63]

그러므로 『예기』에서 성정(性情)을 논하면서, 성(性)은 생각할 수 있는 것을 가리키고 정(情)은 내장을 가리키는 것이, 바로 그런 이치입니다.

심리와 생리의 배합 치료

『황제내경』에서 정서 문제에 대한 언급과 담론이 상당히 많은데, 그

---

63)『중용강의』를 참고하기 바란다. 애오욕(愛惡欲)은 좋아함·싫어함·욕망이다.

주요 내용은 사람의 정서가 병 상태에 영향을 극히 크게 미친다는 것입니다.

희락(喜樂)이 과도하면 신기(神氣)가 밖으로 흩어져버려 체내에 간직되지 않는다. 우수(憂愁)가 과도하면 혈기가 폐쇄되어 순환되지 않는다. 크게 분노하기를 그치지 않으면 신지(神志)가 미혹하여 치료하기 어렵다. 공포가 과도하면 신기(神氣)가 흩어져버려 체내에 남아있지 않는다.

喜樂者, 神憚散而不藏; 愁憂者, 氣閉塞而不行; 盛怒者, 迷惑而不治; 恐懼者, 蕩憚而不收.

『황제내경』에서는 또 심(心)과 신(神)의 관계를 말하기를,

심(心)이 지나치게 두려워하거나 사려가 너무 많으면 간직된 신(神)을 손상하게 된다. 신이 손상되면 공포에 떨어 자기 통제를 잃는다. 그런 상태가 오래 지속되면 근육이 빠져 쑥 들어가고 모발이 끊어져 떨어지며 기색이 창백해져 겨울철에 이르면 사망할 것이다.

心怵惕思慮則傷神, 神傷則恐懼自失, 破皮脫肉, 毛悴色夭, 死於冬.

라고 했는데. 걱정을 하면 신을 상하여 사람이 자연히 수척해지고 안

색이 메마르고 병이 중한 자는 겨울에 죽습니다.

겨울에 죽는다는 것을 말해보면 오행 상생상극의 도리와 관련됩니다. 의사(醫師)의 주해(註解)에 근거하면 심리 작용이 생리에 영향을 주어 사람이 수척해지며 심장은 화(火)에 속하고 겨울은 수(水)에 속하므로 겨울에 이르면 화가 수의 극(剋)을 받아 사망합니다.

그러므로 많은 의료는 심리 방법을 이용합니다. 이 점에 대해서는 또 청나라 시대의 명의 섭천사(葉天士)를 얘기해야겠습니다.

어느 날 섭 대의사의 딸이 뒷목에 대구창(對口瘡)64)이 자라나서 수술을 할 수 없었고 통증에 울었습니다. 섭천사는 그녀에게 말하기를, "울지 마라, 이레가 지나면 너의 다리에 또 하나의 부스럼이 나서 지금의 것보다 더욱 크고 더 아플 것이다."라고 했습니다.

그녀의 딸은 듣고 나서 아무래도 날마다 다리의 그 부분을 보았습니다. 오래 그렇게 하자 혈액이 집중되어 과연 문제가 나타났습니다. 원래의 부스럼은 도리어 나았습니다. 섭천사는 다리에 난 부스럼을 수술하여 치료했습니다. 이것이 심리작용 전이법(轉移法), 즉 심리와 생리를 배합한 치료입니다.

비애의 간(肝)

앞에서 정서는 오장에 의해 영향을 받는다고 말했습니다. 만약 선천적으로 비관적인 사람이라면, 의학 이론상으로 이 사람의 간은 그리 건

---

64) 목덜미에 생긴 종기.

강하지 않으며 적어도 그의 간은 다소 좀 문제가 있다고 봅니다.

만약 선천적으로 비관적이 아닌 사람이지만 한 때 모종의 영향으로 인하여 비애하게 되었고, 또 자신이 그로부터 빠져나올 줄 모르고 오래오래 그러다보면 음축(陰縮) 현상이 발생할 수 있습니다. 음축이란 성적인 방면에서 발생하는 냉감(冷感) 현상과 성기관의 위축을 가리킵니다. 또 하나의 방면은 음기(陰氣)도 위축을 드러내 얼굴색이 그에 따라 변화가 발생합니다.

간은 오행 상으로 목(木)에 속합니다. 만약 간에 고장이 발생하면 엄중할 경우 죽음에 이르는 시간은 가을입니다. 왜냐하면 가을은 금(金)에 속하며 금은 목을 극하기 때문입니다.

간이 건전하지 않거나 병이 있다면 그 사람의 정서가 몹시 오만방자함으로 표현될 수 있습니다. 다시 말해 생각 언어가 진실하지 못한 상황이 확대되어, 마침내 혼(魂)이 손상 받아 정신병증을 초래할 수 있습니다.

그러므로 어떤 사람의 정서로부터 그의 병증을 판단하고 병자의 병을 알 수 있으며 그의 운명도 판단할 수 있습니다. 이게 과거에 이른바 '치료할 수 있고 점칠 수 있다'는 도리입니다.

간은 피에 영양을 공급하고 피는 또 정신과 넋[神魂]에 영양을 공급합니다.

만약 간기(肝氣)가 허(虛)하면 담력이 작고 간기가 실(實)하면 담력이 큽니다.

간기가 때로는 소통[舒通]이 안 되는 현상을 나타낼 수 있는데, 이를 간기가 실하다고 합니다. 이때에 이 사람은 화를 내기 쉽습니다. 그러므로 화기(火氣)가 큰 사람을 보고 그의 간기가 잘 통하지 않음을 알 수 있습니다. 속담에 간화(肝火)가 왕성하다고 한 말은 바로 이런 이치에 근거한 것입니다.

희락의 폐(肺)

어떤 사람은 주장하기를 날마다 크게 세 번 소리 내어 웃으면 건강을 증가시킨다고 합니다. 왜냐하면 크게 웃을 때 폐 부위가 열리기 때문입니다. 도가도 희락을 주장합니다. 왜냐하면 웃음은 양명(陽明)의 성질이 있기 때문이라는 겁니다. 도가에 이런 말 한 마디가 있습니다,

신선이란 다른 법이 없다. 단지 환희심만 내고 근심은 일으키지 않는 것이다

神仙無別法, 只生歡喜不生愁.

항상 맑고 우렁찬 소리로 크게 웃는 사람은 대체로 폐 부위의 건강에 문제가 없습니다. 만약 입이 마르고 가슴이 답답한 감각이 있다면 바로 폐기가 통하지 않는 현상입니다.

희락은 물론 폐의 건강을 증가시키지만 만약 희락이 과도하여도 좋은 일이 아닙니다. 그 때 사람의 백(魄)이 상해를 입어 갑작스런 변화가 발생할 수 있습니다. 심지어 이런 사람의 의지도 갑자기 바뀔 수 있습니

다. 그가 즐거움이 극에 달하여 슬픔이 일어난 것이겠지요!

만약 폐에 문제가 있다면 폐는 금에 속하니 화기가 왕성한 계절인 여름에 이르면 병 상태가 악화될 것입니다.

울기 좋아하는 심장과 졸도하는 신장

심장은 인체 중에서 중요한 기관입니다. 어떤 사람이 만약 건강한 심장을 가지고 있다면 아마 사람이 그의 특이점을 느끼게 되지 않을 것입니다.

중의학 이론은 기맥의 이치에 편중되어 있습니다. 만약 심기(心氣)가 너무 쇠약하더라도 사람의 비관적 정서를 야기할 수 있습니다.

어떤 사람이 너무 지나치게 웃기를 좋아한 것으로 보인다면 낙관적인 표현으로 여기지 마십시오. 이것은 그의 심기가 지나치게 실하여서 발생된 비정상적인 상태이기 때문입니다. 그러므로 낙관적이거나 웃기 좋아함으로부터 건강과 병태를 분별하려는 것도 오히려 간단한 일이 아닙니다.

또 하나의 중요한 기관인 신장은 경맥의 작용을 관할합니다. 만약 신기(腎氣)가 너무 허하면 혼절 현상이 발생하기 쉽고, 만약 신기가 너무 실하면 오장이 모두 불안한 상황을 나타냅니다.

격노하기를 쉬지 못하는 사람은 자기의 의지를 상해(傷害)하는 것 이외에도 신장에 극히 중대한 상해가 있습니다. 만약 신장에 중병이 있다면 허리도 딱딱하게 굳어지며 환자는 보통 여름에 죽습니다. 왜냐하면

수(水)와 화(火)가 기제(旣濟).[65] 할 수 없기 때문입니다

의지가 굳센 비장

비장과 위장은 오행에서 모두 토(土)에 속하며 황색입니다. 비장을 얕보지 말기 바랍니다. 사람의 의지가 굳센지 여부는 비장의 영향을 받습니다. 만약 근심이 오래가면 비장이 손상될 수 있으며 의지도 함께 변하여 약해집니다.

비장이 허하면 팔다리 사지가 연약하여 마치 힘이 안 들어가는 것과 같습니다. 만약 지나치게 실하면 소변이 양이 적어지면서 잘 나오지 않는[小便不利] 현상이 나타납니다.

비장이 토에 속하는 바에야 그것이 지나치게 깊이 손상 받았을 때는 사지가 움직일 수 없는 상황으로 변합니다. 이런 상황이 있으면 병자는 봄에 죽을지 모릅니다. 왜냐하면 봄은 목이고, 목이 토를 극하기 때문입니다.

비장에 문제가 있으면 잠을 이루지 못하는 현상도 발생할 것입니다. 이때에는 황화채(黃花菜, 즉 금침채金針菜) 소육(燒肉)[66]을 좀 먹으면 불면증을 치료할 수 있습니다. 왜냐하면 황화채는 황색이어서 비위를 보양하

---

65) ☲ 수화기제(水火旣濟)는 『주역』의 64번째 괘이다. 이 괘는 감괘(坎卦: 水 ☵)와 이괘(離卦: 火 ☲)로 이루어져 있는데, 위에는 물, 아래에는 불이므로 불에 물을 끼얹은 것을 상징한다. 감리(坎離)가 서로 합하고 물이 위에 있고 불이 밑에 있으니 수화기제라한다. 이 괘는 일이 이미 다 이루어진 상태를 뜻한다.

66) 크게 토막 낸 돼지고기를 껍질이 붙은 통째로 직접 불에 구운 것.

는 작용이 있기 때문입니다.

심리가 생리에 영향을 미친다

중의학 이론은 심리 작용의 중요함을 강조하여 정신적 변화가 생리적 병리에 대해 미치는 영향의 중대성을 인정합니다. 그러므로 「양생편」중에서는 평소의 개성 수양에 많이 치중하고 있는데, 이런 것들은 모두 심리 방면의 건강에 속합니다. 심리가 건강해야 비로소 생리의 건강을 촉진하거나 개선할 수 있습니다.

사람이 낙관을 유지하려면 화를 내지 말아야 합니다. 일단 분노하면 간장을 상할 뿐만 아니라 비장과 위장을 상하게 하니, 모든 내장을 상하게 했다고 말할 수 있습니다.

우울도 만성적으로 오장을 손상합니다. 이런 것들은 모두 평일의 수양으로부터 노력 개선할 수 있습니다.

두려워함도 극단적으로 좋지 않습니다. 그러므로 예전의 가정교육 중에서 어린이가 놀라지 않도록 치중함으로써 생리상으로 손상 받지 않게 했습니다.

두려워함은 정(精)을 상하게 할 수 있어서 탈(脫)이 나는 현상을 초래할 수 있습니다. 이 탈이란 대소변과 누정[脫精]을 포함합니다. 일반인들이 늘 말하는 한 마디인, '놀라서 쩔쩔맨다[屁滾尿流]'는 바로 탈의 도리입니다.

사물의 발전이 극에 달하면 반드시 반전한다

중의학을 연구하는 것은 번거로운데, 원인은 바로 관련이 있는, 의학적 이론과 경험의 학설 그리고 기록이 체계적인 귀납과 정리를 거치지 않았기 때문입니다. 다음과 같은 몇 가지 약물을 예를 들어보겠습니다!

천궁(川芎)이란 약은 음(陰)에 속하며, 통근활혈(通筋活血)의 효과가 있습니다. 근육과 혈을 활동시키는 기능 작용이 있습니다. 그러나 생전에 천궁을 많이 먹은 사람은 사후에 이 사람의 근육은 모두 끊어져 있음을 발견합니다. (천궁은 따뜻하고 시다. 간·담·심포경에 들어가고 피를 활동시키고 기氣를 돌게 한다. 풍을 없애고 통증을 그치게 한다)

도가 사람들은 유황환(硫黃丸)을 먹기 좋아하고 골격을 느슨하고 부드럽게 하는 기능 작용이 있다고 여깁니다. 하지만 유황환을 많이 먹으면 그가 죽은 뒤 골격이 느슨해져 있어 쥐자마자 부스러집니다.

강활(羌活)이란 약은 양(陽)에 속하며, 두통을 치료할 수 있습니다. 하지만 두통이 있는 많은 사람들이 강활을 먹고 오히려 더욱 머리가 아플 수 있습니다. 왜냐하면 강활은 위로 올라가기[上行] 때문입니다.

이런 약물과 관련된 실제 기록은 의서 중에서는 아직 발견되지 않습니다. 우연히 송나라 시대 사람의 필기를 읽으며 본 것입니다. 그러므로 중의학을 연구하는 게 간단하지 않다고 말하는 것은 바로 이런 까닭에서 입니다.

오장의 구성은 개성에 영향을 미친다

　의학 관점 상에서 오장의 구성은 사람과 사람마다 모두 서로 같지 않습니다. 마치 사람들 마음이 다름은 각각 그 얼굴이 다름과 같은 이치입니다. 구성이 같지 않기 때문에 저마다의 의지·개성·정신이 모두 다르게 조성되는 것입니다. 이 방면에 관하여 과학적인 진일보한 증명이 필요하며, 현재는 감히 단언하지 못하고 겨우 의학상의 관점을 다음과 같이 소개합니다.

　심장이 큰 자는 근심이 상할 수 없으며 쉽게 사기(邪氣)를 느낍니다. 즉, 혈액 순환력이 강하며 담력이 크며 과감성이 크고 피부 결이 비교적 거칩니다.

　심장의 위치가 비교적 높은 자는 세심하지 못하고 데면데면하며, 자존심이 세어서 진언(進言)하기 어렵습니다.

　심장의 위치가 비교적 낮은 자는 풍한(風寒)에 상하기 쉬우며, 진언하기 쉽고, 속임을 당하기도 쉽습니다.

　심장이 작은 자는 만족하기 쉽고 편안하기 쉽지만 근심이 많습니다. 피부는 적색을 띠며 피부 결이 가늡니다.

제13강

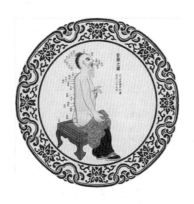

많은 청중 분들이, 저에게 『역경』의 「하도(河圖)」와 「낙서(洛書)」를 해설하고 하락(河洛) 법칙의 의약과의 관계를 도표로 작성하여 여러분이 연구하고 참고할 수 있기를 바라는 요구를 제출했습니다.

뒤의 한 가지 항목에 관해서는 제작이 다 되거든 발표하겠습니다. 지금은 먼저 「하도」와 「낙서」를 여러분에게 초보적인 해설을 하겠습니다.

무엇을 하도(河圖) 낙서(洛書)라고 할까요

하도 낙서는 중국 문화사에서 상당히 현묘한 두 개의 그림입니다. 전해오는 바로는, 복희(伏羲, 대우大禹) 시대에 황하에서 말 한 필이 나왔는데, 이 말의 등에 도안이 하나 있었답니다. 이 그림이 곧 「하도」였습니다.

뒷날 은상(殷商) 시대에 이르러서 하남성(河南省) 낙수(洛水)에서 또 한 마리의 큰 거북이 나왔는데, 그 등에도 한 가지 도안이 있었습니다. 이를 「낙서」라고 불렀습니다.

「하도」 「낙서」는 팔괘, 천간지지 그리고 음양을 포함하고 있습니다.

하도 낙서는 도대체 확실히 말과 거북의 도형인지는 고증할 길이 없으니 알 길이 없습니다. 그러나 이 두 개의 그림은 '수(數)'를 포함하고 있는데, 뒷날 천문지리에 응용한 것은 한(漢)나라 시대 이후에 비로소 있었던 것으로, 공안국(孔安國)으로부터 시작하여 당(唐) 왕조에서 성행하였는데, 태극도와 꼭 같습니다.

이런 까닭에 어떤 사람은, 하도와 낙서 그리고 태극도가 당나라 시대에 이미 유행한 것은 당나라 시대 사람이 복희와 황제의 명의를 가탁하여 지은 것이며, 황하의 말, 낙수의 거북은 그 신비성을 증가시킨 것일 뿐이라고 봅니다.

사실 하도와 낙서를 의학 이론학문상에 응용하는 것은 확실히 중요합니다.

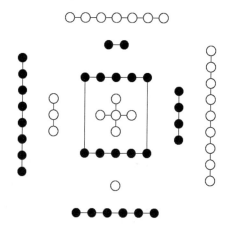

하도(河圖)

천 1은 수를 낳고 지 6은 그것을 완성한다

지 2는 화를 낳고 천 7은 그것을 완성한다

천 3은 목을 낳고 지 8은 그것을 완성한다

지 4는 금을 낳고 천 9는 그것을 완성한다

천 5는 토를 낳고 지 10은 그것을 완성한다

天一生水, 地六成之；地二生火, 天七成之；天三生木, 地八成之；地四生金, 天九成之；天五生土, 地十成之.

다시 여기에 방위를 더하여 다음과 같습니다

亥子一六水(北), 寅卯三八木(東) ; 巳午二七火(南), 申酉四九金
(西) ; 辰戌丑未五十土(中央).

(역자보충)

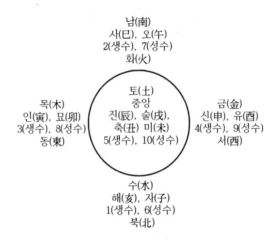

하도는 선천을 나타내며 우주 구성의 성수(成數)와 물질세계 형성의
순서를 표시합니다.

천도는 왼쪽으로 돕니다[左旋]. 이 우주 구성은 왼쪽으로 돌아갑니다.
물리세계 중의 태공(太空)이 바로 천(天)이며 우주만유의 기능을 나타냅
니다. 이 만유의 기능은 바로 본체(本體)인데, 어떤 사람은 이를 도(道)라

고 부르고, 어떤 사람은 이를 하느님[上帝]으로, 어떤 사람은 이를 여래(如來)라고 부릅니다.

1·3·5·7·9는 단수이며 양수라고도 합니다. 2·4·6·8·10은 복수이며 음수라고도 합니다.

수(水)의 문제

"천일생수(天一生水)", 고대의 문화는 그리스·인도·이집트 그리고 중국이든 간에 모두 우주의 시작은 진흙탕 상태이며, 엉망진창인 액체상(液體狀)이 서서히 유구한 회전을 거쳐서 비로소 응결하여 해양과 육지로 나누어졌다고 보았습니다.

우주 기능의 제1시작 무렵은 지수화풍(地水火風)이 나누어지지 않았습니다. 이른바 천일생수(天一生水)가 우주의 가장 최초의 기능, 즉 생명의 기능인 바에야 하도 상에서 보면 임수(壬水)로서 양수(陽數)입니다(작은 동그라미로 나타냅니다).

인체의 계통상으로 말하면, 저의 개인적인 관념으로는 수(水)의 계통은 바로 신장과 호르몬 분비 계통(혈 계통이 아님)이라고 봅니다.

"지육성지(地六成之)"는 무엇일까요? 원래 지구 물질이 구성된 뒤에 태양계 내에 달이 있음이 음수(陰水)에 속합니다. 그림 중 육음(六陰)의 작은 흑점이 나타내는 것이 음수(陰數)입니다. 이른바 "지육성지(地六成之)", 즉 음(陰)과 양(陽), 수(水)와 화(火)가 나누어지지 않은 때의 시작입니다. 장자가 말하는 혼돈(混沌) 초기로서, 건곤(乾坤)이 변하지 않은(아직 나누어지지 않은) 시기 음(陰)을 나타냅니다.

화(火)의 문제

"지이생화(地二生火)"는 무슨 뜻일까요? 우리가 보듯이 하도에서 두 개의 흑점은 음(陰)을 나타냅니다. 물질세계를 형성한 뒤 태양에는 열력 (熱力)이 있음이 양(陽)의 에너지입니다. 그러나 두 물질이 마찰하여 화 (火)가 생겨나지만 음화(陰火)입니다. 왜냐하면 이 음화의 산생은 태양의 동력 에너지와 관계가 있기 때문입니다. 만약 우주간의 기능이 없다면 두 물질의 마찰은 화(火)를 생겨나게 함이 불가능합니다. 그러므로 음화 라 하고 지화(地火)에 속합니다.

"천칠성지(天七成之)"는 생명 에너지를 나타내는 것으로, 『역경』의 도 리와 배합했습니다.

중의학 이론 설에서 "지이생화(地二生火)"는 심(心)의 화(火)인데, 생각 을 할 수 있는 마음입니다. 이를 오래 사용하면 불이 위로 오르는데[上 火], 화(火)의 작용으로서 염증 발생 작용과 유사합니다.

목(木)의 문제

"천삼생목(天三生木)", 천일(天一)부터 천삼(天三)은 후천의 생생불이(生 生不已)의 기능인데, 목(木)의 생발 기능이 바로 후천의 생생불이를 나타냈습니다. 하도에서는 양수(陽數)로 나타냅니다.

"지팔성지(地八成之)", 일부 설들은 이른바 八이란 바로 팔괘로 봅니다.

실제로는 물질세계 중의 8대류는 천(天)·지(地)·일(日)·월(月)·풍(風)·화(火)·산(山)·택(澤)을 포함하며 모두 물질세계의 기능을 발휘하고, 이런 기능은 음수(陰數)가 나타냅니다.

금(金)의 문제

"지사생금(地四生金)"은 물질세계가 형성된 뒤의 상황을 나타냅니다. 그때 지구상에는 해양과 육지가 있고 수목과 높은 산이 있습니다. 뒷날 광물 금속을 형성했습니다. 이런 금속광물 물질은 모두 뒷날 생겨난 것으로 음수(陰數)로써 나타내고 하도 상에서는 흑점으로 나타냅니다.

"천구성지(天九成之)", 九는 숫자 중에서 가장 높은 것으로서, 생발의 본유 기능의 최고를 상징하고 있습니다. 하도 상에서는 구양(九陽)의 권(圈)으로 나타내고 있습니다.

토(土)의 문제

"천오생토(天五生土), 지십성지(地十成之)", 이 한마디 중에 5의 중요성을 나타냈으며 오행의 기묘한 도리도 표현했습니다.

지구의 구성은 이중의 변화가 있습니다. 아직 물질세계가 구성되기 전에는 우주간의 운행은 오행입니다. 지구세계가 구성 된 뒤에도 여전히 오행 법칙은 있습니다. 이 5는 중화(中和) 작용이 있는 토(土)를 나타냅니다. 후천의 형성이며 선천의 기능도 포함합니다. 그러므로 천오(天五)는 양수이며 지십(地十)은 음수입니다.

하도의 오행

하도의 숫자를 한번 분석해보면 그 특성이 모두 5수와 관계가 있다는 것을 어렵지 않게 발견합니다.

天一生水 , 地六成之 ; 6-1=5 임을 표시했습니다.

地二生火 , 天七成之 ; 7-2=5 임을 표시했습니다.

天三生木 , 地八成之 ; 8-3=5 임을 표시했습니다.

地四生金 , 天九成之 ; 9-4=5 임을 표시했습니다.

天五生土 , 地十成之。10-5=5 임을 표시했습니다.

이 숫자 5는 바로 오행의 의미를 표시했습니다. 하도와 의학적 이론 관념은 잠시 밀쳐두고 말하지 않겠습니다. "해자일육수(亥子一六水)"는 왼쪽으로 회전하면 목(木)에 이르고, 목으로부터 다시 화(火)가 생하고, 뒤에 토(土)가 생하고 금(金)이 생하며, 다시 수가 생겨나니 역시 오행상생이 아닙니까?

낙서(洛書)

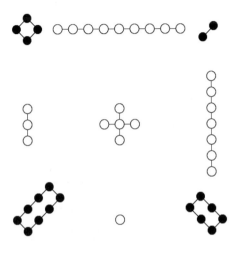

9를 머리에 쓰고 1을 밟으며, 왼쪽은 3 오른쪽은 7, 2와 4는 두 어깻
죽지가 되고, 6과 8은 두 다리가 된다

戴九履一、左三右七、二四為肩、六八為足、五則居中.

1은 감이요 2는 곤

3은 진이요 4는 손

5는 가운데요 6은 건

7은 태 8은 간에 9는 리이다

一數坎兮二數坤　三震四巽數中分

五寄中宮六乾是　七兌八艮九離門

(역자보충)

4 손(巽 ☴)	9 이(離 ☲)	2 곤(坤 ☷)
녹목(綠木) 동남방(東南方) 진(辰) 사(巳)	자화(紫火) 정남방(正南方) 오(午)	흑토(黑土) 서남방(西南方) 미(未) 신(申)
3 진(震 ☳)	5 중궁(中宮)	7 태(兌 ☱)
벽목(碧木) 정동방(正東方) 묘(卯	황토(黃土) 중앙	적금(赤金) 정서방(正西方) 유(酉)
8 간(艮 ☶)	1 감(坎 ☵)	6 건(乾 ☰)
백토(白土) 동북방(東北方) 인(寅) 축(丑)	백수(白水) 정북방(正北方) 자(子)	백금(白金) 서북방(西北方) 해(亥) 술(戌)

　　낙서의 그림 속에서 최고의 숫자는 十이며 맞은편과의 조합은 모두
十이라는 숫자를 이루어 합이 십입니다. 이 낙서의 도안은 후천의 상징
이며, 인체 기화(氣化)인, 즉 후천 팔괘이기도 합니다.
　　선천은 일종의 우주의 형성이고, 후천은 우주 형성 뒤의 일종의 자연

극제(剋制)의 기능작용입니다. 이른바 극제란 바로 생장(生長)이 끊이지 않고 계속되면서 발생하는 상쇄[抵消]와 억제입니다. 예컨대 수극화(水剋火) 금극목(金剋木) 등등인데, 물질세계 중의 만물로 하여금 자연스러운 균형이 있게 하는 것입니다.

이런 극제의 기능을 의학 치료 침구 방법에 응용하는 것은 상당히 중요합니다. 만약 어느 한 부위의 기능을 증가시키고자 한다면 다른 한 부분의 힘을 빠져나가게[泄] 해야 하는 것이 바로 극제의 의미인데, 균형과 조화를 조성하기 위한 것입니다.

기문둔갑

이른바 기문둔갑(奇門遁甲)이란 바로 낙서의 구궁팔괘(九宮八卦)가 변천해서 나온 일련의 방법입니다.

고대의 부대 작전 방법은 기문을 늘어놓고 적측이 일단 기문팔괘 속으로 들어오면 도망 나가기가 절대로 어려웠습니다. 그러나 기문 전술을 이용할 줄 아는 자가 만약 포위되었을 때는 포위를 뚫는 곳을 꼭 찾아낼 수 있었습니다.

기문은 팔괘 각각에 하나의 기문이 있어 팔문(八門)이 있다고 말합니다. 이 때문에 천간지지로 연월일시를 계산해내고, 게다가 팔괘로써 방위의 기준을 삼으면 어느 문이 기문인지 알 수 있고, 이로 인해 포위를 뚫을 수 있었습니다. 이게 바로 둔갑입니다.

팔괘의 방위는 고정적인 것이지만 기문은 유동적인 것입니다. 그중의 방법과 응용은 상당히 복잡합니다. 여기서 언급하는 것은 단지 약간의 간단한 원칙일 뿐입니다.

색깔의 문제

낙서의 그림과 수는 동시에 또 색깔로써 나타냅니다. 즉, 일백(一白)·이흑(二黑)·삼벽(三碧)·사록(四綠)·오황(五黃)·육백(六白)·칠적(七赤)·팔백(八白)·구자(九紫)입니다.

이 낙서가 나타내는 거북 등에 일백(一白)은 꼬리요, 이흑(二黑)은 오른쪽 어깨이며, 사록(四綠)은 왼쪽 어깨입니다.

색깔로써 표현함에는 도대체 얼마나 많은 도리가 있는지는 단언을 내리기 어렵습니다. 최근에 한 세트의 의서를 보았는데, 색깔의 설을 의학 범위의 응용에 끼워 넣은 것은 정말 과학이 부족하며, 전혀 그럴 필요가 없는 견강부회라고 말할 수 있습니다.

간병(肝病)의 해설

앞서의 몇 차례 강의에서 오행팔괘가 나타내는 인체 내장을 얘기했습니다. 즉, 간(肝)은 목(木)으로 진괘(震卦)에 속하며, 심(心)은 화(火)에 속하고 이괘(離卦)이며, 폐(肺)는 금(金)에 속하고 태괘(兌卦)이며, 신(腎)은 수(水)에 속하고 감괘(坎卦)이며 위(胃)는 토(土)에 속하고 중간이라는 등등을 얘기했습니다.

팔괘로써 의학의 원리를 해석함에는 반드시 먼저 64괘를 암기해야 합니다. 진괘 ䷲ 를 가지고 얘기해보면, 진은 우레로서 목을 나타내는 게 바로 간입니다. 일부 의서들은 해석하기를, 진은 심을 나타내고 사려하는 심이라며 마치 우레처럼 진동한다는 의미라고 합니다.

가장 안쪽 일효(一爻)가 변한 뒤 외괘(外卦) 진(震)은 우레이며, 우레 에너지를 나타냅니다. 만약 내괘(內卦)가 곤(坤)이면 땅[地]을 나타내며 음(陰)에 속하고, 괘는 뇌지예(雷地豫 ䷏)로서 어떤 사람이 비록 생생의 기[生生之氣]가 있으나 심장은 염증이 생기고 있음을 표시합니다.

진(震)은 간인데 변화해서 나온 병은 14종이 있습니다. 한 기능마다 조금만 협조하지 않으면 충분히 죽음에 이를 수 있습니다. 이게 64괘의 변화입니다.

이효(二爻)가 변하면 뇌수해(雷水解 ䷧)를 이루고, 신수(腎水) 기능이 생명 에너지의 회복이며, 이 병도 곧 나을 것임을 표시합니다. 우레 뒤에 비가 내리니 간의 기능과 기화(氣化)는 감(坎)을 만나 손(巽)을 지음이 바로 기능의 회복입니다.

일반적으로 중병이 장차 나을 때는 성욕 충동 현상이 있는데, 생명 에너지가 회복하고 있음을 표시하니, 이 조금의 생명 에너지를 장악하고 낭비하지 않아야 신체가 빨리 복원할 것입니다.

사람이 목숨이 마치려할 때에도 충동 현상이 있는 것은 생명 에너지의 회광반조(廻光返照)입니다.

괘의 삼효는 또 변하여 뇌풍긍(雷風恆 ䷟)을 이루고 삼양(三陽)이 그 가운데 있는데, 어떤 사람이 체내에 건강이 넘쳐흐름을 표시합니다. 풍은 기(氣)이며, 음은 올라가고 양은 내려옴이 건강한 현상입니다.

제14강

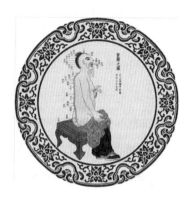

　중국의 문화를 얘기하면서는 필연적으로 철학 문제 면까지 말해야 합니다. 중의학은 그 철학적 기초가 정말 문제가 있습니다. 이 말의 의미는 중의학이 쓸모가 없다는 말이 아닙니다. 중의학의 가치는 부인할 수 없지만 철학적 기초가 부족합니다. 바꾸어 말하면 형이하의 실용과, 형이상의 기초 사이에 연관되지 않아서 한 구간의 거리가 드러났습니다. 이 방면에 관하여는 서양의 의학도 마찬가지의 결함이 있습니다.

좀도둑 이야기

철학적 기초와 실제 응용을 얘기하게 되니 우리는 선종(禪宗) 공안(公案)의 우스운 이야기가 하나 생각나는데, 좀도둑 이야기입니다!

기술이 고명한 어느 좀도둑이 나이가 점점 많아지자 그의 아들이 자신에게 도둑 기술을 얼른 전해주라고 요구했습니다.

그가 밤에 아들을 데리고 한 집안에 들어가 행동으로 보여주었습니다. 실내로 잠입하여 큰 궤짝을 열고는 아들에게 궤짝 속으로 들어가 물건을 가지고 나오라고 명령했습니다. 어찌 알았으리요! 그의 아들이 궤짝에 들어간 뒤에 그는 곧바로 궤짝을 닫아버리고 자물쇠까지 채웠습니다. 그런 뒤에 크게 소리쳤습니다, "도둑이야!" 소리친 뒤에 그 자신은 뛰어 집에 돌아와 잠을 잤습니다.

이때 그의 아들은 궤짝 속에 갇혀 있으면서 급해서 죽을 지경이었습니다. 이 집안사람들이 도둑이 있다는 소리를 듣고 등불을 들고 순시해 보니 도둑 그림자가 보이지 않았습니다. 이때에 아들이 궤짝 속에서 다급할 때 좋은 생각이 떠올라 쥐 흉내를 내어 찍찍거렸습니다. 계집종이 궤짝 중에 쥐가 있는 소리를 듣고 궤짝 문을 열었습니다. 이때 아들은 즉시 나와 등불을 훅~ 불어서 꺼버리고는 문을 박차고 도망했습니다.

아들은 도망해 집에 돌아오자 늙은이가 왜 자신을 도리어 궤짝 속에 가두었냐고 원망했습니다. 늙은이가 말했습니다, "너는 도둑질을 배우려고 하지 않았느냐? 이제 너는 배워서 할 줄 알게 되었다."

이것은 선종 공안으로 유명한 우스운 이야기인데, 이 우스운 이야기를 통해 보면 학술 이론과 실용은 별개의 일입니다. 이 둘을 연계시킬 수 있는 것이야말로 의학의 중요한 일입니다.

오늘날의 사회는 살인 방법의 진보가 구인(救人) 방법을 훨씬 뛰어넘습니다. 그러므로 말하기를, 철학적 문제를 해결할 수 있다면 의학 방면의 진보에 대한 공헌이 크고, 구인에 대한 공헌도 크며, 중국 의학과 서양 의학을 관통할 수 있다면 인류에 대한 공헌은 특히 클 것이라고 합니다.

마음과 우주의 생명

심리의 문제를 말하면 노장(老莊) 사상 중의 마음에까지 관련될 수 있으며, 도가의 『참동계(參同契)』 등은 모두 의학 철학의 범위에까지 관련됩니다. 당송 시대에 이르러 게다가 인도 불학이 전해 들어온 뒤의 융회(融會)에도 마음에 대한 의론(議論)이 있었습니다. 그러나 인도 불학이 중국에 전해 들어온 뒤 인도 본토에서는 이미 점점 말 할만 불학이 없어졌습니다. 그리고 이른바 인도의 불학은 중국에 전해 들어오면서부터 유학·도학과 합류하여 실제로는 이미 일종의 새로운 학문을 이루어 중국의 문화로 변했습니다. 이것은 주제 밖의 말이었습니다.

불학의 유식학(唯識學) 중에 의학과 관계가 있는 이론은, 마음의 작용은 분별 사유할 수 있는 것이라 여기고 삼계유심, 만법유식(三界唯心, 萬法唯識)이라고 봅니다. 이것은 절대적 유심주의입니다.

이른바 삼계란 바로 욕계(欲界)·색계(色界)·무색계(無色界)입니다. 즉, 우주 생명의 대분류입니다.

이른바 '삼계유심'이란 의미는, 정신의 변화는 바로 마음이라는 것을 가리킵니다. 다시 마음으로부터 분류하기 시작하면 모두 합하여 8식(八識)입니다.

눈 각막 이식과 마음

8식 중에서 가장 전면인 5식(五識)은 바로 안(眼)·이(耳·)비(鼻)·설(舌)·신(身)인데, 그 속의 신경 계통은 모두 식(識)의 작용을 갖추고 있습니다.

눈은 안식(眼識)의 작용이 있습니다. 다시 말해 보는 기능이 있습니다. 그러나 어떤 사물을 본 뒤에 후면의 분별심(分別心)을 빌려 작용을 일으켜야 본 것이 무엇인지를 알 수 있습니다.

예를 들어 우리가 한참 어느 사람과 대화를 하고 있는데, 우리의 곁에서 어떤 사람이 지나가고 있을 경우 우리가 보았습니다. 그게 바로 안식의 작용입니다. 그러나 그가 누구인지는 알지 못하기 때문에 반드시 우리들 내심의 분별의식(分別意識)이 다시 한 번 일을 해야 비로소 보았던 것이 어떤 사람인지 알 수 있습니다. 여러분은 모두 이런 경험이 있다고 믿습니다.

이 분별심은 제6의식에 속합니다.

사람이 막 죽었을 때 내심의 분별의식은 이미 사라졌지만 그 때의 안식기능은 아직 죽지 않았기 때문에, 다른 사람의 신체에 이식할 수 있고, 그 사람의 분별심인 제6의식과 배합한다면 또 계속 일을 할 수 있습니다.

안식 자체의 기능은 언제나 존재하고 있는 것이어서 눈을 떴을 때 볼 수 있고 눈을 감을 때 마찬가지로 볼 수 있습니다.

눈을 떴을 때 물상(物像)을 보고 눈을 감았을 때는 깜깜함을 봅니다.

태어나거나 죽는 한 찰나에는, 마치 전기 선풍기가 꺼져버렸어도 전류가 이미 끊어졌지만 선풍기는 여전히 약간의 여력을 빌려 회전하고 있는 것과 같습니다. 이 계속 돌아가는 힘이 마치 전5식(前五識)의 작용과 같습니다.

제6의식

사람의 전5식은 의학 전부의 기능을 포괄합니다. 전5식은 외부와 접촉하여 그 작용을 표현한 뒤에 다시 제6의식이 분별 의식을 산생합니다.

서양 의학의 의식은 바로 유식학 중의 제6의식입니다.

티베트의 신비학은 두 파로 나누어집니다. 한 학파의 설은 의식이 중추뇌신경 작용이라 보고, 한 학파의 설은 단지 간뇌의 작용일 뿐이라고 봅니다.

그러나 의학생리 치료 방면에서 말하면, 의식과 병리와 치료는 오히려 매우 밀접한 관계가 있습니다.

제6의식 중의 분별의식은 당나라 시대의 번역법이며, 또 하나의 번역법은 명료의식(明了意識)이라고 부릅니다.

명료의식이란 '맑고 밝게 이해한다[淸明瞭解]'는 의미라고 여기지 말기 바랍니다. 유식학에서는 제6의식을 바로 인간의 망상이라고 봅니다.

제6의식은 때로는 명료의식의 작용을 표현하고, 때로는 혼침의 상태 (꿈이 없는 숙면 상태)를 표현하며, 때로는 독영의식(獨影意識)의 자태로 표현합니다.

기특한 독영

무엇을 독영의식이라 할까요? 간단히 말해서 바로 전5식이 작용을 일으키지 않을 때 제6의식이 일으키는 일종의 환상(幻想) 환각(幻覺)과 유사한 의식입니다. 이런 독영의식은 세 가지 상황 아래에서야 비로소 작용을 일으킬 수 있으며, 독영의식이 작용을 일으킬 때는 명료의식은 작용을 일으키지 않습니다.

첫째는 피로할 때 사람이 좀 얼떨떨한 상황 아래서 일종의 환영(幻影) 환상과 유사한 상황이 있을 수 있는데, 그게 바로 독영의식의 작용입니다.

둘째는 잠자며 꿈을 꾸는 중에 또 보고 듣고 먹고 듣고 감각이 있는데, 실제로는 전5식(안이비설신)은 결코 아직 기능을 행사하지 않습니다. 그러므로 단지 환각의 독영의식일 뿐입니다.

세 번째는 정좌하는 사람이 명료의식이 정지(靜止)하고 더 이상 작용을 일으키지 않을 때 독영의식은 오히려 작용을 일으킬 수 있습니다. 이런 사람들이 정좌하고 있을 때, 눈을 감은 채 예수나 관세음보살을 볼 수 있거나, 심지어 어떤 사람이 소리쳐 부르는 소리를 듣습니다. 속담에

서는 주화입마(走火入魔)의 경계라고 하는데, 까놓고 말하면 독영의식이
작용을 일으키고 있는 것일 뿐입니다.

유식학의 관점은 갓난아기는 독영의식의 작용이 없다고 보지만, 사실
은 역시 이런 갓난아기들도 분별 명료의식 작용이 없다고 말할 수 있습
니다. 왜냐하면 갓난아기에게 향기로운 냄새가 나는 것이나 꾸린 냄새가
나는 것을 주면 모두 마찬가지로 받아들이고 분별하는 마음이 없다가,
갓난아기의 머리꼭대기 부드러운 곳이 다 자라났을 때 이르러서 말하기
시작하고 분별의식과 독영의식도 있기 때문입니다.

꿈과 정신병

사람이 꿈을 꿀 때 자기가 본적이 없는 일이나 물상은 꿈에 절대로 볼
리가 없습니다. 그가 꿈을 꾼 것이 설사 본 적이 없는 것일지라도 적어
도 들어본 적이 있는 것입니다. 그래서 중국인 꿈 중의 지옥은 아마도
염라왕일지 모르고 서양인 꿈 중의 지옥은 또 다른 경계일 것입니다.

꿈 경계의 상황을 통해서, 꿈은 독영의식의 작용으로서 제6의식의 잠
복한 작용이 활동해서 야기한 것임을 더욱 증명합니다.

물론 꿈 경계는 이따금 연속이 있기도 하고 때로는 꿈에 미래의 일을
보기도 합니다. 그러므로 병리학의 설에 의하면 꿈은 보통 병의 예고가
나타난 것입니다.

유식의 이론 중에서, 꿈을 하루라도 꾸지 않는 사람은 없으며 단지 꿈
에서 깨어나자마자 곧 잊어버린 것일 뿐입니다. 천하에는 오직 두 종류

의 사람만이 진정으로 꿈이 없습니다. 한 종류는 상등의 지혜[上智]로서 도(道)를 얻은 사람인데, 그들의 의식은 언제나 청명한 경계를 유지할 수 있어 독영의식이 더 이상 작용을 일으키지 않을 것이기 때문에 꿈이 없습니다. 또 하나의 종류는 하등의 어리석은 사람인데, 그들의 의식은 본래 혼침 상태로서 독영의식과 명료의식이 모두 작용을 일으키지 않기 때문에 꿈도 없고 깨어남도 없으며 영원히 흐리멍덩합니다.

만약 어떤 사람이 독영의식이 그가 잠 들었을 때 작용을 일으킨다면 그것은 단지 꿈 경계일 뿐입니다. 만약 그가 깨어있을 때조차도 작용을 일으킨다면, 그때는 그가 낮에 꿈속에 있는 것 같아 항상 환각이 있어서 어떤 사람이 자신을 모해(謀害)하려 하거나 일체의 이상한 일들이 있는데, 바로 정신병 상태입니다. 사실은 바로 독영의식의 작용입니다. 만약 정신병이 나으면 독영의식도 작용을 일으키지 않습니다. 혹은 잠에서 깨어났을 때 독영의식이 작용을 일으키지 않는다면, 이 사람의 정신병은 나았다고 말할 수 있습니다.

제6의식의 형성

갓난아기의 개성, 키가 크거나 작거나, 피부색의 흑백, 신체의 강약 등등은 일반 설에서는 유전이라고 봅니다. 그러나 유식학의 논점에서는 이런 것들은 모두 그 자체가 원래 갖추고 있는 것입니다. 마치 한 알갱이의 종자와 같습니다. 하지만 제6의식의 형성은 그 자체의 인연이 있으며 유전은 단지 인연중의 하나의 연(緣)일 뿐입니다. 세속에서 보통 이르는 증상연(增上緣)인데, 마치 종자에 뿌린 비료와 같지만 결코 종자 자체는 아닙니다. 그런데 제6의식을 형성하는 인연은 식물의 종자와 같고 비료는 아닙니다.

어떤 사람의 의식이 매우 견고할 때는 생리를 극복할 수 있는 정도에 도달할 수 있습니다. 도가와 신비학파의 수지(修持) 원리는 바로 이 심능전물(心能轉物)[67]의 원리 위에 세워져 있습니다.

제6의식을 대단히 위대하다고 여기지 말기 바랍니다. 그것은 결코 결정적인 것은 아닙니다. 왜냐하면 제6의식의 후면에는 또 하나의 뿌리가 있기 때문입니다.

제7식

의식을 얘기하면 오히려 우리가 이해하기 어렵지 않게 하지만 이제 또 말하기를, 의식에는 또 하나의 근(根)이 있다고 하면 정말 사람으로 하여금 좀 이해하기 어렵게 합니다. 당나라 시대에 의근(意根)을 제7식이라고 번역했는데, 음역은 바로 말나식(末那識)입니다.

이른바 이 의근(意根)인 제7식은 도대체 무엇일까요? 정말 명백하게 해석하기 쉽지 않습니다. 만약 굳이 그의 의미를 말한다면 그것은 생명의 기능이라고만 부를 수 있을 뿐입니다. 이 생명의 기능은 결코 순물질

---

67) 『능엄경』 제2권에 '심능전물, 즉동여래(心能轉物, 則同如來)'라는 경문이 나오는데, 남회근 선생은 『능엄경 대의 풀이』에서 이에 대해 해석하기를, 만약 자기의 마음이 만물을 전환 변화시킬 수 있어, 만물 현상에 미혹되어 업을 짓지 않으면 곧 부처와 같아진다. 라고 했다.

적인 기능이 아니라, 마음과 물질[心物] 이 두 가지의 기능을 포괄합니다.

이 제7식은 구생아집(俱生我執)으로서 생명과 함께 온 것입니다. 다시 말해 태아가 형성되는 그 찰나에 이미 제7식을 갖추었습니다.

태아가 형성되기 시작마자 그에게는 영원히 하나의 '나[我]'의 존재 의식이 있습니다. 이게 바로 이른바 제7식의 아집(我執)인데, 줄곧 죽을 때까지 흐리멍덩하면서 내내 있습니다. 우리의 이 흐리멍덩한 명료의식이 이미 그리 명료하지 않을 때도, 그의 의근은 여전히 강하며 아집의 관념은 더욱 무겁습니다.

사람이 늙었을 때의 '나'와, 어린 나이 였을 때의 '나'는 결코 무슨 차이가 없습니다. 그러나 제6의식 방면은 많이 변해버려서 상당히 다른 관념으로 되었습니다. 무슨 세대 차이나 완고함이나 모두 의식이 조성한 것입니다. 노인들에게 많은 것은 추억과 과거에 대한 환상인데, 이게 바로 아집입니다.

사람이 늙어 임종할 때 전5식과 제6식은 모조리 내던져버렸지만 이 아집의 제7식은 도리어 별도의 심리와 생리를 조성합니다.

이렇게 말하고 보니 제7식은 일체의 근본일까요?

그렇지 않습니다. 전5식은 마치 나무의 가지와 잎으로서 자연계의 광합작용 호흡작용을 행사하고 있습니다. 그런데 제6식은 나무 줄기의 중심이며, 제7식은 나무 줄기입니다. 통틀어 말하면 그들은 모두 일종의 기능이며, 진정한 땅속의 뿌리는 오히려 제8식입니다.

제8식인 나무뿌리

나뭇잎으로부터 나무 가지와 나무 줄기를 거쳐 마침내 이 생명의 근본인 제8식을 찾아냈습니다.

제8식인 아뢰야식(阿賴耶識)은 전체 우주로서, 물질세계와 정신세계의 전체 작용을 포괄합니다.

여기서 말하는 우주는 결코 하늘을 가리켜 한 말이 아닙니다.

우주간의 만유만물과 갖가지 변화는 근본적으로 모두 제8식의 변화입니다. 우주간의 만물은 일체(一體)이며 제8식의 변화로 말미암아 차별을 형성했습니다.

전7식이 형성한 현유(現有) 생명에, 생명 중의 모든 정감·생각·습관·자극·관념 등등을 더해 끊임없이 제8식을 훈습(薰習)하여 미래의 다른 종성(種性)을 이룹니다. 현재의 행위는 미래의 종자이며, 또 미래의 현행과 행위 생각 등등을 이루는데, 이것이 제8식이 지니고 온 천부(天賦)로서 사람 저마다의 심리와 생리의 차별을 조성합니다.

해부학적으로 보면 제8식을 발견하는 것은 불가능하지만, 제8식은 도리어 사람 사람마다의 다름의 근본입니다.

만약 오행과 의학적 이론의 연구를 제8식과 배합한다면 일련의 진정한 의학 철학의 이론 구성이 가능할 것입니다. 이 일련의 이론은 형이하와 형이상을 연관시키고, 게다가 중국과 서양의 의약 기술을 합류시킨다면 반드시 의학계를 위해 신천지를 개창(開創)할 것입니다.

결론

의약의 응용에 관하여 여러분은 모두 전문가입니다. 제가 제공한 약
간의 의견들은 단지 사상 방면의 문제일 뿐입니다. 시간이 촉박해서 한
번 간단히 소개할 수만 있었습니다. 기타 자료에 관한 것이 많은데, 정
리해서 나오는 대로 각자 분에게 부쳐드리겠습니다. 만약 어떤 문제가
있다면 언제든지 제시하여 연구하도록 하지요. 제가 회답할 수 있는 것
은, 반드시 아는 대로 다 말씀드리겠습니다.

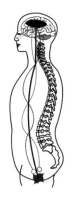

Illustration by Thomas Chan

대장치병약

고상옥황심인경 주해

중의학에서 건강을 판단하는

10대 기준

12경맥의 분류와 순환

12경맥 순행도

기경팔맥 순행도

백골관도

척추의 관련 부위와 증세

대장치병약(大藏治病藥)

당(唐) 석영철(釋靈澈) 편집
남회근 선생 강해
송찬문 한글 번역

대장경에서 말하기를, "재난(災難)은 닥친 뒤에 구제하고 벗어나는 것 보다, 평소에 미리 방지하는 것이 쉽다. 질병은 발생한 뒤에 치료하는 것보다, 평소에 적극적으로 예방하는 것이 좋다." 고 하였다.

지금 사람들은 한쪽만 보아서, 재난을 방지하는 데는 힘쓰지 않고, 그것을 구제하는 데만 힘쓴다. 질병을 피하는 데는 힘쓰지 않고, 약물로 치료하는 데만 힘쓰고 있다. 비유컨대 어떤 국가 지도자가 힘써 다스릴 것을 생각하지 않으면서 나라가 태평하고 백성이 편안하기를 구하는 것과 같고, 몸이 있는 사람이 자신을 아끼고 양생하지 않으면서 수명을 온전히 하려는 것과 같다.

이런 까닭에 성인은 그 조짐이 나타나기 전에 복(福)을 구하고, 그화(禍)가 싹트기 전에 끊는다. 재난은 사소한 곳에서부터 일어나고, 질병은 미미한 것으로부터 생긴다. 사람들은 작은 선(善)을 이익이 없다 여겨 행하지 않고, 또 조그만 악(惡)을 손해가 없다 여겨 고치지 않는다. 작은 선을 일으키지 않으면 재난이 곧 이루어지며, 작은 악을 고치지 않으면 큰 재난이 곧 닥친다는 것을 어찌 알리오!

그러므로 태상(太上)께서 특히 마음의 병 백 가지 항목을 지적하여 병자의 거울로 삼게 하였다. 사람이 고요히 앉아 이를 가지고 비추어보고 병이 있는지 없는지를 살펴볼 수 있다면, 마음의 병은 마음이 다스리고 마음의 약으로 다스릴 수 있다. 어찌 옛날 유명한 의사 편작의 처방약을 엿봄으로써 그 질병을 치료하겠는가! 병이 자기 마음 가운데 쌓이지 않게 하라. 기울어 무너지면 막을 수 없고 내면에서 화(禍)가 일어나면, 금석(金石)과 초목(草木)의 약물로도 치료할 수 없을까 걱정된다. 수명이 장수하는 것은 병이 없기 때문이니, 지혜로운 사람은 이에 힘 쓸 지어다.

大藏經曰：救災解難，不如防之為易。療疾治病，不如避之為吉。

今人見左，不務防之而務救之，不務避之而務藥之。譬之有君者，不思勵治以求安。有身者，不惜保養以全壽。

是以聖人求福于未兆，絕禍於未萌。蓋災生於稍稍，病起於微微。人以小善為無益而不為，以小惡為無損而不改。孰知小善不起，災難立成：小惡不止，大禍立至。

故太上特指心病要目百行，以為病者之鑒。人能靜坐持照察病有無，心病心醫，治以心藥。奚伺盧扁，以療厥疾。無使病積於中。傾潰莫遏，蕭牆禍起，恐非金石草木可攻。所為長年，因無病故，智者勉焉。

크게 기뻐하거나 성내거나 편견을 고집함이 한 가지 병이요.

인의를 잃고 사적인 이익을 취함이 한 가지 병이요.

호색하여 인류도덕을 파괴함이 한 가지 병이요.

오로지 마음이 애정에 묶여 있음이 한 가지 병이요.

喜怒偏執是一病。亡義取利是一病。

好色壞德是一病。專心係愛是一病。

욕망에 방종하여 무리함이 한 가지 병이요.

탐욕에 방종하며 자기의 허물을 은폐함이 한 가지 병이요.

남을 비난하고 자기를 칭찬함이 한 가지 병이요.

대중의 결정을 멋대로 바꾸고 자기가 옳다함이 한 가지 병이요.

縱欲無理是一病。縱貪蔽過是一病。

毀人自譽是一病。擅變自可是一病。

입을 가볍게 놀려 말하기 좋아함이 한 가지 병이요.

시비에 참여하여 쫓기를 좋아함이 한 가지 병이요.

자기가 지혜롭다고 남을 가볍게 봄이 한 가지 병이요.

권세를 타고 멋대로 휘두름이 한 가지 병이요.

輕口喜言是一病。快意逐非是一病。

以智輕人是一病。乘權縱橫是一病。

남은 틀렸고 자기가 옳다함이 한 가지 병이요.

고아나 과부를 업신여김이 한 가지 병이요.

힘으로써 남을 이기려고 함이 한 가지 병이요.

위세 협박에 두려워 스스로 복종함이 한 가지 병이요.

非人自是是一病。侮易孤寡是一病。

以力勝人是一病。威勢自脅是一病。

말로 남을 이기려함이 한 가지 병이요.

재물을 빌릴 때 갚을 능력을 생각지 않음이 한 가지 병이요.

남을 곡해하고 자기는 정직하다함이 한 가지 병이요.

스스로 정직하다 여기고 남에게 상처 줌이 한 가지 병이요.

語欲勝人是一病。貨不念償是一病。

曲人自直是一病。以直傷人是一病。

나쁜 사람과 사귐이 한 가지 병이요.

크게 기뻐하거나 성내어 자기를 손상함이 한 가지 병이요.

남을 우롱하고 자기는 재능이 있다함이 한 가지 병이요.

공로가 있다고 자기를 자랑함이 한 가지 병이요.

與惡人交是一病。喜怒自伐是一病。

愚人自賢是一病。以功自矜是一病。

훌륭한 현인을 헐뜯고 책잡음이 한 가지 병이요.

자기만 수고한다고 느껴 원망심을 품음이 한 가지 병이요.

거짓을 진실로 여김이 한 가지 병이요.

남의 허물을 말하기 좋아함이 한 가지 병이요.

誹議名賢是一病。 以勞自怨是一病。

以虛為實是一病。 喜說人過是一病。

자기가 부유하다고 남에게 교만함이 한 가지 병이요.

자기 신분이 낮다고 남의 신분 높음을 헐뜯음이 한 가지 병이요.

남에게 아첨하여 귀염 총애 받으려함이 한 가지 병이요.

자기의 덕을 스스로 드러냄이 한 가지 병이요.

以富驕人是一病。 以賤訕貴是一病。

讒人求媚是一病。 以德自顯是一病。

자기의 신분이 높다고 남을 깔봄이 한 가지 병이요.

자기가 가난하다고 부자를 질투함이 한 가지 병이요.

남이 성공하는 것을 실패하게 함이 한 가지 병이요.

사익을 위하여 공익을 어지럽히고 손해함이 한 가지 병이요.

以貴輕人是一病。 以貧妒富是一病。

敗人成功是一病。 以私亂公是一病。

자기의 의도를 가리고 꾸미기를 좋아함이 한 가지 병이요.

남을 위태롭게 하고 자기를 안전하게 함이 한 가지 병이요.

겉으로도 속으로도 남을 질투함이 한 가지 병이요.

남의 바르지 못함이나 잘못을 격렬하게 비난함이 한 가지 병이요.

好自掩飾是一病。危人自安是一病。

陰陽嫉妒是一病。激厲旁悖是一病。

남에게 증오심이 많고 자애연민심이 적음이 한 가지 병이요.

굳게 고집하며 끝까지 다투려함이 한 가지 병이요.

책임을 남이 짊어지도록 미룸이 한 가지 병이요.

글을 쓸 때 진지한 검토 없이 대충 끝냄이 한 가지 병이요.

多憎少愛是一病。堅執爭鬥是一病。

推負著人是一病。文拒鉤剔是一病。

남의 장단점을 항상 마음속에 지니고 있음이 한 가지 병이요.

남의 명성을 이용해 자기를 믿게 함이 한 가지 병이요.

남에게 베풀고 보답을 바람이 한 가지 병이요.

베푼 일이 없으면서 오히려 남을 꾸짖음이 한 가지 병이요.

持人長短是一病。假人自信是一病。

施人望報是一病。無施責人是一病。

남에게 주고 난 뒤에 후회함이 한 가지 병이요.

자기를 원망하고 미워하기를 좋아함이 한 가지 병이요.

벌레나 가축을 죽이기 좋아함이 한 가지 병이요.

사악한 주술로 남을 제압함이 한 가지 병이요.

與人追悔是一病。好自怨憎是一病。

好殺蟲畜是一病。蠱道厭人是一病。

재능이 뛰어난 사람을 헐뜯음이 한 가지 병이요.

남이 나보나 잘 함을 미워함이 한 가지 병이요.

독약인줄 알면서도 마시기를 탐함이 한 가지 병이요.

누구에게나 마음이 평등하지 못함이 한 가지 병이요.

毀訾高才是一病。憎人勝己是一病。

毒藥耽飲是一病。心不平等是一病。

재능과 도덕을 겸비했다고 우쭐대고 남을 깔봄이 한 가지 병이요.

과거의 악감정 원한 등을 잊지 않음이 한 가지 병이요.

남의 충고와 깨우쳐줌을 받아들이지 않음이 한 가지 병이요.

자기 가족은 소원히 하고 남의 가족을 친근히 함이 한 가지 병이요.

以賢貢犒是一病。追念舊惡是一病。

不受諫諭是一病。內疏外親是一病。

투서로 남을 망치게 함이 한 가지 병이요.

어리석은 사람을 비웃음이 한 가지 병이요.

짜증내고 가혹하고 경박하고 조급함이 한 가지 병이요.

억지를 부리며 매질함이 한 가지 병이요.

投書敗人是一病。笑愚癡人是一病。

煩苛輕躁是一病。摀搥無理是一病。

스스로 정의파로 표방하기를 좋아함이 한 가지 병이요.

남이나 사물에 대해 의심이 많고 믿음이 적음이 한 가지 병이요.

미친 사람을 보고 비웃음이 한 가지 병이요.

쭈그려 앉는 등 자세에 예의가 없음이 한 가지 병이요.

好自作正是一病。多疑少信是一病。

笑顚狂人是一病。蹲踞無禮是一病。

더럽고 듣기 거북한 말을 함이 한 가지 병이요.

노인이나 어린이를 가볍게 여김이 한 가지 병이요.

나쁜 태도와 듣기 싫은 말로 대답함이 한 가지 병이요.

옹고집을 부리며 자기만 옳다고 함이 한 가지 병이요.

醜言惡語是一病。輕慢老少是一病。

惡態醜對是一病。了戾自用是一病。

마음이 쉽게 들떠 크게 웃기 좋아함이 한 가지 병이요.

권력을 잡았다고 멋대로 함이 한 가지 병이요.

괴변과 간사함·아첨·비천한 태도가 한 가지 병이요.

이득을 좋아하여 속임수를 품음이 한 가지 병이요.

好喜嗜笑是一病。當權任性是一病。

詭譎諛諂是一病。嗜得懷詐是一病。

한 입으로 두 말하여 신의가 없음이 한 가지 병이요.

술에 편승하여 흉포하고 멋대로 함이 한 가지 병이요.

자연 현상에 대하여 욕설을 함이 한 가지 병이요.

악한 말로 죽이기 좋아함이 한 가지 병이요.

兩舌無信是一病。乘酒兇橫是一病。

罵詈風雨是一病。惡言好殺是一病。

임신한 사람을 죽임이 한 가지 병이요.

남의 일을 간섭함이 한 가지 병이요.

남의 비밀이나 사생활을 엿봄이 한 가지 병이요.

빌려주지 않는다고 원망함이 한 가지 병이요.

殺人墮胎是一病。干預人事是一病。

鑽穴窺人是一病。不借懷怨是一病。

빚을 지고 도망감이 한 가지 병이요.

면전과 등 뒤에서 말이 다름이 한 가지 병이요.

남과 맞서고 흉악난폭하기를 좋아함이 한 가지 병이요.

남을 희롱하고 내가 옳다고 고집 부림이 한 가지 병이요.

負債逃走是一病。背向異詞是一病。

喜抵捍戾是一病。調戲必固是一病。

고의로 미혹시켜 남을 잘못되게 함이 한 가지 병이요.

둥지를 더듬어서 동물의 알을 깨뜨림이 한 가지 병이요.

태아를 놀라게 해서 몸을 손상시킴이 한 가지 병이요.

물이나 불로써 남을 망치고 해침이 한 가지 병이요.

故迷誤人是一病。探巢破卵是一病。

驚胎損形是一病。水火敗傷是一病。

맹인, 귀머거리, 벙어리 등 장애자를 비웃음이 한 가지 병이요.

남의 혼사를 간섭하고 어지럽힘이 한 가지 병이요.

다른 사람을 시켜 폭행함이 한 가지 병이요.

남에게 악행을 하도록 교사함이 한 가지 병이요.

笑盲聾啞是一病。亂人嫁娶是一病。

放人捶撾是一病。敎人作惡是一病。

앙심을 품고 남의 사랑을 이간질함이 한 가지 병이요.

재난의 일을 크게 떠벌려 무리한 의론을 일으킴이 한 가지 병이요.

재물을 보고 얻고 싶어 함이 한 가지 병이요.

남의 물건을 강탈함이 한 가지 병이다.

含禍離愛是一病。唱禍道非是一病。

見貨欲得是一病。強奪人物是一病。

이상이 백 가지 병이다. 사람이 한 생각에 이러한 백 가지 병을 제거하고, 날마다 이에 따라 점검하고 한 가지 병도 일어나지 않도록 할 수 있다면, 결정코 재해·고통·번뇌·흉악이 없으며, 자기가 목숨을 보존하고 수명을 연장할 수 있을 뿐만 아니라 자손들도 백세토록 영원히 그 복을 받을 것이다.

此爲百病也。人能一念, 除此百病。日逐檢點, 使一病不作, 決無災害痛苦, 煩惱凶危。不惟自己保命延年, 子孫百世, 永受其福矣。

대장경에서 말하기를, "옛날의 성인은 선(善)을 행함에 대해서는 높이 받들어 우러러보지 않음이 없었고, 악(惡)에 대해서는 아주 작더라도 고치지 아니함이 없었다."고 하였다. 악을 고치고 선을 높이 받들어 우러러봄은 바로 약을 먹는 것이다. 이른바 백 가지 약을 기록하니 병을 치료하라.

大藏經曰 : 古之聖人, 其為善也, 無小而不崇。其於惡也, 無
微而不改。改惡崇善, 是藥餌也。錄所謂百藥以治之 :

생각에 바르지 않음이 없음이 한 가지 약이요.
행위가 너그럽고 마음이 온화함이 한 가지 약이요.
행동거지에 예의가 있음이 한 가지 약이요.
일상생활에 규칙이 있음이 한 가지 약이요.

思無邪僻是一藥。行寬心和是一藥。
動靜有禮是一藥。起居有度是一藥。

도덕을 가까이하고 색정을 멀리함이 한 가지 약이요.
마음을 맑게 하고 욕심을 적게 함이 한 가지 약이요.
본분을 헤아려 지키고 도의를 끌어다 씀이 한 가지 약이요.
분수가 아닌 것을 취하지 않음이 한 가지 약이요.

近德遠色是一藥。清心寡欲是一藥。
推分引義是一藥。不取非分是一藥。

싫거나 미운 사람일지라도 오히려 사랑함이 한 가지 약이요.
마음에 질투가 없음이 한 가지 약이요.

우매하고 완고한 사람을 가르쳐 변화시킴이 한 가지 약이요.

사악하고 소란스러운 일을 충고해 바로 잡아줌이 한 가지 약이요.

雖憎猶愛是一藥。心無嫉妒是一藥。

教化愚頑是一藥。諫正邪亂是一藥。

성질이 나쁘고 못된 하인을 타이름이 한 가지 약이요.

미혹한 사람을 깨우쳐 줌이 한 가지 약이요.

노약자나 어린이를 부축해줌이 한 가지 약이요.

마음에 교활한 속임수가 없음이 한 가지 약이요.

戒敕惡僕是一藥。開導迷誤是一藥。

扶接老幼是一藥。心無狡詐是一藥。

화를 뽑아주고 어려운 처지를 도와줌이 한 가지 약이요.

항상 알맞는 방편을 행함이 한 가지 약이요.

고아나 과부를 가련히 여기고 동정함이 한 가지 약이요.

빈궁한 사람을 불쌍히 여기고 고난에서 구해줌이 한 가지 약이요.

拔禍濟難是一藥。常行方便是一藥。

憐孤恤寡是一藥。矜貧救厄是一藥。

지위가 높더라도 낮은 사람에게 자기를 낮춤이 한 가지 약이요.

말이 겸손함이 한 가지 약이요.

묵은 빚을 오래 끌지 않고 갚음이 한 가지 약이요.

불쌍히 여겨 위로하고 진심으로 믿음이 한 가지 약이요.

位高下士是一藥。語言謙遜是一藥。

不負宿債是一藥。愍慰篤信是一藥。

미천하고 보잘 것 없는 사람도 공경 사랑함이 한 가지 약이요.

말이 단정하고 정성스러움이 한 가지 약이요.

직선적 말을 피하고 곡선적인 말로 인도함이 한 가지 약이요.

시비를 다투지 않음이 한 가지 약이요.

敬愛卑微是一藥。語言端愨是一藥。

推直引曲是一藥。不爭是非是一藥。

남이 거칠고 무례해도 그를 깔보지 않음이 한 가지 약이요.

굴욕을 당해도 참을 수 있음이 한 가지 약이요.

선행은 널리 알리고 악행은 감춰줌이 한 가지 약이요.

좋은 것은 양보하고 좋지 않은 것은 자기가 취함이 한 가지 약이요.

逢侵不鄙是一藥。受辱能忍是一藥。

揚善隱惡是一藥。推好取醜是一藥。

남에게 많이 주고 자기는 적게 취함이 한 가지 약이요.

덕행과 재능이 있는 사람을 칭찬함이 한 가지 약이요.

학문과 도덕이 있는 사람을 보고 안으로 반성함이 한 가지 약이요.

자기를 과장하고 뽐내지 않음이 한 가지 약이요.

與多取少是一藥。稱歎賢良是一藥。

見賢內省是一藥。不自誇彰是一藥。

공을 추켜세워 선(善)으로 이끌어줌이 한 가지 약이요.

스스로 선행을 자랑하지 않음이 한 가지 약이요.

남의 공로를 덮어버리지 않음이 한 가지 약이요.

힘든 수고를 원망하지 않음이 한 가지 약이요.

推功引善是一藥。不自伐善是一藥。

不掩人功是一藥。勞苦不恨是一藥。

마음에 정성과 신용을 품음이 한 가지 약이요.

숨은 악을 덮어 가려줌이 한 가지 약이요.

자기보다 나은 사람을 추천하고 높임이 한 가지 약이요.

가난을 편히 여기고 스스로 즐거워함이 한 가지 약이요.

懷誠抱信是一藥。覆蔽陰惡是一藥。

崇尙勝己是一藥。安貧自樂是一藥。

자기를 높이며 뽐내지 않음이 한 가지 약이요.

남이 공로를 이루도록 도와줌이 한 가지 약이요.

음모를 좋아하지 않음이 한 가지 약이요.

이해득실에 상관하지 않음이 한 가지 약이요.

不自尊大是一藥。好成人功是一藥。

不好陰謀是一藥。得失不形是一藥。

선행으로 복덕을 쌓고 은혜를 심음이 한 가지 약이요.

살면서 남을 꾸짖거나 욕하지 않음이 한 가지 약이요.

남을 이러쿵저러쿵 평론하지 않음이 한 가지 약이요.

상대방에게 말을 부드럽게 함이 한 가지 약이요.

積德樹恩是一藥。生不罵詈是一藥。

不評論人是一藥。甜言美語是一藥。

재난이나 병의 원인을 자신에서 찾음이 한 가지 약이요.

악을 남의 탓으로 돌리지 않음이 한 가지 약이요.

베풀어주고 보답을 바라지 않음이 한 가지 약이요.

생명을 죽이지 않음이 한 가지 약이요.

災病自咎是一藥。惡不歸人是一藥。

施不望報是一藥。不殺生命是一藥。

마음이 차분하고 태도가 온화함이 한 가지 약이요.

남의 아름다움을 시기하지 않음이 한 가지 약이요.

마음이 고요하고 기맥이 안정됨이 한 가지 약이요.

과거의 악감정 원한 등을 생각하지 않음이 한 가지 약이요.

心平氣和是一藥。不忌人美是一藥。

心靜氣定是一藥。不念舊惡是一藥。

비뚤어진 것을 바로잡아주고 나쁜 자도 도와줌이 한 가지 약이요.

가르침에 따르고 선에 복종함이 한 가지 약이요.

분노를 자제할 수 있음이 한 가지 약이요.

남에게 요구하지 않음이 한 가지 약이요.

匡邪弼惡是一藥。聽教伏善是一藥。

忿怒能制是一藥。不干求人是一藥。

쓸데없는 생각이 없음이 한 가지 약이요.

나이 많은 사람을 높이고 받들어줌이 한 가지 약이요.

남에게 공손하고 엄숙함이 한 가지 약이요.

집안에서 효도와 우애를 닦음이 한 가지 약이요.

無思無慮是一藥。尊奉高年是一藥。

對人恭肅是一藥。內修孝悌是一藥。

편안히 자기의 분수를 지킴이 한 가지 약이요.

처와 자식에게 화기애애함이 한 가지 약이요.

남에게 음식을 대접함이 한 가지 약이요.

착한 일 닦기에 힘씀이 한 가지 약이요.

恬靜守分是一藥。和悅妻孥是一藥。

以食飮人是一藥。勖修善事是一藥。

자신의 운명을 달갑게 여김이 한 가지 약이요.

혐의 받을 일을 멀리하고 피함이 한 가지 약이요.

도량이 관대하고 시원스러움이 한 가지 약이요.

경전을 공경하고 신앙함이 한 가지 약이요.

樂天知命是一藥。遠嫌避疑是一藥。

寬舒大度是一藥。敬信經典是一藥。

속세의 잡다한 마음을 쉬고 도를 품어 안음이 한 가지 약이요.

착한 일 하기에 지칠 줄 모름이 한 가지 약이요.

빈궁한 사람을 구제함이 한 가지 약이요.

약을 베풀어 질병에서 구제해줌이 한 가지 약이요.

息心抱道是一藥。為善不倦是一藥。

濟度貧窮是一藥。捨藥救疾是一藥。

신이나 부처님을 신앙하고 예배함이 한 가지 약이요.

하늘의 뜻을 알고 만족할 줄 앎이 한 가지 약이요.

마음이 맑고 한가하며 욕심이 없음이 한 가지 약이요.

인자하고 겸손하며 박애함이 한 가지 약이요.

信禮神佛是一藥。知機知足是一藥。

淸閒無欲是一藥。仁慈謙愛是一藥。

살려주기를 좋아하고 죽이기를 싫어함이 한 가지 약이요.

재물을 잔뜩 쌓아두지 않음이 한 가지 약이요.

금기사항을 범하지 않음이 한 가지 약이요.

절약하고 검소하면서 항상 적당함을 지킴이 한 가지 약이요.

好生惡殺是一藥。不實厚藏是一藥。

不犯禁忌是一藥。節儉守中是一藥。

자기는 겸허하고 남에게 낮춤이 한 가지 약이요.

어떤 일이 있으면 태만히 여기지 않음이 한 가지 약이요.

남의 덕을 잘 말함이 한 가지 약이요.

거짓말을 만들지 않음 한 가지 약이요.

謙己下人是一藥。隨事不慢是一藥。

善談人德是一藥。不造妄語是一藥。

신분이 높으면서 남을 도와줌이 한 가지 약이요.

부유하면서 남을 구해줌이 한 가지 약이요.

다투는 것을 숭상하지 않음이 한 가지 약이요.

창녀에게도 음란하지 않음이 한 가지 약이요.

貴能援人是一藥。富能救人是一藥。

不尙爭鬪是一藥。不淫妓靑是一藥。

간음과 도둑질 마음을 일으키지 않음이 한 가지 약이요.

남을 제압하는 주문 술법을 품지 않음이 한 가지 약이요.

송사하기를 좋아하지 않음이 한 가지 약이요.

노인은 부축해주고 어린 아이는 이끌어 줌이 한 가지 약이다.

不生奸盜是一藥。不懷咒厭是一藥。

不樂詞訟是一藥。扶老挈幼是一藥。

이상이 백 가지 약이다. 사람이 질병이 있음은, 모두 허물과 악(惡)이 숨어서 드러나지 않다가, 질병으로 반응하여 음식, 바람, 추위, 더위 기운에 인연하여 일어난 것이다. 사람이 성인의 가르침을 범하였기에 혼백이 상실되어 형체와 용모에 있지 않고, 신체가 허약해지고 정기를 지키지 않았기 때문에, 바람, 추위, 나쁜 기운에 맞아버린 것이다.

그러므로 도덕이 있는 사람은 어두운 곳에 있더라도 감히 그릇된 일을 하지 않는다. 영화를 누리고 복록을 누리더라도 악(惡)을 감히 행하지 않는다. 몸을 헤아려서 옷을 입고, 분수에 따라서 음식을 먹는다. 비록 부유하고 신분이 높더라도 감히 욕망을 멋대로 행하지 않는다. 가난하고 신분이 낮더라도 감히 나쁜 일을 하지 않는다. 이런 까닭에 밖으로는 잔인하고 포악함이 없고, 안으로는 질병이 없다.

그러한데 우리가 스스로 사유하고 연구해서, 이러한 백 가지 약으로 자기를 치료하여 나의 천화(天和)[68]를 기르며, 나의 마음속을 전일(專一)하게 함으로써 장수의 경지를 기약하지 않아서야 되겠는가?

此爲百藥也。人有疾病,皆有過惡陰掩不見,故應以疾病,因緣飮食風寒溫氣而起。由人犯聖敎以致魂迷魄喪,不在形容,肌體空虛,精氣不守,故風寒惡氣,得以中之。

是以有德者,雖處幽暗,不敢爲非。雖居榮祿,不敢爲惡。量身而衣,隨分而食。雖富且貴,不敢恣欲。雖貧且賤,不敢爲非。是以外無殘暴,內無疾病。

然吾人可不以自維自究,以百藥自治,養吾天和,一吾胸臆,以期長壽之地也哉。

1. 왜 사람의 몸은 병이 많기 쉬운가

불법의 입장에서 말하면 모든 사람의 생리상의 병은 대부분 심리로부터 옵니다. 이른바 마음이 바르지 않고 마음이 깨끗하지 않아서 사람 몸

---

68) 원기. 자연의 화기(和氣). 화기란 천지간의 음기와 양기가 교합하여 이루어지는 기를 말한다.

에는 병이 많습니다. 무엇을 깨끗한 마음[淨心]이라고 부를까요? 평소에 망상이 없고 잡념이 없어서 절대적으로 청정해야 비로소 깨끗한 마음입니다. 망상이 있고 잡념이 있고 번뇌가 있는 것은, 희노애락(喜怒哀樂)과 인아시비(人我是非)로부터 오는 것입니다. 이 「대장치병약」 안에서 많은 병을 언급하고 있는데, 한 조목 한 조목마다 모두 우리들의 심리 행위의 병폐에 관한 것입니다.

"희노편집시일병(喜怒偏執是一病)", 크게 기뻐하거나 크게 성내거나 자기의 주관적인 견해를 편집하거나 편견을 심히 고집하는 것이 모두 한 가지 병입니다. 특히 크게 기뻐하면 심장이 상처를 받습니다. 크게 화를 내면 간(肝)이 제일 먼저 영향을 받아서 장래에 모두 문제가 됩니다.

"망의취리시일병(亡義取利是一病)", 사람됨이나 일처리에 있어서 인의(仁義)를 중요시 하지 않고, 친구에 대하여 의기(義氣)를 중요시 하지 않고, 오로지 이해만 도모하는 것, 이것이 하나의 큰 병입니다.

"호색괴덕시일병(好色壞德是一病)", 호색하기 때문에 인륜의 도덕을 돌아보지 않습니다. 이런 병들은 사람의 병 뿌리의 소재를 말하는 것입니다. 심리행위는 심리학 범위에 속하는데, 심리학은 오늘날의 새로운 과학입니다.

우리가 알 듯이 오늘날 세계의 모든 지도자들은, 정치계나 상공업계나 혹은 사단의 지도자이건 간에, 가장 중요한 일로서 반드시 심리 행위를 연구해야 합니다. 심리행위는 오늘날 지도자들이 반드시 공부해야할 과정입니다. 진정으로 심리를 말하자면, 지도자는 한 걸음 더 나아가 불학의 유식(唯識)과 부처님이 말씀하신 이러한 심리 병폐를 연구해야 합니다. 그리고 이것은 이미 최신 과학으로 변했습니다. 사실 세상에는 새로운 학문은 한 가지도 없습니다. 모두다 옛것입니다. 단지 새로운 명사들을 창조하고 새로운 이론들을 썼을 뿐입니다. 적어도 제가 보면 우습다고 느껴집니다. 단지 명사만 하나 바꿔서 현대인들을 기만하고 있습니다. 만약 불법이 말하는 이러한 병태를 가지고 사람의 심리행위를 연구한다면, 특히 지도자의 심리학을 연구하는 사람은 반드시 알아야 합니다. 사람됨의 수행에 관하여 얘기한다면, 여기서 말하는 매 한 조목마다 모두 계율 조목이니 마땅히 날마다 읽어야 합니다. 지금 이 자리에 있는 여러분 젊은이들은 오십 세 이하는 대부분 잘 모를 것인데, 중국 문화를 말할 것 같으면, 과거에 우리가 어려서 글공부 할 때에 가장 일찍 외웠던 것이 『석시현문(昔時賢文)』[69]입니다. 우리가 7~8 살 때에 상당히 줄줄 줄 외웠고, 일생동안 사람 노릇하는 데 내내 활용할 수 있었습니다.

그 다음으로 우리가 어린 시절 글공부할 때 먼저 『주자치가격언(朱子治家格言)』[70]을 외웠습니다. 외울 줄 알았을 뿐만 아니라 저 같은 경우 받았던 가정교육은 부모의 단속이 엄했습니다. 아무리 추운 날이라도 일어나서 바닥을 쓸고 눈을 쓸어 라고 하였습니다. 손이 동상을 입어 부어

---

69) 역자가 『증광석시현문(增廣昔時賢文)』을 번역하여 『역사와 인생을 말한다』(부록)에 실어놓았으니 참고하기 바란다.

70) 남회근 지음 신원봉 번역 『중국 문화 만담』 「2부 국학과 중국 문화에 대해 말한다」 중 '3강' 속에 남회근 선생의 강해가 있으니 참고하기 바란다.

올라도 하지 않으면 안 되었습니다. 이른바 '여명즉기, 쇄소정제(黎明即起, 灑掃庭除)', '이른 아침에 일찍 일어나서 뜰과 계단에 물을 뿌리고 쓸어라.' 이런 것을 반드시 애를 써서 해야 했습니다.

또 한 권의 책이 있는데 역시 중요합니다. 글공부 하는 사람마다 책상머리에 『태상감응편(太上感應篇)』71)이라는 책 한 권이 있었습니다. 바꾸어 말하면, 우리가 예전에 이러한 책들을 읽을 때는 마치 여러분들이 지금 읽는 공민도덕(公民道德) 과목과 같아서 모두 반드시 읽어야만 했습니다.

제가 몇 사람의 오랜 친구와 노 교수님들과 얘기를 하면서, 우리들이 예전에 받았던 이러한 교육들은 일생동안 잊을 길이 없다고 말했습니다. 우리들 그 시절에는 아무리 못한 사람이라도 그래도 기준이 하나 있었는데, 이 기준이 바로 이러한 기초에 있었습니다. 부처님을 배우면서 사람됨 입장에서 말한다면 이런 것들이 바로 기준입니다. 만약 대승경전에서 찾아본다면, 솔직히 말해서 저는 단번에 생각이 나지 않았는데, 이것은 여러분들의 기회 인연[機緣]입니다. 왜냐하면 각 서점마다 새 책이 나오면 다들 통지서를 저에게 부쳐오곤 합니다. 어떤 서점은 아주 재미있게도, 책이 나오면 한 권 한 권씩 저에게 부쳐오면서, 그 위에 이렇게 메모가 되어 있습니다, '당신이 원하면 가지고 계십시오. 편리한대로 돈을 주셔도 됩니다. 원하지 않으시면 반환해 주십시오.' 기왕 부쳐온 바에 놓아두지 뭐! 마침내 제가 펼쳐서 한 번 보니 첫 번째 책에서 이 자료가 있는 것을 발견했습니다. 제가 너무 좋다고 했습니다. 내가 찾지 않아도 되니까요. 그래서 오늘 복사하여 여러분들에게 드립니다. 여러분이 진정

---

71) 『생과 사 그 비밀을 말한다』와 『나무아미타불이 팔만대장경이다』의 (부록)에 각각 실어놓았으니 참고하기 바란다.

으로 부처님을 배우고 싶다면 사람됨과 일처리에 있어서 여기서부터 시작하십시오.

강의 자료가 있는 사람은 또 가지지 마십시오. 다음에 가지고 올 것을 꼭 기억하십시오. 떨어뜨리고 또 갖지 마시기 바랍니다. 이것도 한 가지 병입니다. 첫째, 쉽게 잊어버리는 것은 바로 두뇌에 병이 난 것입니다. 불학에서는 그것을 '실념(失念)'이라고 합니다. 둘째, 한 부 더 가지고 싶어 하는 것은 '탐심(貪心)'인데, 이것도 병입니다. 종이 한 장이 뭐 대단하다고 말하는 것이 아닙니다. 우리가 실제로 보면 상당히 곤란합니다. 한 장 복사하는 것도 몇 십 원이 필요합니다. 그러므로 복을 아끼고 소중히 여길 줄 알아야 합니다.

다음으로 치병약을 얘기하겠습니다.

"동정유례시일약(動靜有禮是一藥)", 이 한 조목은 너무나 어렵습니다. 동정 속에는 많은 것이 포함됩니다. 사람됨과 일처리에 있어서 가는 곳마다 예의가 있어야 합니다. 예의는 또 그 속에 도리에 부합함을 포함하고 있는데, 이것이 한 가지 약입니다.

"기어유도시일약(起居有度是一藥)", 바로 생활에 규율이 있는 것입니다.

"추분인의시일약(推分引義是一藥)", '추분(推分)'이란 사람이 본분을 지켜야 한다는 것을 말하는데, 무엇을 본분이라고 할까요? 사람은 사람으로서 범위가 있습니다. 남자는 남자로서 범위가 있습니다. 친구가 서로 지내면서 말하기나, 사람됨이나 태도에 있어서 각 각 범위가 있습니다. 범위를 초과한 것이 바로 과분한 것입니다. 과분하면 바로 잘못이 나오기 쉽습니다. 지나친 일, 과분한 일을 하지 마십시오. 과분한 말을 하지 마십시오, 과분한 행위를 하지 마십시오. 사람됨이나 일처리에서 자기의 본분을 알아야 합니다. 본분은 바로 입장입니다. 말하기, 사람됨, 일처리는 모두 입장이 있어야 합니다. 자기 성질대로 말을 함부로 해서는 안됩니다. 한 마디 말을 잘못했다면 고칠 방법이 없습니다.

'인의(引義)'는 의리를 끌어다 쓰는 것입니다. 특히 글공부하는 사람은 합리적이어야 합니다. 즉 도덕적인 의리(義理)를 말합니다. 오늘날 중국 문화를 연구하면 중문(中文)의 기초가 좋지 않기 때문에 보면 이해한 듯합니다. 중국 글자니까요! 왜 모르겠습니까? 그러나, 당신을 한 번 시험 치루어보기만 하면 끝장납니다. 만약 불경을 본다면 이 조목을 보고 이해하지 못했을 것입니다. 당신이 보다시피, 외국어는 말할 필요도 없고, 중국어도 잘 못하면서 불경을 외국어로 번역하려고 하니, 그게 세상 사람들의 웃음꺼리가 되는 것이 아닙니까?

"수증유애시일병(雖憎猶愛是一藥)", 비록 내가 화가 나고 미워죽을 정도지만 그래도 사랑하는 것이 한 가지 약입니다. 내가 아무래도 그 역시 한 인간이라고 생각하고는, 그를 마땅히 고쳐주어야 하고 그에게 자비를 베풀어야 하고, 그를 사랑하고 보호해야 합니다. 이것이 마음의 병을 다스리는 한 첩의 약입니다. 만약 그렇게 할 수 있다면 사람마다 도덕이 있고 장수를 얻습니다. 제가 보면, 세상의 남녀 사이에 감정이 오래되었거나 부부인 사람은 모두 이 병 가운데 있는데, 반드시 이 약을 먹어야 합니다. 극도로 밉고 싫더라도 오래도록 돌아오지 않으면 걱정됩니다. 떠나고 나면 또 아쉽습니다. 모두 '비록 밉더라도 오히려 사랑하는 가운데 있는 것'입니다. 만약 남녀 부부사이의 심리를 확충하여 모든 사람들을 사랑한다면, 그것이 바로 큰 약이 됩니다.

"교화우완시일약(教化愚頑是一藥)", 여기서 말하는 '한 가지 약'이란 하나의 공덕의 일이라는 것입니다. 공덕은 행위입니다. 공덕이 성취되어야 도를 증득할 수 있고 도를 깨달을 수 있습니다. 여러분들은 평소에 선종의 깨달음을 말하기 좋아하는데, 깨닫는 게 그렇게 쉬울까요? 공덕이 성취되지 않고 사람됨조차도 안 돼 있다면 깨달아서 뭐 할 겁니까? 당신도 깨달을 수 없습니다. 설사 깨달았다고 할지라도 뭐 할 거예요? 깨닫고 난 뒤에 다시 사람들을 그르치니[誤] 그야말로 큰 일 입니다!

그래서 이번 기회에 『대장치병약(大藏治病藥)』이 한 편을 복사하여 여러분들에게 나누어 드렸으니, 마땅히 자기가 다시 한 번 베껴 써서 사람됨의 품성의 기준으로 삼아야 합니다. 이것도 부처님을 배우는 기본입니다. 또 출가 학우들은 절대 빠뜨려서는 안 되고, 초하룻날, 보름날 계율을 암송할 때에 모두 지니고 와야 합니다. 이것은 계행과 밀접한 관계가 있습니다.

(약사경 강의)

2. 부처님은 대의왕이다

부처님은 『법화경』을 설하실 때에 한 가지 비유가 있었습니다. 부처님은 대의왕(大醫王)으로서 중생의 병을 치료할 수 있고, 중생의 고통을 구할 수 있다고 하셨습니다. 부처님께서 내린 약 처방은 무슨 처방이었을까요? 한약이었을까요? 양약이었을까요? 부처님은 「약초유품(藥草喩品)」중에서 말씀하십니다, "대지의 일체가 모두 약이다. 이 세상에는 어느 것도 약이 아닌 것도 없다. 병을 알아서 약을 올바르게 먹기만 하면 어떤 것도 다 병을 치료할 수 있다."

우리들은 왜 성불하고 도를 이룰 수 없을까요? 왜냐하면 중생은 누구나 다 병 가운데 있기 때문입니다. 마음의 병과 몸의 병 속에 있기 때문입니다. 여러분 이 자리에 계신 분들을 보십시오. 어느 분이 병 속에 있지 않는 분이 있습니까? 하루 종일 머리가 흐릿하거나 그렇지 않으면 마음속에서 번민하고 있습니다. 몸과 마음 양쪽이 병 들어 있습니다. 당신은 어떤 약을 먹어야 비로소 잘 치료할 수 있을까요? 당연히 마음의 병은 여전히 마음의 약으로서 치료해야하며 그리고 마음의 약으로는 오직 불법이 있습니다.

그러나 이 자리에 계신 여러분들도 모두 불법을 접촉해 본 적이 있는데, 불법은 정말로 마음의 병을 치료할 수 있을 까요? 여러분들은 진짜로 이 약을 먹었기 때문에 자기의 마음의 병을 모두 치료했습니까? 그렇지 못했습니다. 이 세상의 일체가 모두 약입니다. 우리가 부처님을 추구하고 부처님을 배우는 것은 심신의 병을 치료하기 위하여 이 약을 찾는 것입니다. 그렇지만 시종 자기의 병을 치료하지 못했습니다. 약을 바르게 먹지 않았으니, 병이 당연히 치료되지 않았을 것입니다.

불교에는 이런 한 이야기가 있습니다. 문수보살이 그의 제자 선제동자로 하여금 가서 약을 채집해오라 했습니다. 선재동자는 풀 한 포기를 움켜쥐고서 사부에게 말했습니다, "당신은 저에게 약을 채집해오라고 하시는데, 어느 곳이 약이 아닙니까?" 문수보살이 말했습니다. "좋다! 좋다! 맞다! 맞다! 모든 곳이 다 약이다." 독약도 병을 치료할 수 있습니다. 뿐만 아니라 어떤 중병들은 독약을 먹지 않으면 치료하지 못합니다. 보약을 모두들 좋다고 생각하는데 많이 먹으면 역시 보충해서 사람 죽게 만듭니다. 예컨대 상풍(傷風)이나 감기에 걸렸다고 해서 고려인삼 등등의 보약을 먹는데, 흔히들 그렇게 보충해서 사람 죽게 만듭니다.

그런데 우리들의 심신의 병은 도대체 어떤 약을 찾아야 비로소 치료할 수 있을까요? 그러기에 약사부처님께 가르침을 구해야만 합니다!

원하옵건대, 내가 미래세에 보리를 증득할 때, 만약 유정중생들이 그 몸이 하열하고 제근(諸根)을 갖추지 못해서, 추루하고, 완고하고, 우둔하고, 장님, 귀머거리, 벙어리, 경련, 앉은뱅이, 절름발이, 나병, 정신병 등 갖가지 질병의 고통을 당하다가, 나의 명호를 듣고 나면 모두 다 단정함과 지혜를 얻고 제근이 완전히 갖추어지며 온갖 질병의 고통이 없어지도록 하겠나이다.

願我來世得菩提時，若諸有情，其身下劣，諸根不具，醜陋頑愚，盲聾瘖啞，攣躄背僂，白癩癲狂，種種病苦；聞我名已，一切皆得端正黠慧，諸根完具，無諸疾苦。

제6대원은 약사불의 12대원의 중심입니다. 그는 말합니다, "장래에 성불할 때에 일체의 중생으로서 신체가 열등한 자가 만약 나의 명호를 듣는다면 털끝만큼도 결함이 없는 단정한 색신을 얻을 수 있기를 바랍니다." 하열한 몸이란 신체가 하등 품질인 것입니다. 예컨대 저도 마찬가지인데, 몸이 빼빼 마르고 작아서 튼튼하고 크지 않습니다. 어떤 색신이 하열하지 않을까요? 부처님의 장육금신(丈六金身), 32상(三十二相), 80수형호(八十種隨形好)인 부처님의 상호장엄은 아마 수 천 년에 겨우 한 사람 나올 것입니다. 그보다 못한 일체중생의 몸은 원만하지 않습니다. 더욱 가련한 중생은 "제근불구(諸根不具)"입니다. 이 세상은 이런 사람으로 가득합니다.

이 한 세대의 청년들은 대만에서 근 20여 년 동안 고통을 본 적이 없고, 고생을 해본적은 더더욱 없습니다. 물어봅시다, 타이뻬이 시 교외에 마풍병원(痲風病院: 중풍환자 요양원)이 하나 있는데, 몇 사람이나 가 본 적이 있습니까? 당신 가서 좀 보세요! 그러면 병의 고통을 볼 수 있습니다. 장애자들 병원에 누가 가본 적이 있습니까? 일부 부처님을 배운 사람들은 말합니다. "상관하지 마세요. 그거 업장이죠. 그거 어쩔 수 없습니다." 이게 부처님을 배우는 사람이 하는 말입니까? 저는 듣고서 마음속이 덜덜덜 떨면서 말했습니다, "이런 말은 정말 공덕이 무량하며, 과

보도 불가사의합니다!" 불교도 중에 몇 사람이나 그런 곳에 가서 돌보아 줍니까? 아마 어떤 사람은 이런 말에 대해서 불복하고는 말할 겁니다! 어! 물론 있습니다. 앉아서 관상(觀想)하고 수인(手印) 놀음하고 대자대 비 합니다! 아 일체중생이 다 좋습니다! 자기는 또 힘도 들이지 않고 마 음 내키는 대로 한번 관상만 하였지, 실제 행위로는 조금도 하지 않았는 데, 무슨 소용이 있겠습니까?

이 세상에는 '제근(諸根)'을 갖추지 못한 사람들이 아주 많습니다. '제 근'은 6근만이 아닙니다. 신체의 결함이 있는 것은 모두 '제근불구'라고 합니다. 어떤 사람은 드러나는 결함이 있습니다. 어떤 사람은 드러나지 않는 결함이 있습니다. 부처님 눈으로 보면 자리에 계시는 각자 여러분 들은 신체가 절대적으로 건강한 사람은 하나도 없습니다. 조금도 결함이 없는 사람이라야 비로소 '제근이 다 갖추어졌다'고 할 수 있습니다. 예컨 대 안경을 낀 것은 안근이 갖춰지지 않은 것입니다. 틀니를 끼었다면 구 근(口根)이 불구입니다. 머리가 총명하지 못한 것은 뇌근이 충분히 영리 하지 못한 것입니다. 충분히 영리하지 못한 것은 바로 바보로서, 멍청하 기가 일부 중생과 거의 차이가 없습니다. 단지 조금 좋을 뿐입니다.

'제근'이 불구인 것은 이 세계의 중생에게 대단히 고통스러운 일입니 다. 그러므로 많은 의사와 의약을 연구하는 사람들이 '제근'을 개선하는 방향으로 노력하지 않는 사람이 없습니다. 중국 지식인은 발원하여 뜻을 이렇게 세웁니다, "불위량상, 변위량의(不爲良相, 便爲良醫).", 사람들을 구하고 세상을 구하는 제왕이나 장군이나 재상이 되지 못한다면 사람의 병고를 구해주는 좋은 의사가 된다는 것입니다. 이것이 중국 지식인들이 글공부할 때 일으키는 첫 번째 큰 원입니다.

송(宋)나라 범중엄(范仲淹)은 바로 이 말을 일생의 독서입지의 법도 기준으로 삼았습니다. 그러므로 그는 의학을 아주 깊게 연구했지만 일생동안 쓰지 않았습니다. 뒷날 전방에 나가면 장수요 조정에 들어오면 재상으로서 훌륭한 재상이 되었습니다. 물론입니다! 오늘날의 청년들도 이 원을 바랍니다. '량상(亮相)' 연극에서 마지막에 배우가 가면을 벗고 자기 얼굴을 보여주는 것이 안 되면, '량의(晾衣)', 옷을 말리는 것이 됩니다. 사회에 나가서 얼굴을 내보이지 못하면 거기서 옷을 말리는 건조대가 됩니다.72) 만약 그렇게 되면 곤란합니다. 큰일입니다.

우리들의 이 세계 중생은 가련합니다. 색신(色身)이 대부분 열등합니다. '제근'이 갖춰지지 않았습니다. 그래서 못생기고 추합니다. 가장 장엄하고 아름다운 것은 부처님입니다. 부처님의 상호가 장엄함은 견줄 무리가 없습니다. 기타 범부 중생이 장엄한 상호를 얻을 수 있는 것도 우연이 아닙니다. 모두 그 인과가 있습니다. 예컨대 향과 꽃으로 부처님께 공양하는 사람은 다른 생에서 상호가 장엄한 과보를 얻게 될 것입니다. 이밖에 어떤 환경을 깨끗하고 깔끔하고 시원스럽게 해서 다른 사람에게 사용할 수 있게 하는 것도 부처님에게 향화(香花)를 공양하는 것과 똑같습니다. 타생내세(他生來世)에 추루한 몸으로 변하지 않을 것입니다. 그러므로 상호 장엄을 얻을 수 있는 것은 공(功)을 쌓고 덕(德)을 누적시키

---

72) 폼만 재고 있다는 뜻.

면서 온갖 선법(善法)을 닦은 결과입니다.

"추루(醜陋)"는 제근이 갖춰지지 않은 것의 일종입니다. 불법의 입장에서 중생을 보면 '추루'는 병태입니다. "완, 우, 맹, 롱, 암아, 련, 벽, 배, 루, 백라, 전광" 등의 갖가지 병은 모두 몹시 고통스러운 병태입니다.

"완(頑)", 우매하고 완고하여 머리가 잘 돌아가지 않으면서도 자기가 옳다고 생각합니다. 아무리 옳게 짚어주어도 통하지 못합니다.

"우(愚)", 생각이 우둔하고 지혜가 없는 것입니다. 멍청하고 몹시 바보스러워 뇌근이 갖춰지지 않은 것입니다.

"맹(盲)", 눈이 보지 못하는 것입니다.

"롱(聾)", 귀가 못 듣는 것입니다.

"암아(喑啞)", 성대에 문제가 있어서 말을 못하는 것입니다. 즉 벙어리입니다.

"련(攣)", 신경 방면의 병으로서, 전신이 아프고, 근육이 땅기며, 땅기는 고통 등등으로 하루 종일 이러한 과보 속에 있습니다.

"벽(躄)", 절름발이입니다. 반신불수입니다.

"배(背)", 낙타등 처럼 허리가 굽었습니다. 등이 굽어있고 허리가 곧게 펴지지 않습니다.

"루(僂)", 낙타등보다 더욱 심각합니다. 허리가 펴지지 않습니다. 오늘날은 비교적 드물게 보이는데, 노년 세대 중에 있습니다.

"백라(白癩)", 피부병입니다.

"전광(癲狂)", 정신병, 심리병입니다.

이상에서 말한 병고는 대부분 외형으로 말한 것입니다. 일류의 병통에는 무수한 가지가 있습니다. 아주 많습니다. 이 자리에 계신 여러분은 다들 자기가 건강하다고 생각하지만 사실은 모두 병속에 있습니다.

(약사경 강의)

훌륭한 의왕(醫王)이 되어서 온갖 중생의 병을 치료하겠다고 발심해야 합니다.

當作醫王, 療治衆病。

부처님을 배우는 사람은 응당 대의왕이 되겠노라고 발심해야 합니다. 대의왕은 바로 부처님으로서, 사람들의 육체적인 병을 치료할 수 있을 뿐만 아니라 심리적인 병도 치료할 수 있습니다.

대의왕이 되어 온갖 병을 잘 치료하며, 병에 따라 약을 주어서 먹고 해탈하게 하였으며,

爲大醫王, 善療衆病, 應病與藥, 令得服行。

다시 강조하거니와 『유마경』과 『법화경』, 『약사경』, 『지장경』은 밀접한 관계가 있습니다. 하지만 『유마경』은 높기가 고상한 문학작품과 같습니다. 『지장경』은 보고 싶어 하지 않는 사람들이 있습니다. 미신이고 할머니들이나 보는 것으로 생각합니다. 하지만 『지장경』은 아주 이해하기

어렵습니다. 그래서 제가 쓴 『능엄대의금석(楞嚴大義今釋)』이라는 책에서 지옥에 관한 단락은 풀이하지 않았습니다.73) 중생들이 믿기 어려우니까요. 만약 지옥을 철저하게 이해한다면 수행할 수 있게 될 겁니다. 부처님을 배우는, 여기 있는 여러분은 자신에게 물어 보십시오. 정말로 3세 인과를 믿습니까? 자기를 속이지 마십시오. 때로는 그리 믿지 않겠지요! 당신은 정말로 지옥을 믿습니까? 불법은 대소승을 막론하고 모두 3세인과와 6도윤회의 이론기초 위에 세워집니다. 일반인들은 마지못해 믿지만 실제로 증득을 추구하기란 어렵습니다. 실제로 3선(三禪)이상에 도달해야만 선정 중에서 비로소 또렷이 볼 수 있습니다. 그래야 비로소 거의 진짜 믿을 수 있을 것입니다.

『유마경』의 여기서는 말하기를, 오직 진정한 대보살이라야 대의왕이 되어 중생의 온갖 병을 잘 치료해서, 무슨 병이냐에 따라서 해당하는 약을 준다고 합니다. 물질적 정신적 약이 모두 있어서 중생에게 처방에 따라 약을 먹게 하여 해탈을 얻게 한다고 합니다.

이 묘법으로 중생을 제도하시니,
한 생을 받아 물러남 없이 영원히 적연합니다.
늙음과 질병과 죽음을 건너 해탈케 하는 대의왕이시여,
마땅히 불법의 바다 그 공덕의 끝없음에 예배합니다.

以斯妙法濟群生，一受不退常寂然，度老病死大醫王，當禮法海德

---

73) 『능엄경 대의 풀이』에서 역자가 풀이하여 보충하였다.

無邊。

부처님은 묘법(妙法)을 써서 중생을 제도합니다. 진정으로 깨달으면 단지 이 한 생의 과보를 받습니다. 이로부터는 퇴전 타락하지 않고 항상 열반의 청정함 속에 있습니다. 노(老)·병(病)·사(死)를 건너서 해탈한 대의왕(大醫王)입니다. 이 때문에 불법이 광대하고 심오하기가 마치 무량무변한 바다와 같다고 찬탄합니다.

(유마경 강의)

3. 도대체 이 몸은 나인가 아닌가? 이것이 큰 문제입니다

장자 유마힐은 이와 같은 한량없는 방편으로 중생을 교화하여 불법의 이익을 얻게 하였다.

長者維摩詰, 以如是等無量方便, 饒益眾生。

유마거사는 앞서 말한 것들을 성공적으로 닦아서, 헤아릴 수 없이 많은 방편법문으로써 온갖 중생에게 충분히 이익을 줍니다.

그는 방편으로써 몸에 병이 있음을 나타냈다.

其以方便, 現身有疾。

그런데 유마거사가 병이 났습니다. 부처님은 생로병사에서 해탈하기 위하여 출가하였고, 거사여래인 유마거사는 옛 부처님의 화신으로서 이와 같이 크게 성취하였지만 결과적으로 역시 병이 났습니다. 이 불법을 어떻게 배울까요? 유마거사 뿐만 아니라 석가모니불조차도 81세가 되어서 열반에 들었는데, 등에서 찬바람이 일어 병이나 돌아가셨습니다. 왜 등에서 찬바람이 일어났을까요? 부처님은 젊은 시절 설산에서 6년 동안 고행하셨기 때문입니다. 이제 여러분들은 정좌할 때는 몸을 잘 덮기 바랍니다. 부처님 당시에는 이런 설비가 없었습니다. 그래서 고질병이 되었습니다. 부처님이 한 번은 이 고질병이 도져서 동생인 아난더러 탁발을 나가 소유(酥油)74)를 얻어와 약을 달이라고 했습니다. 아난은 유마거사의 집에 탁발을 갔다가 유마거사에게 한 바탕 꾸지람을 당했는데, 본경의 뒷부분에 가면 말할 겁니다. 우리 중생들은 병이 있는데, 왜 불보살들도 병을 여읠 수 없을까요? 이것은 큰 문제요 화두이니 참구해 보아야 합니다.

우리가 불경을 보면, 부처님과 부처님이 서로 만났을 때는 서로 이렇게 안부 인사를 묻습니다. '병도 적으시고 번뇌도 적으십니까? 중생들은 제도하기 쉽습니까?' 이로써 알 수 있듯이, 부처를 이루어 세간에 몸을 나타낼[現身] 때는 병을 면할 수 없으며 중생을 제도하는 번뇌도 면할 수 없습니다. 중생은 제도하기 쉽지 않음이 당연합니다. 때로는 제도하면서 부처님조차도 고뇌를 일으켜야 합니다. 어떤 학우들은 편지로 제 안부를

---

74) 소젖이나 양젖을 바싹 말려서 만든 기름.

묻기를, '병도 적으시고 고민도 적으십니까?' 하는데, 저는 보고나서 정말 웃지도 울지도 못할 지경입니다. 저도 부처님이 아니고 상대도 부처님이 아니니까요.

그 병 때문에 국왕·대신·장자·거사·바라문 등과 여러 왕자들 그리고 그 밖의 관리 등 무수한 사람들이 모두 가서 문병하였다.

以其疾故, 國王大臣、長者居士、婆羅門等, 及諸王子, 并餘官屬, 無數千人, 皆往問疾。

유마거사가 병이 났다는 소문이 전해지자 국왕에서부터 각계의 인사들에 이르기 까지 수천 명이 다들 문병을 갔습니다. 그 당시 인도 전체의 인구가 얼마 되지 않았는데 이렇게 많은 사람들이 그를 보러 갔으니 온 나라에 파문을 일으켰습니다. 유마거사의 도덕과 학식의 위풍이 얼마나 컸는지를 알 수 있습니다.

그를 찾아온 사람들에게 유마힐은 몸의 병을 구실로 널리 설법하였다.

其往者, 維摩詰因以身疾, 廣為說法。

문병하러 온 대중들에게 유마거사는 병이 난 것을 교육기회로 삼아 대중을 교화합니다.

"여러분! 이 몸은 무상(無常)하고 강하지 못하고 무력하고 견고하지 못하고 빨리 썩어 가는 것이니, 믿어서는 안 됩니다.

諸仁者！是身無常、無強無力無堅、速朽之法，不可信也。

유마거사가 어떤 모습으로 설법하였을까요? 우리는 이렇게 상상해 볼 수 있습니다. 유마거사는 병상에 누워 있으면서 문병하러 온 사람들에게 말합니다. '여러분! 부모가 낳아준 우리들 이 몸은 영원히 존재하는 것이 아닙니다. 게다가 견고하지 않고 취약하여서 아주 빨리 무너져버립니다. 이 몸을 신뢰하지 마십시오.'

우리는 이 말로부터 한 번 반성해봅시다. 다들 정좌수도하면서 기맥을 단련하여 건강장수를 추구하는데, 모두 이 육신을 신뢰하고 있는 것입니다. 도를 닦고 있는 것으로 생각하는 것 자체가 이미 틀렸습니다. 정견(正見)이 아닙니다. '빨리 썩어 가는 것이니 믿어서는 안 됩니다[速朽之法, 不可信也].' 자신의 젊었을 때의 사진을 한 번 보십시오. 그 때의 당신과 3년 전의 당신, 작년의 당신은 벌써 죽었습니다. 우리는 살아있다고 느끼고 있지만 사실 당신은 날마다 다 지나갔습니다. 이 육신의 나는 참나[眞我]가 아닙니다.

몸은 고통이요 번뇌요, 온갖 병이 모여 있는 곳입니다.

為苦為惱，眾病所集。

이 몸은 고통의 근본이요, 이 몸은 번뇌의 근본입니다. 우리의 심신의 모든 고통은 이 육신 때문에 오는 것입니다. 불경에 말했듯이 우리의 일생 중에 걸릴 수 있는 병은 크게 분류하여 셈해보면 404 가지가 있습니다. 지(地)·수(水)·화(火)·풍(風) 이 4대(四大) 하나마다 발생하는 병으로 101 가지가 있습니다. 같은 의미로 노자는 이렇게 표현했습니다. '나에게 큰 근심이 있는 까닭은 내게 몸이 있기 때문이다. 내게 몸이 없다면 내게 무슨 근심이 있겠는가[吾所以有大患者, 爲吾有身, 及吾無身, 吾有何患]?'

이어지는 한 단락은 유마거사가 이 몸에 대해서 하는 말입니다. 문자가 훌륭한데, 만약 이것을 문학적인 경계로 보고 지나간다면 안타까운 일입니다. 매 구절 마다 모두 방법입니다. 지관(止觀)을 닦고 밀교를 닦는 관법(觀法)입니다! 관(觀)은 바로 위에서 말한 '지혜가 밝은 것[明智]'입니다. 자기를 또렷이 관찰하는 겁니다.

이 몸은 거품덩이와 같으니 집을 수도 만질 수도 없습니다. 이 몸은 물거품과 같으니 오래 지탱할 수 없습니다.

是身如聚沫, 不可撮摩。是身如泡, 不可久立。

우리들의 이 몸은 수면 위의 한 무더기 물거품 덩이나 다름없습니다. 우리들의 세포·혈액·혈구가 한데 모여 쌓이고, 그 위에는 한 층의 가죽이 덮고 있음으로써 사람 모습을 이룹니다. 이 표피층을 벗겨버리면 거품이 흘러 곧 끝장납니다. 그러므로 거품덩이라고 한 말은 정말입니다. 문학적인 형용이 아닙니다. '불가촬모(不可撮摩)', 집을 수도 없고 잡아 쥘 수도 없습니다. 몸은 물거품처럼 오래 지속될 수 없습니다. 잠깐 사이에 흩어져버립니다. 문학적으로 말한, '백년이 눈 한 번 깜짝할 사이이다[百年一瞬]'처럼 그렇습니다. 중국 문인들의 문장이 좋은 것은 대부분 불학에 통하였기 때문입니다. 당신이 불학의 경계를 깨달으면 백화문(白話文)을 쓰더라도 여전히 아름답게 쓸 수 있습니다.

이 몸은 불꽃과 같으니 갈애로부터 생겨난 것입니다.

是身如燄, 從渴愛生。

읽고 이해하겠습니까? 이것은 모두 관법을 닦는 것인데, 신체는 불꽃과 같다고 말하고 있습니다. 보세요, 어떤 사람은 얼굴기색이 좋습니다. 붉은 빛이 얼굴에 가득합니다. 그것은 몸이 방출하는 불길[煙火]입니다. 그래서 정신이 좋고 신체상태가 좋습니다. 심신이 건강하지 않으면 광택이 나지 않습니다. 어떻게 이렇게 될까요? 애욕에서 온 것입니다. 아니, 조금 전에는 애욕을 취해서는 안 된다고 말하고 있지 않았습니까? 남녀간의 애욕은 호르몬에서 오는 것입니다. 이 호르몬을 전환 변화[轉化]시키고 난 다음에야 밀교에서 얘기하는 기맥을 닦아 이루는 것으로, 육신이 무지개의 몸[虹霓之身]으로 변합니다. 그러면 보신(報身)이 성취됩니다. 불경에서 말하기를, 부처님이 설법할 때에 얼굴에서 방광했다고 합니다. 이것은 진짜입니다. 즉, 무지개의 몸이 다른 광선 다른 각도 하에서 비친 것으로, 서로 다른 중생들이 서로 다른 눈으로 보니 보이는 색채가 다 다른 것입니다.

그러므로 '이 몸은 불꽃과 같은 것이어서 갈애로부터 생긴 것이다' 함은 관법(觀法)입니다. 일반적인 말로 한다면 남녀 간의 애욕의 폭발이 기갈(飢渴) 상태가 됩니다. 만약 정(定)의 힘과 지혜를 써서 이 갈애를 전환 변화시켜서, 몸의 모든 호르몬인 정(精)·기(氣)·신(神)을 진액(眞液)으로 전환 변화시키면, 마치 제호(醍醐)로써 관정(灌頂)하는 것과 같이 시원하면서 색신이 전환 변화됩니다.

부처님이 세상에 계실 때는 많은 사람들이 부처님 슬하에서 반나절, 심지어는 잠깐 동안의 공부로써 과위를 증득했습니다. 우리 후세 사람들에 이르러서는 복보가 부족하기 때문에 비록 일심으로 수행만 한다 해도 아마 십년은 걸려야 과위를 증득할 수 있을 겁니다. 그리고 조금의 마장도 없어야 합니다. 만약 '십년 동안 은거하여 한 몸이 가볍더니, 잠깐 미인을 보자 정이 배로 일어나네[十年浮海一身輕, 乍睹梨渦倍有情]' 하는 일이 있게 된다면, 저런! 미래생에 다시 얘기하지요!

『유마경』은 매 구절마다 알기 쉽고 이해하기 쉬운 것 같지만 자세히 연구해가다보면 구절마다 수행에 관계되는 내용이 이렇게 많습니다. 그래서 다시 여러분들에게 말씀드립니다. 쉬워 보이는 것이 도리어 어렵고 어려워 보이는 것들이 도리어 별것 아니라고 말입니다. 이런 이치는 세간법에서나 출세간법에서나 다 마찬가지 입니다.

이 몸은 파초와 같으니 그 속에 견고한 실체가 없습니다.

是身如芭蕉, 中無有堅。

　파초나무는 나무줄기 속이 비어 있습니다. 속이 차있는 것이 아닙니다.

이 몸은 허깨비와 같으니 뒤바뀐 생각 때문에 생겨난 것입니다.

是身如幻, 從顚倒起。

　우리는 모두 지금 이 몸이 존재하는 것으로 생각합니다. 당신은 예전에 자기가 젊었을 때의 사진을 한번 보면, 환몽과 같다고 느낄 것입니다. 사진속의 모습과 당신의 모습은 이미 달라져 있습니다. 이 몸은 잠시 당신에게 속할 뿐입니다. 영원히 당신이 소유한다고 할 수 없습니다. 마침내는 다 소모되어 버리기 마련입니다. 도대체 이 몸이 나일까요 아닐까요? 이것은 큰 문제입니다. 기타의 현교(顯敎)에서는 이 몸이 나가 아니며, 4대는 가짜이며 4대는 다 공(空)하다고 봅니다. 하지만 이 공은 또 어디로부터 오는 것일까요? 어떻게 4대를 일으킬 수 있을까요? 이 모두도 문제입니다.

이 몸은 꿈과 같으니 허망한 견해로 된 것입니다.

是身如夢, 爲虛妄見。

신체라는 존재가 온갖 활동을 할 수 있다고 여기는 것은 대낮의 꿈을 꾸고 있는 겁니다. 가짜를 진짜로 여기고 있는 허망한 견해입니다.

이 몸은 그림자와 같으니 (지은 선악 등의) 업의 인연을 따라 나타난 것입니다.

是身如影, 從業緣現。

사람마다 다 오관(五官)이 있습니다. 그렇지만 사람마다 생긴 모습은 다 다릅니다. 건강이 다르고 지체에도 장애가 있을 수 있습니다. 이에 대해서는 별로 유감이 없습니다. 모두 이 일생의 일이 아니라, 다생다세의 인연업력이 모여서 온 것입니다. 신체는 단지 과보가 나타난 영상일 뿐입니다. 이 속의 이치는 대단히 깊은데, 법상유식학(法相唯識學)에서 해결해야 합니다. 보통의 경전에서는 말하고 있지 않지만, 『유가사지론(瑜伽師地論)』에서는 분명히 얘기하고 있습니다.

이 몸은 메아리와 같으니 여러 가지 인연들(의 결합)에 속합니다.

是身如響, 屬諸因緣。

메아리나 소리는 인연으로부터 옵니다. 몸도 그렇습니다.

이 몸은 뜬 구름과 같으니 잠깐 사이에 변하고 사라집니다.

是身如浮雲, 須臾變滅。

이것은 문학 경계로 보입니다만, 사실 자세히 분석하면 과학입니다.

이 몸은 번개와 같으니 생각 생각마다 머물러 있지 않습니다.

是身如電, 念念不住。

여러분은 귀로만 이런 말들을 듣지 말고 마음으로써 들어야 합니다. 당신은 이 말들을 마음속으로까지 들어서, 그런지 그렇지 않은지 분명히 살펴보아야 합니다. 이렇게 경전을 들어야 쓸모가 있습니다. 당신이 경전을 들을 때 귀로 듣고 눈으로 다시 문자를 눈여겨보고 연구한다면, 그것은 단지 보통의 문학을 연구하는 것으로 헛일 한 것이요 망상 경계에 속합니다. 여기서 말하는 번개와 같다는 것은 번쩍하고 지나간다는 것입니다. 생각은 하나하나 이어지면서 멈출 길이 없습니다. 여러분은 공(空)을 얘기하기 좋아하는데, 무엇이 공일까요? 공(空)이란 '멈추지 않음[不住]'을 형용한 말입니다. 당신이 그것을 비우는 것이 아니라 그것이 당신을 비웁니다. 당신은 정좌한 채 공(空)을 구하여, 비워졌다고 청정해졌다고 느끼는데, 모두 망상을 날조하고 있는 것입니다. 그건 공이 아닙니다. 당신이 정좌를 하지 않으면 어떻습니까? 공이 없어져 버렸습니까? 공이란 생각 생각마다 자성(自性)이 공한 것이지 당신이 그것을 공하게 하는 것이 아닙니다. 이런 이치를 모르면 1만 년 동안 앉아 있어도 무익합니다.

이 몸은 주인이 없으니 대지와 같습니다.

是身無主，為如地。

　마치 대지가 어느 한 사람에게 속하지 않은 것과 같이 몸에도 주인이 없습니다. 땅 한 조각 구입하여 소유권이 있다고 말하는데, 그것은 인류 사회가 약속으로 정한[假定] 겁니다. 오히려 사람이 대지에 속하고, 사람은 결국 모두 다 대지로 돌아갑니다.

4. 일체중생은 본래 부처이며 저마다 부처의 몸이 있다. 당신이 이 몸을 찾아내면 성공한 것이다

여러분! 이 몸은 근심하고 싫어해야 할 것이요, 마땅히 부처의 몸을 추구하기를 즐겨 해야 할 것입니다. 왜냐 하면 부처의 몸은 (자기 생명의 진정한 몸인) 법신이기 때문입니다.

諸仁者！此可患厭，當樂佛身。所以者何？佛身者，即法身也。

　'여러분! 우리들의 육신은 몹시 싫어해야 할 것입니다. 여러분 속지 마십시오. 우리는 저마다 자기 생명의 진정한 몸을 추구해야 합니다. 그것은 바로 부처의 몸[佛身]입니다.' 부처님의 몸은 석가모니불이나 아미타불만이 있는 것은 아닙니다. 온갖 중생이 본래 부처님입니다. 저마다 부처님의 몸이 있습니다. 당신이 이 부처님의 몸을 찾아내면 당신은 성공합니다. 선종에서 추구하고 깨닫고자 하는 것은 이 몸을 깨닫는 것입니다. 즉, 법신(法身)을 깨닫는 것입니다. 법신은 생겨나지도 않고 소멸하지도 않으며[不生不滅], 더럽지도 않고 깨끗하지도 않으며[不垢不淨], 늘어나지도 않고 줄어들지도 않습니다[不增不減]. 우리들의 진정한 생명인데도 우리는 찾아내지 못합니다. 법신은 결코 감추어져 있지 않습니다. 당신의 육신에 뚜렷이 나타나 있습니다. 그러나 육신과 관련이 없습니다. 하지만 또 언제나 여기에 있습니다. 당신이 이 몸을 찾아내면 법신불(法身佛)을 증득합니다. 이것이 요점이요 부처님을 배우면서 추구하는 것도 바로 이것입니다. 젊은이들이 '어떻게 선(禪)을 배워야합니까?' 하고 자주 묻는데, 유마거사가 여기에서 말한 한 단락의 말로써 대답할 수 있습니다. 이것이 정통(正統) 선종입니다.

법신은 한량없는 공덕과 지혜로부터 생깁니다.

從無量功德智慧生。

이어서 법신은 어떻게 증득하는 것인지를 말하고 있습니다. 당신이 작은 충실·작은 믿음·작은 근기를 한 번 표현한다고 곧 증득하는 것이 아니라, 무량한 공덕과 지혜로부터 오는 것입니다. 이것은 부처님을 배우는 두 개의 자본으로 복덕자량(福德資糧)과 지혜자량(智慧資糧)입니다. 이것은 법신 증득의 원칙을 말한 것입니다.

계율(戒)·선정(定)·지혜(慧)·해탈(解脱)·해탈지견(解脱知見)으로부터 생기며,

從戒、定、慧、解脱、解脱知見生。

이것은 법신을 증득하기 위하여 공부를 시작할 곳입니다. 계율·선정·지혜를 닦아 성취하면 해탈을 얻게 되고, 해탈한 뒤의 알고 보는 바가 열리고 철저해져서 법신이 성취될 수 있습니다. 공부만으로는 아직 부족하고, 갖가지의 사람됨과 일처리의 행위로부터도 착수해야 한다고 이어서 말하고 있습니다.

자(慈)무량심·비(悲)무량심·희(喜)무량심·사(捨)무량심으로부터 생기며, 보시·지계·인욕·온유·근행정진·선정·해탈·삼매·다문(多聞)·지혜 등 갖가지 바라밀로부터 생기며,

從慈、悲、喜、捨生。從布施、持戒、忍辱、柔和、勤行精進、禪定、解脱、三昧、多聞、智慧, 諸波羅蜜生。

4무량심으로부터 법신을 증득하고, 각종의 바라밀로부터 법신을 증득합니다.

방편으로부터 생기며, 6신통으로부터 생기며,

從方便生。從六通生。

한량없는 법문을 맹세코 배우는 것입니다. 온갖 방편법문을 두루 배워서 법신을 증득합니다. 신통을 빠짐없이 갖춤으로부터 법신을 증득합니다. 즉, 법신이 성취됩니다.

3명(三明)으로부터 생기며,

從三明生。

3명(三明)은 숙명명(宿命明)·천안명(天眼明)·누진명(漏盡明)을 말하는데, 이로부터 법신을 증득합니다. 진정으로 도를 깨달은 사람은 전생의 일과 장래의 일을 알지 못함이 없습니다. 도는 비록 신통에 있지는 않지만 3명(三明) 6신통(六神通)을 다 압니다. 당신 자신이 아직 깨닫지 못했다면 이 부분에서 스스로 인증해볼 수 있습니다.

37조도품으로부터 생기며,

從三十七道品生。

도를 증득하기 위한 37가지 자량인데, 4념처·4정근·4여의족·5근·5력·7각지·8정도가 그것입니다.

지관(止觀)으로부터 생기며,

從止觀生。

　앞에서 이미 지관(止觀)의 이치는 말씀드렸습니다.

10력·4무소외·18불공법으로부터 생기며,

從十力、四無所畏、十八不共法生。

　이런 용어들도 자세히 말씀드리지 않겠습니다.

온갖 불선법(不善法)을 끊고 온갖 선법(善法)을 모으는 것으로부터 생기며,

從斷一切不善法，集一切善法生。

　'어떤 악행도 하지 말고 온갖 선행을 하라[諸惡莫作, 衆善奉行]'는 것입니다. 모든 불법은 무슨 큰 서원을 일으킬 필요가 없습니다. 당신이 이 두 마디의 말을 실천할 수 있다면 성공합니다.

　"진실로부터 생기며, 방일하지 않음으로부터 생깁니다. 이와 같이 한 량없는 청정한 법으로부터 여래의 몸은 생기는 것입니다.

從眞實生。從不放逸生。從如是無量淸淨法, 生如來身。

이상의 이런 무량무변한 청정법문으로부터 비로소 여래의 몸이 생기고 성취를 얻습니다.

여러분! 부처의 몸을 얻어 모든 중생의 (생사의) 병을 끊고자 한다면 마땅히 아뇩다라삼먁삼보리심을 일으켜야 합니다."

諸仁者！欲得佛身, 斷一切眾生病者, 當發阿耨多羅三藐三菩提心。

이것은 유마거사가 총괄하여 매듭을 짓는 것입니다. 진정으로 법신을 얻으면 생로병사를 끝낼 수 있습니다. 그렇지 않으면 이 육신은 생로병사를 면할 수 없습니다. 설사 육신을 닦아 금강과 같이 견고하여 무너지지 않는 몸을 이룰지라도 병이 있습니다! 이런 병이 아니라 또 다른 병입니다. 선정을 닦을 때 얻은 선병(禪病) 같은 것은 세간의 약으로는 치료할 수 없습니다. 대승보살 제8지 부동지(不動地)에 이르기 전에는 작은 병·작은 번뇌·내지는 큰 병·큰 번뇌를 면할 수 없습니다. 그러기에 보살이 갖추어야 할 5명(五明) 가운데 의방명(醫方明)이 하나 있습니다. 그리고 법신을 얻어 생로병사를 끝내려면 아뇩다라삼먁삼보리심을 일으켜야 합니다. 대심(大心)을 일으켜야 합니다. 무상정등정각의 마음을 일으키고 대철대오를 추구하는 마음을 일으켜야 합니다. 이것이야말로 진정한 발심이요 보리심을 일으킨 것입니다. 보리심은 자비심이기도 합니다. 진정으로 발심한 사람은 중생에 대해 반드시 자비롭습니다.

이와 같이 장자 유마힐은 문병하러 온 모든 이들을 위하여 근기에 알맞게 설법하여, 무수한 사람들로 하여금 아뇩다라삼먁삼보리심을 일으키게 하였다.

如是, 長者維摩詰, 爲諸問病者如應說法, 令無數千人, 皆發阿耨多羅三藐三菩提心。

　유마거사는 병을 구실로 설법하여 병문안을 온 무수한 사람들로 하여금 모두 아뇩다라삼먁삼보리심을 일으키게 했습니다.

(유마경 강의)

고상옥황심인경 주해

(高上玉皇心印經 注解)

원서는 중국 인터넷 백두(百度)에서 얻은 자료이며
주해한 저자는 미상이다.
다른 주해들과 비교 참고하기 바란다
송찬문 번역

高上玉皇心印妙經 〈 第十七代玄穹高上帝〉

上藥三品。神與氣精。恍恍惚惚。杳杳冥冥。存無守有。頃刻而
成。回風混合。百日工靈。默朝上帝。一紀飛昇。知者易悟。昧
者難行。履踐天光。呼吸育清。出玄入牝。若無若存。綿綿不
絕。固蒂深根。人各有精。精合其神。神合其氣。氣合體真。不
得其真。皆是強名。神能入石。神能飛形。入水不溺。入火不
焚。神依形生。精依氣盈。不凋不殘。松柏青青。三品一理。妙
不可聽。其聚則有。其散則零。七竅相通。竅竅光明。聖日聖
月。照耀金庭。一得永得。自然身輕。太和充溢。骨散寒瓊。得
丹則靈。不得則傾。丹在身中。非白非青。誦持萬遍。妙理自
明。

개요

『고상옥황심인묘경』은 『심인경』이라고도 한다. 이 경은 중국 도가 수련학의 원리와 법칙을 설명하고 있으며, 중국 도가 단법 수명(修命)의 대표작이다. 이 경은 『태상노군상청정경(太上老君常淸淨經)』과 한데 연결되는, 중국 도가 수련학 성명쌍수(性命雙修)에 관환 중요한 경전이다.

주해

上藥三品。神與氣精。

최상의 좋은 약물 세 가지가 있으니 신(神)과 기(氣)와 정(精)이다. 이 세 가지를 삼보(三寶)라고도 하는데 선천의 삼보와 후천의 삼보가 있다. 선천의 삼보는 선천 진일(眞一)의 신·선천 진일의 기·선천 진일의 정이며, 후천의 삼보는 사려(思慮)의 신·호흡의 기·교감의 정(精)이 그것이다. 선천 삼보는 단(丹)을 이룰 수 있으며 후천 삼보는 단을 이룰 수 없다. 연단(煉丹)하는 사람은 묘함이, 성명쌍수(性命雙修)의 수단을 이용하여 후천의 삼보를 선천의 삼보로 되돌리고, 더 나아가 선천의 삼보를 단으로 뭉쳐지도록 하여 대도(大道)를 성취하는 데 있다.

恍恍惚惚。杳杳冥冥。

『노자』 제21장은 말한다, "도의 사물됨은 황홀하다. 황홀하구나. 그 속에 형상이 있고, 황홀하구나 그 속에 사물이 있고, 그윽하고 컴컴하구나, 그 속에 정신이 있다. 그 정신은 매우 참되어 그 가운데 믿음이 있다.(道之爲物, 惟恍惟惚. 惚兮恍兮, 其中有象. 恍兮惚兮, 其中有物. 窈兮冥兮, 其中有精.

其精甚眞, 其中有信.)75) 이것은 이 속의 모습을 묘사한 것이다. '황황홀홀(恍恍惚惚)'은 기(氣)가 발생할 때 신(神)이 황홀에 머물러야 비로소 진일의 기를 채취하여 얻을 수 있음을 가리킨다. '묘묘명명(杳杳冥冥)'은 정(精)이 발생할 때 신이 묘명(杳冥)에 들어가야 비로소 진일의 정을 채취하여 얻을 수 있음을 가리킨다. 이 두 구절은 선천의 삼보가 발생할 때 수련 중에 출현하는 현상을 가리킨다.

存無守有。頃刻而成。

무(無)란 것은 성(性)이요 신(神)이다. 유(有)란 것은 명(命)이요 기(氣)요 정(精)이다, 선천의 정(精)이 곧 기(氣)이다. 무를 보존한다는 것[存無]은 원신(元神)을 존양(存養)하여 허무(虛無)로 돌아가는 것이다. 유를 지킨다는 것[守有]은 원기(元氣)를 보호하여 지키며 신중하게 간직하여 잃지 말라는 것이다. 신·기·정 세 가지가 한데 화합 응집하면 단(丹)을 이루는 공부가 단지 경각 사이에 있다. 이를 일러 결단(結丹)이라 하고 단이 맺히는 곳은 하단전에 있다.

迴風混合。百日功靈。

풍(風)은 호흡을 가리킨다. 회풍(迴風)이란 호흡이 안에서 회전하는 것을 가리킨다. 선천 삼보를 단으로 뭉치게 하는 공부는 호흡을 운용하여

---

75) 『노자타설』(상) 제21장의 것을 전재하였다, 참고로 역자가 이에 대한 남회근 선생의 강해에 의거해 다시 번역해보았다. "도라는 이것은 불가사의한 빛으로서 황홀하다. 황홀하구나! 그 속에는 이러한 경지가 있고, 황홀하구나! 그 속에는 확실히 이것이 있네. 가없이 깊고 높구나! 그 속에는 정신적인 것이 있네. 그 정신적인 것은 절대 진실하여서, 그 속에는 그와 같다는 확신이 있네"

화후(火候)를 조절하며 한 곳으로 혼합해야 비로소 대단(大丹)을 단련하여 기를 수 있다.76) 대단의 성취에는 대략 백일의 시간이 필요하다. 이것이 바로 단가(丹家)에서 말하는 백일축기(百日築基)의 설이다. 수련이 여기에 이르면 명공(命功)의 기본이 완성된다. 그런 다음 양단(養丹)인데, 단을 기르는 곳은 중단전에 있다.

默朝上帝。一紀飛昇。

---

76) 참고로 남회근 선생이 만년에 말씀한 기 수련에 관한 자신의 경험과 평론을 『선과 생명의 인지 강의』에서 전재한다. 같은 책에서 「16특승법」을 비밀 중의 비밀 수행법이라며 중점적으로 강의하였다. 그 핵심만을 따로 정리해서 나온 『호흡법문 핵심강의』도 참고하기 바란다.

가장 빠른 수행 길은 안나반나와 백골관
"요즘 젊은이들이 가장 탐닉하는 것이 바로 명상이니 기(氣) 수련이니 하는 것들인데, 이것은 모두 정신적 유희이자 망상일 뿐입니다. 진정한 기 수련은 그런 것이 아닙니다.

그래서 제가 여러분에게 말씀드리는데, 제가 모든 외도를 두루 배웠고 도가나 밀종 등 일체의 방법 등을 배워보니 그 모두에게는 문제가 있다는 것을 발견했습니다.

도대체 가장 빠른 길은 어떤 길일까? 하고 다시 방향을 바꾸어 불경에서 찾아볼 수밖에 없습니다. 이리저리 살펴보니 역시 안나반나와 백골관이었습니다. 이상합니다! 왜 안나반나 백골관은 그렇게 간단할까요? 알고 보면 그 비밀 속에 비밀이 들어있습니다.

석가모니불은 그 두 가지 법문만이 가장 중요하다고 일생 동안 가르쳤습니다. 오늘날 남방의 소승불교는 온통 이 두 가지 법문을 닦습니다. 부처님은 당신에게 호흡노선 수행 길을 걸어가라고 가르쳤습니다.

불법의 기본 수행은 소승에 있고, 즉각 과위를 증득할 수 있으며 도의 증득을 구할 수 있습니다. 소승으로부터 대승으로 발전했고, 선종은 소승으로부터 대승에 이르는 직접적인 한 가닥 길입니다.

부처님은 대승의 길은 역시 소승을 위주로 하여서 성공(性空)의 경지에 도달한 후 다시 연기(緣起)를 말해야 한다고 판단하셨습니다. 당신이 성공(性空)의 단계에 아직 도달하지 못했다면 그 다음 단계는 말하지 말기 바랍니다."

'상제(上帝)'는 상단전을 가리킨다. 단(丹)의 결성(結成)과 단의 양성(養成)의 공부를 거치면 단을 상단전으로 옮겨서 출신(出神)을 준비해야 한다. 출신한 뒤에는 몸 밖에 몸이 있을 수 있어 생사를 초탈하고 천상 세계로 날아오를 수 있으며 대도(大道)에 합한다. 이 경지까지 수련하려면 대략 12년[一紀]이 필요하다.

知者易悟。昧者難行。

'지자(知者)'는 지자(智者), 즉 지혜가 있는 사람을 가리킨다. '매자(昧者)'는 우매한 사람을 가리킨다. 지혜가 있는 사람은 깨닫기 쉽지만, 우매한 사람은 실행하기 어렵다. 도언(道諺)에 말하기를 "도는 비인에게는 전하지 않는다[道不傳匪人]"고 했다. 비인(匪人)은 결코 나쁜 사람을 가리키는 것이 아니다. 우매한 사람도 비인에 속하며 도를 이루기 어렵다. 그래서 이 수도하는 일은 특별히 인재 선택을 중시한다.

履踐天光。呼吸育清。

수련 공부가 깊어지면 천지의 기(氣)와 합하여 일체(一體)가 되어 온몸이 하늘의 빛[天光]으로 에워싸여지고 걸음이 마치 구름을 밟는 듯하다. 호흡으로 배양 육성되면 기(氣)는 갈수록 맑고 순수해진다. 탁음(濁陰)의 기는 날마다 사라지고 청양(淸陽)의 기는 날마다 증장한다.

出玄入牝。若亡若存。

'현빈(玄牝)'은 단전을 가리킨다. 진기(眞氣)의 호흡이 단전을 출입하는데, 이때에는 몸속의 진기가 지극히 맑고 순수하게 변하기 때문에 기기

(氣機)가 있는 듯 없는 듯이 느껴진다.

綿綿不絕。固蒂根深。

진기가 끊어지지 않고 면면히 단전 속으로 돌아가면, 단전은 곧 우리 사람들의 뿌리요 꼭지인데 진기가 출입함으로써, 꼭지는 견고해지고 뿌리는 깊어져 장생(長生)의 도가 얻어진다.

人各有精。精合其神。

사람은 저마다 몸에 원정(元精)이 있으니 원정은 응당 원신(元神)에 배합해야 한다.

神合其氣。氣合體真。

원신은 더 나아가 원기(元氣)에 배합해야 한다. 원신·원정·원기 세 가지가 하나로 배합해야 우리의 몸이 비로소 탈화(脫化)하여 진인(眞人)의 몸이 될 수 있다.

不得其真。皆是強名。

'진(眞)'은 선천의 원기·원기·원정을 가리킨다. 그 선천의 원신·원기·원정 세 가지가 배합한 진실한 효과에 도달하지 못한다면, 모두 다 견강부회한 공담(空談)이다.

神能入石。神能飛形。

원신(元神)은 변화하여 능히 바위 속으로도 들어갈 수 있고, 원신은 능히 형체를 하늘 밖으로 날릴 수도 있다. 이른바 '흩어지면 기를 이루고 모아지면 형체를 이룬다[散則成氣, 聚則成形]'이다.

入水不溺。入火不焚。

수련이 성공하면 비로소 진인(眞人)이 된다. 이때는 물속에 들어가도 빠지지 않고, 불속에 들어가도 타지 않는다. 생사의 밖으로 초월하며 일체의 물이나 불의 재난을 두려워하지 않아도 된다.

神依形生。精依氣盈。

신(神)은 형체에 의지하여 존재하고, 형체는 신에 의해 세워진다. 형체가 없어지면 신도 떠나간다. 정(精)은 내기(內氣)에 의지하여 가득 차게 된다. 정은 기로 말미암아 발생하며 기가 고갈되면 정도 마른다. 결국 세 가지는 모두 형체에 의지하여 생존한다. 그러므로 중국 도가는 성명 쌍수를 강조하고 형체의 장생을 기초로 삼는다. 만약 견고하여 파괴되지 않는 형체가 없다면 신·기·정 세 가지도 의탁을 잃어버려 모든 수위(修爲)가 얘기할 길이 없다.

不凋不殘。松柏青青。

형체를 견고하게 하여 무너지지 않게 할 수 있다면 신·기·정 삼보가_항상 가득차서, 마치 소나무와 잣나무처럼 엄동설한을 두려워하지 않고 영원히 시들지 않으며 생기가 길게 있는 것과 같다.

三品一理。妙不可聽。

'삼품(三品)'은 신·기·정 삼보를 가리킨다. '일리(一理)'는 바로 일원(一源)이다. 단의 단련에 이용되는 삼보는 모두 선천의 진일(眞一)의 신, 선천 진일의 기, 선천 진일의 정이다. 선천 진일에 속하는 이상 모두 근원이 동일하다. 그래서 '삼품일리'라고 말한다. 사실은 선천 대도에서 발생 변화하여 온 것으로, 그 속의 정미하고 미묘함은 말로 할 수 없다. 오직 실제 수련해야 알 수 있지, 미리 해두는 생각으로 알 수 있는 것이 아니다.

其聚則有。其散則零。

신·기·정 세 가지가 그 근원이 동일한 바에야 세 가지는 분리할 수 없으니, 그것이 모인즉 공존하고, 그것이 흩어진즉 없어진다. 그러므로 수진(修眞)하는 사람은 응당 신·기·정이 항상 응결하고 항상 모이게 해서, 신은 기를 떠나서는 안 되고, 기는 정을 떠나서는 안 되며, 정은 신을 떠나서는 안 되도록 해야 한다. 그러면 단(丹)의 기초가 견고해져서 대도가 성취될 수 있다.

七竅相通。竅竅光明。

눈·귀·코 입의 일곱 구멍은 본래 각자의 기능이 있어 서로 대체할 수 없지만, 신·기·정이 한데 뭉쳐 대단(大丹)을 결성하면 사람의 각 부위는 더 이상 막힘이 없어진다. 그리하여 현관(玄關)의 구멍이 열리면 칠규(七竅)가 서로 통해서 구멍마다 광명이 있게 되어 안팎을 철저히 비춘다.

聖日聖月。照耀金庭。

'성일성월'이란 몸속의 일월을 가리키는 것으로 사람 몸의 음기 양기의 정화(精華)이다. '금정(金庭)'은 황정(黃庭)을 가리킨다. 즉, 단전이다. 수련이 미묘한 경지에 진입하면 사람 몸의 조화가 천지와 같아져서 몸속에 자연히 해와 달의 빛이 출현하여 단전인 금정(金庭)의 안을 철저히 비춘다. 단경(丹經)에 말하기를 '사람 몸은 하나의 작은 천지이다' 라고 하였다.77)

一得永得。自然身輕。

단(丹)을 얻은 뒤에는 온갖 신통이 출현할 것이다. 이른바 '그 하나를 얻으면 만사를 마친다[得其一, 萬事畢]'이다. 이를 처음 수도할 때 발생한 작은 변화에 견주어보면 정말 하늘과 땅 차이가 있다. 이때는 혼탁하고 무거운 몸이 가볍고 맑은 몸으로 탈바꿈하여 자연히 몸이 깃털처럼 가볍고 걸음이 날아가는 듯하다.

太和充盈。骨散寒瓊。

'태화(太和)'는 태화의 기를 가리킨다. '한경(寒瓊)'은 신선계를 가리킨다. 수련이 이 경지에 도달했을 때는 이미 환골탈태하였고 태화(太和)의 기가 온몸에 넘쳐흐른다. 온 몸의 골질(骨質)은 모두 기(氣)로 변화하였다. 온 몸의 기는 신선계와 한 덩이가 되었다.

---

77) 금정(金庭)을 다른 주석서에서는 중궁(中宮)을 가리킨다고 한다. (부록)에 실어놓은 백골선관도를 보면 흉추 제12번과 요추 제1번 사이, 즉 비장과 위장 사이에 둥근 빛이 그려져 있는데, 이 백골관도는 남회근 선생의 지도로 그려진 것이다. 남회근 선생은 바람직한 수규(守竅)란 중궁을 관하며 지키는 것이라 하였다.

得丹則靈。不得則傾。

　단을 얻은 뒤에는 자연히 이상과 같은 영험이 출현하고, 만약 단을 얻지 못한다면 생명이 뒤엎어질 위험이 있다. 그러므로 단도의 수련은 모두 진실로 수증해야 비로소 알 수 있다. 만약 실제 수행공부가 부족하면서 길에서 주워들은 말이나 하고 혹은 글자만 보고 대충 뜻을 짐작하며 효험을 멋대로 담론한다면 도리어 목숨을 잃을 곳이 있다.

丹在身中。非白非青。

　내단(內丹)은 몸속에서 생겨나니 몸 밖에서 구해서는 안 된다. 뿐만 아니라 형상(形象)이 없고, 희지도 않고 푸르지도 않으니 형색(形色)으로써 구해서도 안 된다.

誦持萬遍。妙理自明。

　'송(誦)'은 송념(誦念)을 가리키고 '지(持)'는 행지(行持)를 가리킨다. '만편(萬遍)'은 아주 많은 횟수이다. 여기서는 사람들에게 일러주기를, 이 경을 학습함에 있어 송념만 하지 말고, 즉 문자 상으로부터 이해함과 동시에 실제 수련 속에서 반복해서 터득해야 비로소 경문의 진실한 함의(含意)를 저절로 알게 될 것이라고 한다.

중의학에서
건강을 판단하는 10대 기준

저자 예해하 (倪海厦 1954-2012)
미국 중의사. 대만에서 태어났으며
원적은 절강성 서안(瑞安)이다.
미국에서 한당중의진료소(漢唐中醫診所)를 창립하였으며,
미국 캘리포니아 중의약 대학 박사 지도교수를 역임했다.
미국한당중의학원 원장을 역임했다.

송찬문 한글 번역
이 글은 중국 인터넷 사이트에서 그 중문 본을
얻어 번역한 것임을 밝힙니다

첫째 : 한번 잠들면 다음날 아침에 깬다

이것은 마음[心]과 기(氣)가 균형을 이루고 있다는 표현입니다. 마음은 신(神)을 주관하는데, 낮에는 일을 해야 하므로 신이 정신 노릇해야 하면 정신이며, 저녁에는 잠을 자야 하므로 신은 잠복해야 하니 잠복합니다. 그러나 신의 표현이 정상적이려면 오장육부가 모두 협조해야 비로소 가능합니다. 수면에 문제가 있는 사람들은 모두 신이 병이 났기 때문이거나 심장과 신장이 서로 교류하지 않거나 혹은 위장 속이 불화(不和)하거나 혹은 간화가 불길처럼 위로 오르거나[肝火上炎]78) 혹은 병의 통증이 고통스럽게 하거나 나쁜 기운인 사기(邪氣)가 체내에서 요동치고 장애를 일으키는 것은[內擾] 모두 신(神)과 관련됩니다. 이 때문에 신을 안정시키는 방법은 많습니다. 신경안정제를 먹는 것에만 그치는 것이 아닙니다. 일반적으로 무슨 병이든 중증(重症) 단계에 도달했다면 모두 불면증이 있는데, 이는 사실상 심신이 상했다는 것을 말해줍니다. 무슨 병이든 만약 치료할수록 잠을 잘 잔다면 말할 필요도 없이 이 병 치료 방법은 증상에 맞는 것입니다. 만약 치료할수록 잠이 오지 않는다면 그런 치료는 멈추는 것이 무방합니다.

건강한 사람이라면 당신은 밤에 잠에 들면 아침까지 자고 중간에 깨지 않을 것입니다. 생활 중에 특별한 일이 발생하여 당신을 잠시 잠들지 못하게 하는 경우가 아니고서는 말입니다. 만약 저녁에 물을 너무 많이 마신다면 밤에 소변을 보러가고, 소변을 보고나서는 마땅히 즉시 계속 잠을 잘 수 있어야 합니다. 당신은 아마 꿈을 꿀 것입니다. 그러나 깨어나서는 모두 계속 몽혼에 끌려가거나 잊어버리기 어렵지는 않을 것입니다. 당신이 깬 뒤에는 응당 정신이 분발하고 온 몸에 정력이 충만하며 새로운 하루에 대해 동경이 충만함을 느껴야 합니다.

그렇지 않다면 어떨까요? 현대인들 중에는 수면 문제가 있는 사람이 너무나 많습니다. 몇 가지 전형적인 것을 얘기하겠습니다. 어떤 사람은

---

78) 간화(肝火)가 성할 때 나타나는 병리적 현상을 일컬음. 간화가 성하여 나타나는 현상을 불길에 비유하여 한 말이다. 간(肝)은 승발(升發) 기능을 하기 때문에 간화가 성해지면 그것이 불길처럼 위로 떠올라서 머리가 어지럽고 얼굴이 붉어지며 눈이 충혈되고 입이 쓰며 마음이 조급해지고 잘 노하며 심하면 토혈을 하고 정신 없이 날뛰는 증상이 나타날 수 있다. (한의학대사전)

날마다 밤에 고정적인 시간에 잠을 깹니다. 예를 들어 1시 반에 깨고 난 뒤에는 아무리 잠자리에서 뒤척거려도 잠이 들지 못하고 3시까지 그러다 잠을 이어서 잡니다. 어떤 사람은 4시에 깨서 5시까지 엎치락뒤치락합니다. 중의사는 이를 근거로 즉시 단정하기를 이 사람은 간(肝)이 실(實)하거나 폐음(肺陰)79)이 실하다고 합니다(음이 실하여 오래되면 암이 된다). 이럴 때 병원에 가서 검사해보면 꼭 무슨 병을 검사해낼 수 있는 것은 아닙니다. 그러나 중의사는 단단히 준비를 하고 환자를 기다리고 있습니다. 왜냐하면 그들은 이런 상황을 치유하지 않는다면 병자의 훗날 결과는 상상조차 할 수 없다는 것을 알기 때문입니다. 그러나 양의사는 어떻게 해도 뒷날 발생할 일을 이 시각의 수면과 하나로 연계시킬 줄 모릅니다.

당신은 이렇게 질문할지 모릅니다, "이게 도대체 무슨 원인입니까?" 우리가 말했듯이 인체는 대단히 예지적인[叡智] 것입니다. 각 기관의 운전이 정상적이도록 보증하기 위하여 인체에는 하나의 신체검사관이 있어 하루 24시간동안 인체를 순찰하고 있으며, 문제가 있으면 곧바로 경보를 알립니다. 그 검사관의 순찰 노선은 시간에 따라 고정되어 있습니다. 새벽 1시부터 3시까지 사이에 간장 부문을 순찰하고 3시에서 5시 사이에는 폐장 부분을 순찰합니다. 매 부분마다 그곳에 모두 하나의 표준 상태가 있습니다. 간장 부문에 이르러서 이곳이 막혀있음을 발견했다면 아마 단지 간의 습열(濕熱)일 것입니다. 물론 암증세도 막힘의 일종입니다. 순찰관은 곧 경보를 알렸고 당신은 잠에서 깬 뒤에는 신체 검사관

---

79) 또 폐진(肺津)이라고도 함. 폐의 음액(陰液)을 말한다. 폐에서 음양의 균형을 유지하는 데서 중요한 역할을 한다. 조열사(燥熱邪)나 허로(虛勞)로 폐음을 상하여 폐를 자양하지 못하면 마른기침이 나고 혈담(血痰)이 나오며 조열(潮熱)이 나고 식은땀을 흘리는 등 증상이 나타난다. (한의학대사전)

이 폐장에 부문에 도달할 때까지 잠을 이루지 못합니다. 바로 그렇게 간단한 이치입니다. 우리 인체의 신체검사관은 서양 의학의 의료 기기보다 훨씬 고명할까요? 만약 당신이 새벽 1시부터 3시 사이에 날마다 고정된 시간에 깨어나기에 즉시 중의사를 찾아 치료한다면 어떻게 간암으로 발전할 가능성이 있겠습니까! 양의사는 늘 말하기를 간암은 무형의 살인자라고 하는데, 그것은 그들이 생명의 운행 법칙을 이해하지 못한 것입니다.

주의할 점 한 가지입니다. 국내는 시간 구역을 나누지 않기 때문에 여기서의 시간이 꼭 당신 시계상의 시간인 것은 아니라 태양 운행의 시간(진태양시眞太陽時)에 근거한 것입니다. 예를 들어 낮에 태양 그림자가 가장 짧을 때가 바로 12시입니다. 설사 당신의 손목시계는 이미 오후 3시이더라도 말입니다.

또 어떤 사람은 하룻밤 수면 내내 문제가 있습니다. 쉽게 잠들지 못하지만 오히려 쉽게 깨버립니다. 하룻밤 내내 이렇습니다. 혹은 밤에 늘 깨지만 고정된 시간은 없습니다. 중의사는 이 사람의 심장 기능에 문제가 있다는 것을 압니다. 왜냐하면 인체로 하여금 좋은 수면을 갖게 할 수 있으려면 심장·간장·폐장이 반드시 협동 작전을 하고 서로 친애하여야 하기 때문입니다. 보세요, 우리들 신체의 단체 정신이 얼마나 좋습니까! 심장 기능에 문제가 있을 때는 이런 협업이 균형을 이루지 못하기 때문에 그들은 대뇌에 도움을 요청하기로 결정해서 당신은 불러 깨워진 것입니다. 이런 수면 문제를 초래하는 원인은 많습니다. 예컨대 큰 병이 처음 나왔을 때 보이거나, 심포(心包)에 피가 모자랄 때도 그럴 수 있습니다. 중의사는 기타 증상에 근거해서 분석 판단을 진행합니다. 양의사는 지금까지도 수면 문제로부터 심장의 기능까지 연상하지 않을 것입니다.

어떤 사람은 밤에 깨는 원인이 신체상의 다른 부위가 편하지 않기 때문인데, 기침이나 위장 통증 등입니다. 이런 수면 문제는 수면을 치료하는 것이 아니라 그런 수면을 초래한 원인을 치료합니다.

사람의 수면과 태양의 운행과는 밀접한 시간 관계가 있습니다. 그러므로 우리는 여러분이 밤을 지새우기를 바라지 않습니다. 젊은 시절에 밤을 지새우면 신체가 좋다면서 이틀 밤낮을 잠자지 않을 수 있다고 합니다. 그러나 젊은이는 회복이 빠르지만 우리는 그러지 말라고 강력히 권고합니다. 4,5십 세 이후의 계속 밤 지새우기는 정말로 목숨을 대수롭지 않게 생각하는 것입니다.

또 어떤 사람은 하루 종일 아무래도 잠을 자야하고 깬 뒤에도 여전히 피곤합니다. 이것은 수면만의 문제가 아니라 그는 이미 그의 신체의 기초를 소모하고 있는 것입니다. 물론 이런 상황이 있다면 일반인들은 모두 의사를 찾아가 보기로 할 것입니다.

한 번 잠이 들어 날이 샐 때까지 잠은 자시(子時)의 담(膽), 축시(丑時)의 간(肝), 인시(寅時)의 폐(肺) 이렇게 세 개의 장기를 가로 걸쳐 포함하고 있으며, 이는 신체에 문제가 없다는 것을 말합니다. 당신이 만약 시험이나 이혼 같은 일로 근심하고 있어서 새벽 3시에 깨서 5시가 되어서야 잠을 잘 수 있다면 상관이 없습니다. 왜냐하면 당신은 걱정하고 있기 때문입니다. 만약 당신이 무슨 일이든 다 좋고, 걱정할 어떤 일이 없음에도 매일 저녁 가끔이 아니라 3시에서 5시까지 깬다면 주의해야 합니다. 만약 저녁마다 온밤을 잠을 잔다면, 이게 정상인입니다.

아침 5시 이후는 대장경(大腸經)으로 진입하는 시간으로, 양기(陽氣)가 생발(生發) 합니다. 음양으로 말하면 저녁 12시는 양이 100분의 100이 음속에 있으며 체능은 신체의 조직 속에서 휴면하고 있는데, 이렇다면 잠을 자도 좋습니다. 가령 저녁 12시에 양이 신체 속으로 완전히 진입할 방법이 없다면 당신은 잠들 방법이 없습니다. 5시에 이른 이후로 양이 나와서 대장(大腸)이 일어납니다. 그러므로 5시에서 7시까지 얼른 화장실에 가는 사람이 가장 좋습니다. 온 집안사람이 다들 앞 다투어 화장실에 간다면 이 집안사람들은 모두 정상입니다. 이와 반대로 앞 다투어 화장실에 가지 않는다면 지금 당신은 우리 중의사를 보러와야지 다음 기회를 기다려 얘기하자고 해서는 안 됩니다.

제가 말했듯이 만약 당신이 한약을 먹은 뒤로 발이 차가워졌다면 더이상 먹지 마십시오. 만약 발이 갈수록 따뜻해진다면 좋아질 때까지 먹으십시오. 본래는 잠을 잘 수가 없었는데 약을 먹고 난 뒤로 잠을 잘 수 있게 되었습니다. 임상적으로 100분의 100의 암 환자는 모두 불면증입니다. 만약 이해하지 못한다면, 불면일 때 수면제를 먹어야 합니다. 왜냐하면 심장이 수면을 담당하는데 당신이 수면제를 먹어서 어느 부분의 기능을 대신하는 것입니다. 그런데 수면제의 작용은 단지 양약제조회사에서 뇌 부위에 어떤 것이 부족하다는 것을 연구하여 실험실에 합성해서 나온 어떤 것을 당신더러 먹고 잠들게 하는 것입니다. 사실은 몸은 잠 들었지만 신(神)은 잠들지 않았습니다. 당신은 잠을 잔 것으로 알고 밤중에 뛰어나와 차를 운전하면서 눈을 감은 채 운전합니다. 이것은 수면제의 부작용입니다. 어떤 할머니는 밤중에 일어나 국수를 한 그릇 끓여 놓아둡니다. 수면제는 몽유(夢遊)를 초래하지만 한약은 그렇지 않을 것입니다. 한약은 몽유하는 사람을 치료하고 몽유하지 않게 할 것입니다.

우리가 임상 상으로 암 환자를 치료할 때 제일 먼저 환자가 잠을 잘수 있게 하는 방법을 생각합니다. 왜냐하면 수면은 체력을 회복하는 데 가장 중요한 요소로서 음식을 먹는 것보다 중요하기 때문입니다. 우리는 불면을 치료하는 많은 처방들을 가지고 있으며, 만약 병자가 잠을 잘 잘수 있게 한다면 환자는 절반은 나은 것입니다.

둘째 : 당신의 식욕

건강한 사람이라면 당신은 당연히 식사를 아주 맛있게 먹으며, 식사 때가 되면 배고픔을 느끼며 식사량은 꼭 알맞습니다.

정상적인 식욕은 식사 이전 배가 고파서 뭘 먹고 싶습니다. 식욕은 두 가지로 나눕니다. 하나는 배가 고픈 것이요 또 하나는 미각(味覺)입니다. 배가 고픔은 비장이 담당하고 있는데, 음식을 먹으면 마치 밀랍을 씹는 것 같아 시고 달고 쓰고 매운맛이 도무지 없는 것과, 췌장이 손상당한 것, 이 두 가지는 서로 다릅니다. 우리가 한 사례를 만났는데, 남자가 여자 친구를 그리워한 나머지 병이 나서 무엇을 먹어도 도무지 맛이 없는 정도였습니다. 여러분, 여러분이 딸에게 시키기를 어느 날 외국에 있는 남자친구한테 안부 인사할 때 이렇게 말하라고 해보세요, "난 너가 그리워." "그럼 너 식욕은 좋아 안 좋아?" "좋아", "식사하면 맛이 있어 없어?" "좋아" 이렇다면 그가 당신을 그리워한다는 것은 가짜라는 것을 즉시 알게 됩니다. 이것은 중의사를 속이지 못합니다.

췌장암이나 췌장염이 있는 사람은 미각이 없고 그저 갈증이 난 동작만 있는데, 많은 사람들이 병 상태의 갈증을 이해하지 못합니다. 예를 들어 말하면 당신이 무슨 말을 하지 않았는데도 갈증이 나서 여전히 물을 마시고 싶습니다. 만약 당신이 방금 한 식당에서 식사를 배불리 먹고 나왔는데도 갈증이 난다면, 그건 틀림없이 화학조미료를 넣은 것이니 다음에 당신이 다시 그 식당에 가면 당신은 식당 조장에게 말해주기를, 당신은 화학조미료에 과민해서 화학조미료에 닿자마자 심장병이 발작하여 죽을 정도로 심각하다고 하십시오. 그럼 식당 조장은 듣고 나서 놀라 두려워서 주방에 달려가 화학조미료를 넣지 말라고 정중히 당부할 것입니다. 왜냐하면 미국의 어떤 할머니가 이렇게 졸도했기 때문입니다. 그러므로 폭력은 초콜릿만 못하니 말다툼하지 마십시오.

이른바 정상적인 식욕은 폭음폭식이 아니라 정상적인 양을 먹으면 배가 부르는 것입니다. 많이 먹고는 배가 부르지 않다고 스스로 느끼고 더 먹고자 하는 것이 아닙니다. 이것은 비위인 중초(中焦), 후천의 근본 기능이 정상이며, 간과 담, 대장 소장과도 서로 관계가 있다는 것을 표현합니다. 속담에 말하기를, "사람이 무쇠라면 밥은 강철, 한 끼 먹지 않으면 허기진다[人是鐵, 飯是鋼, 一頓不吃餓得慌]."라고 합니다. 왜 어떤 병자들은 밥을 먹고 싶지 않을까요? 비위(脾胃)가 상했기 때문입니다. 비위는 무엇일까요? 후천의 근본입니다. 우리들이 의지하여 이 세상에서 살면서 살길을 찾는 근본입니다. 밥을 먹을 수 없게 되어버리면 생명의 과정도 성가신 일이 나타납니다. 어떤 치료 조치이든 병자의 식욕이 갈수록 좋아지게 해야 옳습니다. 그렇지 않았다가는 바로 생명에 역행하는 것이니 잘못된 것입니다.

그렇지 않다면 어떨까요? 식욕은 인체에 정말로 너무나 중요합니다. 인체 면역력의 좋고 나쁨은 온통 이 비위의 기능에 달려있습니다. 많은 젊은 여성들이 다이어트를 하려하는데, 그 자신이 이미 대단히 날씬한데도 여전히 그렇게 적게 먹습니다! 이것은 신체를 대가(代價)로 하는 어리석은 행위입니다. 만약 당신이 정말로 비만이라면 자연스레 중의의 방법을 빌려 당신으로 하여금 정상적인 체형으로 회복할 수 있도록 도와줄 수 있습니다. 그러나 일률적으로 섭취를 억제한다면 당신의 신체는 틀림없이 당신에게 보복할 것입니다.

어떤 사람은 정말로 먹고 싶지가 않습니다. 식욕이 없습니다. 예전에 스티브 잡스가 바로 그랬습니다. 다들 말하기를 그가 너무 까다롭고 그의 성격의 문제라고 했지만 그의 비위 기능이 이미 심각한 상해를 입었는데도 의사가 결국 몰랐다는 것을 다들 전혀 알지 못했습니다. 에이!, 가슴 아픈 일입니다! 당신의 위장은 당신의 식사량, 즉 얼마나 먹을 수 있는지를 책임집니다. 당신의 비장은 당신의 식욕을 결정하고 밥과 반찬이 맛있게 느껴지는지를 봅니다. 식욕이 없다는 것은 비장이 이미 상해를 입었다는 것입니다. 먹고 싶어도 먹지를 못하는 것은 바로 당신의 위장에 문제가 있다는 것입니다. 여기서 말하는 상해를 입었다는 것은 기질적인 병리 변화[病變]가 아닙니다. 그러므로 설비가 어떻든 간에 검사로 알아낼 수가 없습니다. 먹지 못하는 것은 보통 두 가지 원인이 있습니다. 위장 속에 음식이 정지해 있거나 혹은 이미 배불리 먹었거나 혹은 위가 한랭(寒冷)하여 연동 운동이 없거나 입니다. (인체가 노쇠하면 비위가 먼저 노쇠할 뿐만 아니라 비위경락은 얼굴로 올라가는데 얼굴이 바

로 비위입니다)

중의 치료가 시종 보호하려는 것은 바로 당신의 비위 기능이며, 이것이 밑변입니다. 병자가 먹고 싶어 하는 것을 보면 의사는 희망이 돌아왔다는 것을 곧 압니다. 그러므로 중의사라면 반드시 공중도덕심이 있어야 합니다. 양의사를 보면 신경과 의사는 뇌과(腦科)를 상관하지 않으며, 뇌과 의사는 비뇨계통 과를 상관하지 않습니다. 단지 자기 과를 치료하기만 하면 다른 과의 문제는 상관하지 않기로 합니다. 중의학은 그렇지 않습니다. 중의학은 치료에서 처음부터 끝까지 일관하는 법칙은 바로 비위를 보호해야 한다는 것입니다. 『상한론(傷寒論)』과 『금궤요략(金匱要略)』에서 이 원칙은 거의 모든 처방의 설계 속에 구체적으로 드러나 있습니다. 그러므로 중의학을 배우는 사람은 중의학의 위대함 때문에 감탄할 뿐만 아니라, 더더욱 중의학 설계사의 간절한 인애심(仁愛心)에 감동 받습니다.

어떤 사람은 엄청 먹고 얼마 안지나 또 배가 고픕니다. 배가 고파지자마자 바로 뭘 먹고자 합니다. 이것도 당뇨병의 일종의 체현 방식인데 중의에서는 소갈증(消渴症)의 중소(中消)라고 합니다. 이런 사람의 위는 모두 너무 뜨거워서 연동 동작이 너무 빨라 음식물이 내려가자마자 소화가 되어버립니다. 이런 사람은 당뇨병에 걸리기 비교적 쉽습니다. 왜냐하면 이렇게 뜨거운 위는 끊임없이 곁의 췌장의 열기를 오르게 하기 때문입니다. 췌장은 한 덩이의 달콤한 고기인데, 장기간 열 찜을 하게 되면 기능을 잃어버리기 쉽습니다. 당뇨병에 관하여 이런 사람이 그의 식사량을 절제하는 것은 하나의 고통스런 일입니다. 왜냐하면 그는 정말로 배가 고프기 때문입니다. 아무래도 배고픔을 참아야 하는 사람은 고통스럽습니다. 중의학에서의 방법은 간단합니다. 방법을 세워서 위의 연동 작용을 느리도록 줄여주고 온도를 조금 내려주는 것입니다. 이것도 중의학 다이어트 방법 중 하나입니다.

물론 또 어떤 사람은 식후에 위가 고통스럽거나 혹은 삼키지 못하는 등의 일도 있습니다. 이런 것들은 모두 증상에 임하여 분석해야 합니다. 하지만 일부 문제가 있다면 당신은 이미 의사에게 가보아야 한다는 것을 이미 압니다.

셋째 : 매일 아침 일어나자마자 제일 먼저 화장실에 간다

한 잠을 자고나면 사람은 휴식했지만 신체는 휴식이 없었는데, 무엇을 했을까요? 독소를 배출했습니다. 독소는 대소변과 땀구멍을 통해 배출합니다. 그러므로 아침에 일어난 뒤 화장실에 가서 하룻밤에 쌓였던 독기를 배출해 비워버릴 수 있으니 자연히 신체는 건강합니다. 주의하십시오, 여기서 말하는 시간은 아침 기상이지 밤중이 아닙니다. 어떤 사람들은 날마다 밤중에 일어나 화장실에 가서 소변을 볼 뿐만 아니라, 그러기를 한 번 만이 아닙니다. 이것은 무엇일까요? 신기(腎氣)가 부족하여 수액을 기화(氣化)시키지 못한 것입니다. 즉, 속칭 신허(腎虛)인데 선천의 근본이 약해서 어그러진[虧虛] 것입니다. 그리고 선천의 근본이 우리들의 생명을 관할하며, 부모의 정기가 변화한 것입니다. 어떠한 병이든 만약 당신이 원래는 밤중에 일어나 소변 볼 필요가 없지만 치료 과정 중에서 밤에 일어나 소변을 보는 일이 나타났다면, 그것은 당신의 신기가 상했다는 것을 표시합니다. 당신은 이런 신기를 상하게 하고 수명을 꺾는 치료를 감히 계속 받겠습니까? 이와 반대도 그렇습니다. 만약 치료할수록 밤에 일어나 소변보는 일이 적어진다면, 당신을 축하하겠습니다. 왜냐하면 당신이 정확한 의사를 찾아내서 정확한 치료 방법을 사용했기 때문입니다. 대변은 형태를 이루어야 하고 노란 색이며 소화되지 않은 음식물이 없어야 합니다.

건강한 사람이라면 정상적인 상황에서 당신은 아침에 일어나서 하는 첫 번째 일이 바로 화장실에 가서 대변을 보는 것입니다. 날마다 적어도 한 번입니다. 당신의 대변은 정상적인 형태를 이루었고, 대변을 보고 난 뒤 후련하고, 신체가 가뿐함을 느끼고, 다 보지 못했다는 느낌이 크게 없어야 합니다. 대변의 과정은 마땅히 수월해야 합니다. 대변의 색깔은 노란색을 띠어야 합니다. 갱년기를 지난 부녀자는 매일 두 번 대변을 보는 것이 바람직합니다.

그렇지 않다면 어떨까요? 가장 흔히 보이는 것은 날마다는 대변을 보지 않는다는 것이며, 대변을 아침에 보지 않는다는 것입니다. 왜 아침에 보지 않으면 안 될까요? 우리 인체의 신체검사관을 아직 기억합니까? 그는 5시에 폐장 부문을 순찰한 뒤에 곧 대장 부문으로 옵니다. 신체검사관의 독촉 아래 대장은 일에 특별히 노력하는데, 노력하자마자 쉽게 성과가 나오고 효율도 대단히 높습니다. 그러므로 중의학에서는 아침 5시에서 7시 사이를 가장 바람직한 대변 시간으로 봅니다. 갖가지 원인 때문에 많은 사람들이 그렇게 하지 못합니다. 그러나 만약 당신이 가능성이 있다면 자기가 이 시간 구간에 대변을 보도록 시도해 보아야 합니다. 한 동안 시간이 지난 뒤에는 완전히 적응하게 됩니다.

날마다 대변을 보지 않는 사람은 심각한 상황으로 나누어야 합니다. 일반적으로 이틀에 한번 대변을 보는 사람은 생활 습관을 바꿈으로써 날마다 대변보기로 바꿀 수 있습니다. 그러나 만약 3,4일에 한번, 심지어는 장시간 동안이라면 외부의 지원을 빌려야 합니다. 변비는 중의학에서 두 가지 상황으로 나눕니다. 여러 날 대변이 없어도 통증을 느끼지 않는 것과, 대변을 보지 않으면서 배가 아픈 것입니다. 중의학의 판단은 간단합니다. 아프지 않는 사람은 창자와 위장의 연동이 너무 느리고 원활하지 않는 것입니다. 그런데 아픈 사람은 장이 너무 건조하여 이동 노선이 순조롭지 않아 매번 마찰할 때마다 아플 수 있습니다. 간단하지요? 이 밖에 중의사에게는 또 촉진(觸診) 방법들이 있습니다. 당신 복부의 다른 혈을 눌러보면서 "당신은 여기가 아파요 안 아파요?" 라로 물어봅니다. "아픕니다." 에이, 대변이 이 혈 위치와 서로 관계가 있는 곳에 막혀 있는 것입니다. 이런 상황에 근거하여 중의사는 증세에 맞추어 투약할 수 있고, 효과는 정말 대단히 좋습니다! 약 먹기를 원하지 않는 사람에 대해서는 침구(針灸)로도 변비 문제 해결을 도울 수 있습니다.

변비 문제를 해결하지 않는다면 역시 많은 다른 문제들을 초래할 수 있습니다. 예(倪) 선생님 말에 의하면 신경병원의 절대 다수의 병자는 모두 변비 문제라고 합니다. 그들의 변비 문제를 해결하면 그들의 병은 곧 절반이 나을 것이라고 합니다. 저는 이 관점을 대단히 믿습니다. 왜냐하면 『상한론』에 여러 번 언급하기를, 변비의 장의 악취가 뇌 부위로 올라가 사람의 신경 이상을 야기할 수 있기 때문입니다. 신경병원 관리자는 병자의 변비 상황을 한 번 관찰해보는 것도 무방합니다. 변비가 없는 사람은 안에 잠복해 있을지도 모릅니다...

어떤 사람, 특히 소녀들에게 비교적 많이 보이는데, 대변의 모습이 마치 양의 똥처럼 한 알 한 알입니다. 중의는 이를 비약(脾藥)이라고 하는데 무슨 뜻일까요? 바로 당신의 창자 연동에도 하나의 관리(官吏)가 비장을 관여하고 있어서, 비장이 좀 기쁘지 않으면 소장에게 약간의 장애를 만들어 소장의 진액이 부족하게 되어서, 대변이 구불구불한 소장 속에서 너무 오래있었기 때문에 한 알 한 알의 모양을 형성한 것입니다. 그러므로 말하기를 우리 인체 기관들은 협동 작전을 하는 동시에 개인적인 자유가 없는 것으로서, 마치 누구나 다 당신을 한번 관여할 수 있습니다.

어떤 사람은 항상 설사를 합니다. 중의학에서도 당신이 설사할 때 통증과 불에 데이는 듯한 느낌인 소작감(燒灼感)이 있는지 없는지를 보고 설사의 성질을 판단해야 합니다. 여기의 변증(辨證)80)은 상대적으로 좀 많으니 중의사는 진단에 임해서 분석을 해야 합니다. 어떤 사람의 대변이 검은 색이면 체내에 어혈이 있다는 것을 말해줍니다. 예컨대 위출혈이나 약물로 초래된 어혈 배출일지도 모릅니다. 후자는 좋은 현상입니다.

넷째 : 매일 3~7 번 소변을 본다

---

80) 증후 판별. 병증을 가리는 것. 사진(四診) 소견들을 한의 이론에 기초하여 종합 분석한 다음 어느 병증에 속하는가를 가려내는 것을 말한다. 팔강변증(八綱辨證)·병인변증(病因辨證)·기혈변증(氣血辨證)·장부변증(臟腑辨證)·경락변증(經絡辨證)·육경변증(六經辨證)·위기영혈변증(衛氣營血辨證)·삼초변증(三焦辨證)·사상인변증(四象人辨證) 등이 있다.

네 번째는 하루에 세 번 내지 일곱 번 소변을 보며 소변량이 많고 색깔이 옅은 황색이어야 합니다. 여기서 제가 말하는 전제는 정상적인 물 마시기인데, 날마다 적어도 한 되의 음수량을 보증해야 합니다. 그리고 날마다 잠자기 전과 잠자고 난 뒤 모두 물을 큰 컵으로 한 잔 마셔야 합니다. 소변이 배출되는 것은 신장의 기능이 정상이라는 것을 표시합니다. 만약 자주 소변을 본다면 그건 바로 신장병 환자입니다. 가장 흔히 보는 것은 신양(腎陽)의 부족입니다. 기화(氣化)가 불리(不利)[81]하여 수액이 기화를 얻지 못하니 당연히 배출할 수밖에 없게 된 겁니다. 그 때문에 오는 결과는 물을 적지 않게 마시지만 온통 배출해버려서 마땅히 있어야할 이용을 얻지 못하는 것입니다. 그러므로 표현상 살펴보면 병자는 음허(수액부족)이지만 사실은 양의 기화가 부족한 것이니 신체내의 양기가 공고해지도록 북돋아주어야[扶陽] 옳습니다. 여성이 월경이 없다면 일체가 없어졌거나 갱년기가 온 것입니다. 저는 늘 병자에게 말합니다, 여러분 여성들은 차라리 설사를 할지언정 변비여서는 안 됩니다. 갱년기에 월경이 사라진 이후 당신은 하루에 적어도 대변을 두 번 보아야 합니다. 왜냐하면 당신의 신체는 여전히 젖을 만들고 있을 수 있으며 젖 아래 도관(導管)이 닫혀졌어도 이 젖은 여전히 나올 수 있는데 갈 곳이 없어서 대장으로 가야하기 때문입니다. 그러므로 대변이 시원히 통하도록 유지해야 합니다. 여성이 변비라고 제가 들을 때는 골치가 아파집니다.

---

81) 달리 기화무권(氣化無權)이라고도 부름. 기화(氣化) 작용이 장애된 것을 일컬음. 양기 부족으로 기화 작용이 장애되어 음식물의 소화 흡수가 잘되지 않기 때문에 기(氣)·혈(血)·정(精)액·(液) 등의 생성과 체액 대사 산물의 배설에 영향을 주는 것을 말한다. 좁은 의미에서는 양허(陽虛)로 체액 대사 기능이 장애되어 몸 안에 담음(痰飮)이 생기거나 소변이 잘 나오지 않는 것을 말한다. (한의학대사전)

만약 변비가 없고 대변이 좋고 잘 잔다면, 당신의 심장에 문제가 없으며 유방암이 절대로 없다는 것을 말해줍니다.

건강한 사람이라면 정상적인 상황 하에서 당신은 하루에 대개 5~6번 소변을 보고 여름에는 조금 적게 봅니다. 땀을 흘리기 때문입니다. 소변 색깔은 옅은 황색이며 아침에 기상한 뒤의 첫 번째 소변은 조금 짙은 것이 정상입니다. 소변을 볼 때는 마땅히 어떠한 통증이나 소작감(燒灼感)이 없어야 합니다.

그렇지 않다면 어떠할까요? 소변도 중의학에서 변증하는 중요한 근거입니다. 가장 흔히 보이는 것은 잦은 오줌입니다. 특히 노년인은 유달리 밤에 잠자리에서 일어나 화장실에 가야하는데, 이런 수면의 질을 어떻게 보증하겠습니까? 많은 사람들이 이것을 정상적인 현상으로 보는데, 아닙니다! 설사 노년인이라도 마땅히 밤에 자주 깨어서는 안 됩니다. 빈뇨의 주요 원인은 방광이 열이 부족해서입니다. 방광의 열은 후면의 소장으로부터 옵니다. 소장은 중의에서 대단히 중요한 지위에 있습니다. 소장은 심장처럼 대단히 뜨겁습니다. 그 열은 심장으로부터 오는데, 하나의 큰 동맥 혈관을 통해서 심장은 열을 소장에 주입합니다. 방광은 소장 열의 상승 하에서 그 속의 물이 수기가 있게 되어 방광으로 하여금 열기구처럼 상승하게 합니다. 그러므로 평소에 사람이 오줌량이 누적되어 있을 때 뇨의를 느끼지 못하다가 일단 소변을 눌 때 소변이 뿜어내는 힘이 강합니다. 이것은 바로 방광의 열기가 발생시키는 힘으로부터 옵니다. 그러나 만약 소장의 온도가 낮아졌다면 방광은 열기구처럼 상승할 수 없습니다. 약간의 오줌도 억누르면 병자는 곧 소변을 누고자 합니다. 하지만 소변 시에는 또 방울 방울 떨어집니다. 왜냐하면 분사력을 형성하는 열의 압력강도가 방광 속에 없기 때문입니다. 이런 상황 아래서 중의학에서는 소장의 온도와 연동력을 강하게 해야 한다는 것을 압니다. 보세요, 중의학의 사유와 치료는 간단하지 않습니까? 그러나 효과는 도리어 대단히 좋습니다!

어떤 사람의 소변은 대단히 맑고 옅은 색입니다. 또 어떤 사람의 소변은 노랗습니다. 이것은 한열(寒熱)의 두 개의 극단입니다.

어떤 사람의 소변은 혼탁하여 중의학에서의 임질병증에 속할 뿐입니다. 임질병은 영화에서 말하는 그런 것으로 보이지는 않습니다. 중의사의 눈에는 그것은 바로 하나의 병증일 뿐입니다.

어떤 사람은 하루에 소변을 두세 번 볼 뿐입니다. 중의사는 생각하기를, 어, 물이 어디로 갔지? 만약 합리적인 간 곳을 찾아내지 못한다면 물은 체내에 머물 것이고 병자는 혹시 부종을 볼 것입니다. 소변을 잘 나오게 하는 것은 중의사가 해결해야 할 난제의 하나입니다. 중의학에는 이뇨 문제를 해결하는 많은 처방들이 있습니다. 병자의 간(肝)에 물이 차는 정도에 이르렀을 때, 매우 중요한 내장 기능이 전면적으로 무너지고 있을 때, 어떻게 이뇨하느냐가 바로 중의사의 큰 모략이 됩니다.

다섯째 : 손바닥과 발바닥의 온도

건강한 사람이라면 당신의 손바닥 발바닥의 온도는 일 년 내내 따뜻함을 유지할 것입니다. 손을 이마위에 놓아보면 당신은 아마 머리가 시원하다는 것을 느낄 것입니다. 당신의 손등과 발등은 아마 서늘할 것입니다.

그렇지 않다면 어떨까요? 많은 사람들이 발바닥이 늘 서늘합니다. 특히 여자 아이는 겨울에 잠을 자고 아침에 일어나도 서늘한데, 열 사람 중 아홉 사람은 이것을 병으로 여기지 않습니다. 그러나 중의학에서는 그렇게 보지 않습니다. 당신이 알 듯이 심장은 부단히 뛰고 있습니다. 운동이 열량을 발생시킨다는 것은 진리입니다. 그러므로 심장은 바깥 둘레로 혈액을 분출할 때 심장도 열량을 혈액을 따라 전달하여 보냅니다. 그래서 우리는 '뜨거운 피가 끓어오른다[熱血沸騰]'라는 말이 있습니다. 심장의 능력은 마땅히 열량을 인체의 각 부분으로 전달할 수 있어야 합니다. 사람의 발가락은 심장으로부터 가장 멉니다. 만약 당신의 발이 서늘하다면 이는 심장으로부터 발까지 부분에 문제가 있고, 심장의 힘이 부족할 가능성이 있으며, 운송 경로에 문제가 있어 제대로 통하지 않는다는 것을 설명해줍니다. 요컨대 발은 아무런 까닭 없이 차가운 것이 아닙니다.

그러므로 당신이 좀 관찰해보면 전립선 문제를 앓고 있는 남자나, 자궁 문제를 가지고 있는 부녀자나, 월경통이 있는 여자 아이 등은 모두 발이 차갑습니다. 이때에 당신의 양의사는 아마 무슨 의료기로도 어떠한 문제를 검사해내지 못할 것입니다. 그러나 좋은 중의사는 미연에 병을 방지하고자 이미 착수했을 것입니다. 중의학에는 지고무상한 하나의 치료 준칙이 있습니다. 그것은 바로 '상공치미병(上工治未病)'입니다. 다시 말해 병이 아직 발생하기 한참 전에 기미가 있을 때[부부朝] 중의사는 질병을 집어서 바구니 안에 가두어놓거나, 그것이 더 이상 악화되지 않도록 방지하는 것입니다. 이 준칙은 중의학 치료의 각 단계 마다에 응용합니다.

　발바닥이 서늘한 사람은 항상 머리가 손바닥보다 뜨겁습니다. 왜 그럴까요? 발바닥이 서늘하면 부단히 심장에게 신호를 보내 '나는 에너지가 필요합니다.' 라고 말하는 것입니다. 우리 사람의 인체는 우리가 상상하는 것 보다 훨씬 많이 많이 지혜롭습니다. 심장은 더욱 노력해서 일을 함으로써 더 많은 열량을 발생시킵니다. 그러나 이 열이 발로 내려가는 길이 제대로 통하지 않으면 위쪽으로 갈 수 밖에 없습니다. 그래서 보면 혈압이 높은 일부 사람들은 발이 서늘한 것입니다. 양의사가 혈압을 내리는 방법은 지엽을 치료하는 것이지 근본을 치료하는 것이 아니지 않을까요? 심장으로 하여금 정상적으로 일을 하지 못하도록 강제하는 것은 심장의 기능을 손상시키는 것이 아닐까요? 혈압 병자에게 권합니다, 외발로 서기[金鷄獨立] 운동 방법을 이용하십시오. 즉, 심장의 피가 아래로 흘러가도록 인도하는 것입니다.

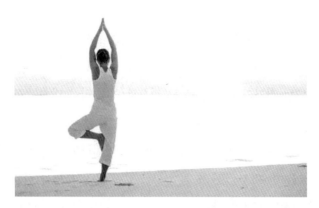

(두 팔을 신체의 옆에 꼭 붙이거나, 두 팔을 벌리거나 합장하거나

두 눈을 감은 채 또는 조금 뜬 채, 균형을 유지하면서 한 발로만 서 있는다. 인터넷에 많은 자료가 있으니 참고하기 바람/역주)

어떤 사람들은 손바닥과 발바닥이 유달리 후끈후끈한데 심장의 힘이 너무 강한 것 아닐까요? 아닙니다! 심장은 대단히 총명하니 당연히 이런 과분한 일을 하지 않을 것입니다. 이런 상황은 통상 혈액 속에 수분이 부족하여 초래된 혈액 과열 때문입니다. 물론 또 다른 원인들이 있습니다. 당신이 중의학에 대해 어느 정도 이해하고나면 점점 이해할 것입니다.

우리 각도를 바꾸어 봅시다. 만약 당신의 발바닥이 줄곧 모두 따뜻하다면 당신은 영원히 심장병 문제를 걱정하지 않아야 할까요? 중의학은 바로 이렇게 논리적 사유가 풍부합니다.

발이 뜨거운 사람의 입장에서 판단해보면 소변은 하루에 6~7번입니다. 물을 많이 마시면 당연히 횟수가 좀 더 많습니다. 만약 당신이 저녁에 잠자기 전에 많은 물을 마신다면 설사 당신이 열 몇 살이더라도 저녁에 역시 일어나 소변을 볼 것입니다. 만약 당신이 날마다 저녁에 서너 번 일어난다면 성가십니다. 그럼 제가 묻겠습니다. "발이 따뜻합니까 차갑습니까?" "따뜻합니다." "그럼 당신은 잠자기 전에 물을 얼마나 마십니까?" "매번 잠자기 전에 물을 큰 컵으로 여섯 잔을 마셔야 비로소 푹 잡니다." 이를 어떻게 할까요?

잠자기 전 두 시간 동안에는 물을 마시지 마십시오. 만약 당신의 입이 마르면 물을 좀 마셔 입술을 적십니다. 잠자기 전 소변을 다 배출하고 당신이 밤중에 일어나는지를 살펴보십시오. 이 기준으로 한번 잠들면 날이 샐 때까지 자는지를 판단해보십시오.

전립선에 문제가 있는 사람은 발이 차갑습니다. 남자가 발이 차갑고 전립선이 비대하고 만약 음실(陰實)이 속에 있다면 바로 전립선암입니다. 전립선암과 전립선 비대는 어떻게 구분할까요? 만약 전립선에 5~6센티 크기의 종양이 있다면, 심장은 뜨거운 것이라 양(陽)이 아래로 내려가야 하는데 저지하는 힘이 길을 가로 막고 있다면, 이것은 실증(實症)으로서 바로 24시간 내내 그곳에 있는 겁니다. 허증(虛症)은 그 속에 뭐가 없습니다. 양(陽)이 하초(下焦)로 가는데, 내려가지 못하면 발이 차가울 뿐만 아니라 어름처럼 차갑습니다. 내려가지 못하면 거꾸로 손으로 올라와 손의 피부가 대단히 건조하도록 야기합니다. 저녁에 반드시 손에 피부 윤택 고약을 발라야 비로소 잠을 잘 수 있습니다. 그렇지 않으면 피부가 건조하기 때문에 그는 잠을 잘 수가 없게 될 것입니다.

한번은 어느 병자가 병 진단을 받고자 저를 보러왔습니다. 그녀의 남편이 모시고 함께 왔는데, 저는 예의상 그와 악수를 했습니다. 저는 악수를 하자마자 말하기를 "당신이야말로 병 진단을 받으러 저를 찾아와야 합니다. 당신의 부인은 오실 필요가 없습니다."라고 했습니다. 그가 물었습니다. "왜 그렇습니까? 왜 내가 당신을 찾아와야 합니까?" "전립선암입니다." 저는 그의 손을 만지자마자 알았습니다. 중의학의 관점에서는 가고 머물고 앉고 눕고 하는 일상생활 동작이 모조리 자료입니다. 우리는 병자의 몸으로부터 대단히 풍부한 자원을 얻을 수 있으며 무슨 조직을 조금 떼 내어 검사할 필요가 없습니다.

예를 들어 우리 두 사람이 동시에 한 여인을 좋아한다면 당신과 나는 연애 경쟁자가 됩니다. 가령 그의 전립선이 비대하여졌다면 얼른 그더러 양의사의 검사와 조직 검사를 받게 합니다. 그런 다음 그는 성기능이 사라져버렸습니다. 가까스로 암세포를 하나 도려내고 게다가 당신은 여러 종류의 비타민을 좀 사서 그에게 먹으라고 주었습니다. 비타민을 먹은 지 두 시간 이후 오줌이 노란색이었습니다. 이것은 이 영양이 신체 안에 누적된 뒤 신체에 의해 배출되었다는 것을 나타냅니다. 신체가 수용하지 못한 것입니다. 그러므로 당신이 비타민을 먹으면 첫째, 당신의 소변은 비교적 좀 비싼 것으로 변하게 되며, 둘째 암세포에게 밥을 먹인 것이 됩니다. 당신의 신체 안에 상처가 있는데 당신은 또 여러 가지 비타민을 먹어주니 암세포는 아주 상쾌합니다. 게다가 물도 있고 음식물도 있으니 몸 안에서 줄곧 자라고 있습니다. 한 여자 친구를 두고 나와 서로 다투기 위해 연애 경쟁자는 나에 의해 살해당했습니다. 이것은 내가 해친 것이 아니라 양의사가 해친 것입니다. 그러므로 지식이 충분할 때 은연중에 사람을 죽입니다.

여섯째 : 남성이나 여성에게 모두 있는 이른 아침 양 (陽)의 반응

여인은 아침에 일어날 때 유방이 민감하고 남성은 음경이 발기할 것인데, 이를 신발반응(晨勃反應)이라고도 합니다. 일반적으로 남자는 열 몇 살이나 스무 살에 이르면 모두 정상적인 반응이 있다가 5,6십 세에 이르면 없어집니다. 신발반응은 당신의 체내의 양기가 충족하다고 표시하고 있습니다.

일곱째 : 건강한 손톱반달

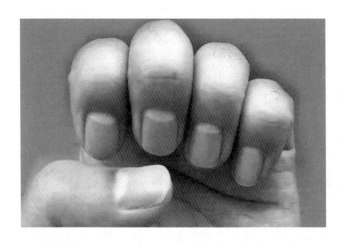

　건강한 손톱반달이라면 응당 두 손의 열 손가락 손톱의 뿌리 부분이 여덟 개의 반달, 속칭 작은 태양이 있어야 합니다. 엄지손가락부터 무명지까지 반달이 큰 것으로부터 작은 것까지 배열하여 있고 새끼손가락에는 없어도 됩니다. 손톱반달 크기는 그 뿌리로부터 가장자리까지 재어보면 2미리 쯤(엄지손가락은 2~3미리, 그 나머지는 차례로 2미리 쯤 까지 줄어들어듭니다) 손톱반달 가장자리는 가지런하고 분명하며 가운데 부분이 가득하게 불룩해야 합니다. 이런 손톱반달이 몸이 건강한 사람에게 흔히 보이는데, 이는 기혈이 충분하고 조화로워서[充和] 오장육부 음양이 상대적으로 균형을 이루고 있다는 것을 설명해줍니다. 정상적인 손톱반달과 서로 비교할 때 늘어나 커졌거나, 줄어들어 작아졌거나, 손톱반달의 손가락 숫자가 늘어나 많아졌거나 감소하거나, 혹은 열손가락 전부 있거나 전부 없거나 한다면, 모두 비정상적인 손톱반달이라고 합니다.

　만약 반달이 작고, 심지어 엄지손가락에만 있고 나머지 네 손가락에는 모두 없다거나, 혹은 비교적 작다면 한형(寒形) 손톱반달에 속합니다. 이것은 신체가 양허(陽虛) 상태에 처해있다는 것을 표시합니다. 양기가 허쇠(虛衰)하여 음한(陰寒)이 안으로 왕성함은 양기가 사지 말단까지 통해 도달할 수 없다는 표현입니다. 이런 병자의 장부 기능은 저하되고, 이로 인해 한사(寒邪)가 침입하거나 자생합니다. 한기(寒氣)는 기혈의 운행을 완만하게 하고 종양, 종양 덩어리나 낭종(囊腫)이나 근종(筋腫) 등이 많이 생깁니다. 어떤 사람이 종양 병에 걸렸던 사람들, 주로 악성종양 환자에 대한 임상 조사를 통해서, 한형 손톱반달이 80%를 차지함을 발견했습니다. 이는 악성종양 환자 중 체질이 허한(虛寒)한 사람이 대부분이란 것을 설명합니다. 물론 체질이 허한한 사람이라고 꼭 모두 병을 얻는 것은 아니며 체질이 강성(强盛)한 사람도 꼭 영원히 병에 걸리지 않는 것은 아닙니다. 첫째는 사기(邪氣)의 성질에 달려있고, 둘째는 정기(正氣, 즉 체내에서 산생하는, 이런 사기에 대항하는) 힘의 크기에 달려 있습니다.

그러나 분명히 알아야 할 것은 허한한 체질인 사람은 종양에 걸릴 기회가 다른 유형의 체질인 사람보다 훨씬 클 수 있다는 점입니다. 이 점을 이해하고 나면 허한한 체질인 사람은 약을 복용하거나 자신의 단련을 통해서 체질을 개선하면 악성 종양의 발병 기회를 감소시킬 수 있으며, 설사 병이 발생하더라도 증상을 가볍게 할 수 있습니다. 이것은 병 발생 전에 먼저 예방하거나 병이 있더라도 조기에 치료하는 데 모두 의미가 있습니다. 저는 대량의 임상 중에서 발견하기를 오늘날 사람들은 한성 손톱반달이 대다수를 차지하고 있어서 거의 70~80%나 됩니다. 이것도 제가 치료 중에서 양기의 중요성을 중시하며 신체 내의 양기를 공고히 하는 데 도움을 줄 것[扶陽]을 강조하는 근거의 하나입니다.

만약 반달이 크게 변하거나 혹은 손톱반달의 손가락 숫자가 늘어나 많아진다면 둘 다 열형 손톱반달에 속합니다. 열형 손톱반달은 체내에 양기가 왕성하고 장부 기능이 강장(强壯)하다는 표현입니다. 정상적인 사람은 손톱반달이 클수록 신체의 기본 바탕이 그만큼 좋다는 것을 설명합니다. (또 신체의 기타 상황과 서로 참고해야 합니다) 질병 상황 아래에서 양기가 한쪽으로 왕성하고 음액이 상대적으로 부족한 것이 실증입니다. 혹은 병이 오래되어 양이 왕성하여 음허에 이른 것은 허실이 섞여 있음에 속한다는 것을 증명하며 한형 손톱반달에 비해서 치료가 쉽게 효과를 봅니다.

여덟째 : 잇몸 부위를 살펴보는 것이다

잇몸 부위를 살펴보면서 치근을 잇몸이 잘 싸고 있는지, 잇몸의 색깔이 붉고 윤기가 있는지를 관찰합니다. 큰 병일수록 양허일수록 치근 부위가 비교적이 많이 드러나 있고 잇몸의 색깔이 회색입니다. 건강한 어린이를 보면 잇몸이 붉고 윤기가 있으며 치근을 꼭 싸고 있습니다. 병자는 자기가 관찰할 수 있는데, 질병이 가벼워지거나 다 나았을 때는 잇몸 부위가 좀 호전되어있습니다. 만약 잇몸 부분 치근이 지나치게 드러나 있다면 신기(腎氣)가 틀림없이 부족하다는 것은 말할 필요가 없습니다.

아홉째 : 당신의 갈증

　이것은 당신의 체내가 차가운지 아니면 뜨거운지, 따뜻한 물을 마시는데 속은 차갑고, 얼음물을 마시는데 속은 뜨겁다는 것을 증명하는 데 도움이 됩니다. 우리가 예전에 어떤 할머니를 만났는데, 그녀는 중국 동북지방에서 미국 서해안으로 이민 온 분이었습니다. 저는 동해안에 있었기에 그녀가 차를 몰고 저를 보러왔습니다. 그녀는 유방암이었고 그녀의 언니가 모시고 왔었습니다. 대륙 하얼빈의 양의사가 그녀에게 질라내자고 했지만 그녀의 언니가 말하기를, "잘라내지 말고 우리 플로리다 주로 돌아가서 예(倪) 의사를 보자. 너는 암이 아니다."라고 했습니다. 동생은 언니가 하자는 대로 말을 잘 따랐습니다. 저는 그녀에게 물었습니다, "당신의 젖꼭지는 튀어나와 있습니까 들어가 있습니까?" "하나는 들어가 있고 하나는 튀어나와 있습니다." 양(陽)이 부족할 때 젖꼭지가 들어갑니다. 튀어나와 있으면 문제가 없고 들어가 있으면 문제가 있습니다. 제가 그녀에게 물었습니다. "뜨겁습니까 뜨겁지 않습니까?" "대단히 뜨겁습니다." 저는 마음속으로 유방암이란 것을 알았지만 그녀에게 "축하합니다. 당신은 유방암에 걸렸습니다."라고 절대로 말하지 않을 것입니다.

　우리 중의사는 병자에게 말할 때 병자에게 안전감(安全感)을 갖도록 저는 말합니다. "당신은 걱정하지 마세요, 유방암이 아닙니다. 그러나 당신이 가서 잘라낼 때는 바로 유방암입니다. 당신은 유방암이라고 진단이 나왔으니까요." 제가 물었습니다. "식욕이 좋아요 안 좋아요?" "아주 좋습니다. 뭐든지 다 먹습니다." 수술을 마치고 치료가 끝나면 아무것도 먹고 싶지 않게 됩니다. 원래는 식욕이 좋았던 사람이 모두 좋지 않게 변해버립니다. "갈증이 납니까 안 납니까?" 그녀는 저에게 말했습니다. "몹시 갈증이 납니다. 그럴 뿐 아니라 어름 물을 마시고 싶으며, 얼음 조각을 넣으면 넣을수록 좋습니다. 심지어는 얼음 조각을 입안에 넣고 씹고 싶어요." 이말 한 마디만으로 저가 낸 처방은 석고(石膏)였습니다. 중국 대륙의 석고는 한 양(兩)을 넘게 써서는 안 됩니다. 석고가 너무 서늘하기 때문입니다. 저는 그녀가 몸이 튼튼하기 때문에 한 번에 여섯 양을 써서 백호탕 한 제를 처방했습니다. 석고는 아주 값싼 약입니다 이 첩의 약을 우리는 15~20원쯤에 팔았고, 1주일 복용하고, 금요일 오셨으니 그 다음 주 금요일에 오셨을 때 저에게 말했습니다. "복용해 가는데 수요일에 가슴 부위 속이 원래는 쇳덩이 같았는데 20분 내에 순간적으로 솜처럼 부드럽게 변했습니다." 제가 그녀를 잘 치료해준 것은 바로 그녀가 저에게 갈증 현상을 말해주었기 때문입니다.

우리는 유방암에 공통적으로 쓰는 한 제의 처방약은 없습니다. 우리는 당신 신체의 증상에 따라 결정하여 처방을 냅니다. 어떤 사람은 말하기를 우리가 열을 물러나게 하는 데는 반드시 물소 뿔을 써야한다고 하는데, 최후에는 한 마리의 물소도 당신에게 목숨을 날려버린 것입니다. 물소가 몹시 가련합니다! 우리는 지금까지 물소 뿔을 쓸 줄 몰랐으며 우리는 석고로 열을 물리치면 효과가 대단했습니다. 물소는 타고난 화재구조대원입니다. 야외 삼림에서 불이나면 물소는 가서 불을 끌 것입니다. 물소 가죽은 두꺼워 불에 타는 것을 두려워하지 않고 달려가 불을 짓밟아 끕니다. 게다가 씩씩거리면서 화를 낼 겁니다. 누가 지른 불입니까? 이렇게 좋은 동물인데도 당신은 죽여버려요? 우리 북파의 약은 값도 싸면서 좋고 동물도 보호합니다.

건강한 사람이라면 당신은 조금 갈증 난다고 응당 약간은 느껴야 하며 날마다 물을 마시고 싶은 욕망이 좀 있어야 합니다. 당신이 마시고 싶은 물의 온도는 실내온도 정도가 비교적 후련합니다.

그렇지 않다면 어떨까요? 물을 마시고 싶어 하는 것은 우리들 신체가 결정합니다. 어떤 사람은 말하기를, "우리가 알 듯이 물을 많이 마시는 게 좋다. 우리는 날마다 자신이 석 잔의 물을 마시도록 강박하는데, 맞습니까 맞지 않습니까?" 당연히 맞지 않습니다!

하루 종일 물을 마시고 싶은 욕망이 없는 사람이 많습니다. 우리들의 위와 폐는 물을 마시고 싶은지 않은지를 결정합니다. 인체가 활동할 때 위와 폐의 진액이 소모가 되니 외부에서 지원하여 수분을 좀 보충해야 합니다. 물이 마시고 싶지 않은 사람은 위와 폐의 습(濕)이 너무 많다는 것을 설명합니다. 체내에 습이 너무 많이 있으면 허다한 문제를 초래하기 쉽습니다. 그러므로 중의사는 당신에게 곧 조금 갈증이 있도록 치료해야만 됩니다. 당신이 자신에게 물을 마시도록 강박할 때 당신은 실제로는 체내의 수액 순환 부담을 가중시켜서 습이 더 커지게 하니 좋은 점이 없습니다.

어떤 사람은 물을 마실 때 뜨거운 물을 마시고자 합니다. 좀 차가운 물을 마시면 위장이 편하지 않게 되고 심지어는 설사까지 할 수 있습니다. 이것은 중의사 입장에서 보면 극히 중요한 단서로서, 이 사람의 위 부위는 너무 차갑다는 것을 설명합니다. 위 부위는 응당 대단히 따뜻해야 하는 기관입니다. 그러므로 먹은 음식을 분해하고 소화시킬 수 있습니다. 서늘할 때는 위의 연동이 느려지며, 음식물이 아직 소화가 안 되고 아래로 내려가거나 혹은 위의 바닥 부위에 가라앉습니다. 그러므로 중의사는 곧바로 당신의 위를 따뜻하도록 조치를 하여 속의 불필요한 습을 제거해버리면 당신은 그렇게 뜨거운 물을 마실 필요가 없음을 곧 느끼게 됩니다. 보세요, 중의사가 대단하지 않습니까?

또 극단적인 사람은 하루에 물을 충분히 마시지 않으며 마신 뒤에는 곧바로 화장실에 가서 소변으로 배출해버립니다. 양의사는 이런 현상을 당뇨병이라고 부르고 중의에서는 소갈(消渴) 중에서 상소(上消)라고 합니다. 이 사람은 일반적으로 땀을 많이 흘리며, 마시고 싶어 하는 물은 일반적으로 서늘하거나 얼음처럼 차가운 물입니다. 이것은 방금 말했던 상황과는 반대입니다. 그의 위와 폐는 너무 뜨거워서 위의 연동이 너무 빠른 것입니다. 중의에서는 이것은 경락이 너무 뜨거운 것으로 보고 경락의 열을 내리게 하는 한편 진액을 보충합니다. 한 가지 유명한 처방이 백호탕인데 그 효과가 대단히 빠릅니다. 그러므로 갈증 하나만으로도 중의는 많은 단서를 알아낼 수 있습니다. 오늘 당신은 갈증이 났었습니까?

열째 : 당신이 흘리는 땀

건강한 사람이라면 당신이 운동하고 있을 때나, 매운 것을 먹고 있을 때, 따뜻한 차를 마시고 있을 때는 당연히 땀이 좀 날 것입니다. 이것은 정상입니다. 다시 말해 땀을 흘려야 할 때는 땀을 흘리고 흘려서는 안 될 때는 땀이 없습니다.

그렇지 않다면 어떨까요? 땀을 흘리는 문제는 문제가 적지 않습니다.

어떤 사람은 일 년 내내 땀을 흘리지 않습니다. 여름에 그렇게 더워도 그는 땀을 흘리지 않습니다. 만약 당신이 북방에서 출생하였고 또 북방에서 줄곧 생활하고 있다면, 아마 당신의 피부는 땀구멍이 닫혀있음에 이미 습관이 되었을지도 모릅니다. 남방의 여름에 이르렀다면 당신은 땀을 흘리지 않지만 소변이 많습니다. 이것도 정상입니다. 그러나 그런 사람은 소변도 많지 않으니, 어쨌든 땀을 흘리지 않는 것입니다. 우리는 이런 사람을 심장이 원활하지 않는 것으로 봅니다. 왜냐하면 중의학에서는 땀은 심장이 통제하는 것으로 보기 때문입니다.

또 다른 사람은 자리에 앉아있으면서 움직이지 않은데도 땀을 흘리는데, 더워서가 아닙니다. 그가 흘리는 이 땀은 후련하지 않습니다. 중의학에서는 이를 허한(虛汗)이라고 합니다. 이런 땀을 많이 흘리면 병자는 심장 박동[心悸]이 점점 증가하게[亢進] 되고 심지어는 졸도할 것입니다. 이것은 무슨 원인일까요? 보세요, 우리들의 피부는 잘 말라있으면서 조금의 윤택이 있지만 그 아래 근육 속의 습기는 모두 잘 덮여있습니다. 그 이유가 무엇일까요? 우리의 인체에는 하나의 표피 수위대가 있어서, 액체가 피부 아래로 유동하고, 오직 운동할 때만 땀을 피부 밖으로 흐르도록 보증하기 때문입니다. 그러므로 허한을 흘리는 사람은 이 표피 수위대에 문제가 있는 것이 아닐까요? 맞습니다! 그들은 지쳐있기 때문에 일을 하려고 노력하지만 힘이 부족합니다. 그러므로 중의사는 이 수위대의 힘을 강하게 할 방법을 즉시 생각할 것입니다.

또 일부 사람들은 밤에 잠을 자면서도 땀을 흘리는데, 역시 더워서가 아닙니다! 아침에 깨면 몸이 온통 땀인 것을 발견하며 자신 편안하지 않음을 느낍니다. 중의학에서는 이를 생동감 있게 도한(盜汗)이라고 합니다. 마치 좀도둑이 당신이 잠을 잘 때를 틈타서 당신의 땀을 훔치는 것 같습니다. 도둑질 당하는 것도 주인이 물건을 잘 간직하지 않았기 때문입니다. 그래서 중의학의 방법은 바로 물건들을 잠복시키고자 하는 것입니다.

사람이 곧 세상을 떠나려고 할 때도 땀을 흘릴 수 있습니다. 그러나 그런 땀은 모두 끈적끈적할 뿐만 아니라 냄새가 있습니다. 이런 상황을 본다면 우리는 그의 생명을 위해 기도해야 합니다.

우리 정상적인 사람은 운동을 하면 반드시 땀이 있으며 땀은 균일하게 흘러나옵니다. "선생님, 저는 운동해도 땀이 나고 식사해도 땀이 나며 길을 걸어도 땀이 납니다. 그렇지만 모두 머리 꼭대기에서 나지, 몸에는 없습니다." 이것은 중간 흉격에 습담(濕痰)이 있어서 막고 있기 때문에 비교적 습하고 비교적 뜨겁기 때문입니다. 마치 많은 점액이나 많은 담(痰)이 안에 있어서 땀 물이 근육 속에 완전히 머물러 있을 방법이 없기 때문에 열을 만나자마자 위로 솟구치는 것과 같습니다, 그래서 머리의 땀이 많을 것입니다. 이것은 그래도 상관이 없습니다. 빨리 좋아질 수 있습니다. 제가 말하는 정상인이 흘리는 땀은, 당신이 평소 운동하면서 보면 옆 사람이 땀을 흘리는 것입니다. 그런데 당신은 땀을 흘리지 않는다면, 당신은 이미 문제가 있습니다. 땀을 다 흘리고 나서 수분을 보충하면 기분이 좋습니다. 어떤 사람들은 땀을 다 흘리고 나서 누워있는 채 움직일 수 없습니다.

암환자의 도한은 한 번이 아니라, 낮이나 밤이나 모두 도한 상태에 있습니다. 정상적인 사람은 운동을 해야 땀이 있고 운동하지 않으면 땀이 없습니다. 운동하지 않으면 땀이 없는 것은 실(實)을 표시하며, 운동을 하면 땀이 있는 것은 허(虛)를 표시합니다. 허허실실(虛虛實實) 실실허허(實實虛虛), 이것이 정상입니다. 만약 실하기만 하고 허하지 않거나, 허하기만 하고 실하지 않으며, 운동하지 않아도 땀을 흘리고 앉아있어도 땀을 흘리는, 허하기만 하고 실하지 않은 이런 것은 병태입니다. 땀이 있고 없는 상태로부터 우리는 우리의 신체 상태가 어떠한지를 분명히 알 수 있습니다. 당신이 신체의 정확한 정보를 알고 난 뒤에는 당신은 자신의 주인 노릇을 할 수 있으며 많은 돈을 절약할 수 있습니다. 내가 가서 보려는 중의사가 좋은지 좋지 않은지 그가 누구이든 상관이 없습니다. 설사 짝퉁제품일지라도 상관이 없습니다. 만약 있었던 도한이 없어졌다면, 있었던 발의 차가움이 따뜻해졌다면, 원래 잠을 못 이루었는데 이제는 잠을 잘 수 있게 되었다면, 약을 맞게 먹었다는 것을 말해줍니다. 만약 의사를 바꾸고 처방을 바꾸고 약 복용이 맞지 않았다면 당신은 말하기를, "미안합니다. 저는 밖에 가서 약을 짓겠습니다. 저는 원래의 처방을 먹겠습니다."고 말할 수 있다면 당신은 자신을 보호할 것입니다. 우리는 쓸 수 있는 돈이 있고 없고를 말하는 것이 아닙니다. 제가 말하는 것은 병 치료에 억울한 돈을 쓰지 말라는 것입니다.

12경맥의 분류와 순환

12경중 음경맥(陰經脈) 분류

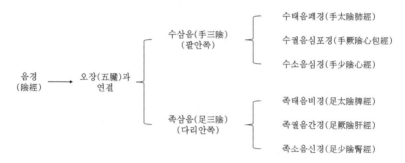

음경
(陰經) → 오장(五臟)과 연결

수삼음(手三陰)
(팔안쪽)
- 수태음폐경(手太陰肺經)
- 수궐음심포경(手厥陰心包經)
- 수소음심경(手少陰心經)

족삼음(足三陰)
(다리안쪽)
- 족태음비경(足太陰脾經)
- 족궐음간경(足厥陰肝經)
- 족소음신경(足少陰腎經)

12경중 양경맥(陽經脈) 분류

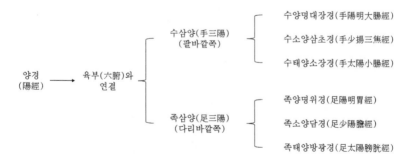

양경
(陽經) → 육부(六腑)와 연결

수삼양(手三陽)
(팔바깥쪽)
- 수양명대장경(手陽明大腸經)
- 수소양삼초경(手少揚三焦經)
- 수태양소장경(手太陽小腸經)

족삼양(足三陽)
(다리바깥쪽)
- 족양명위경(足陽明胃經)
- 족소양담경(足少陽膽經)
- 족태양방광경(足太陽膀胱經)

12경맥의 유주(流注)와 교접(交接) 규칙

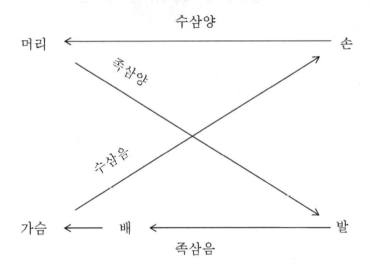

12경맥 유주 순서

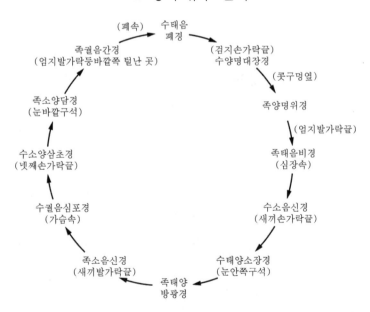

12경맥 순행도

1. 수태음폐경(手太陰肺經)

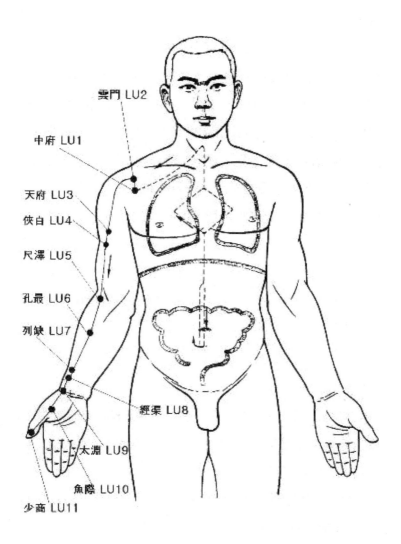

雲門 LU2
中府 LU1
天府 LU3
俠白 LU4
尺澤 LU5
孔最 LU6
列缺 LU7
經渠 LU8
太淵 LU9
魚際 LU10
少商 LU11

개요

수태음폐경은 열 두 정경 중 하나로, 열 두 정경 중 첫 경락이다. 수양명대장경과는 표리관계이고, 주로 호흡기계의 질환을 치료한다.

유주 (시간 오전 3시~5시)

이 경맥은 중초에서 시작하여 대장에 내려가 닿은 후, 다시 돌아와 위장(胃臟)의 분문(賁門)을 따라서 돌아 횡격막(橫膈膜)으로 올라가서 폐장(肺臟)에 들어간다. 폐계(肺系; 기관지, 인후 등을 포함하는 폐의 부속기관)로부터 겨드랑이로 가로질러 나와 위팔 안쪽을 따라 내려가 수궐음심포경(手厥陰心包經)의 앞쪽을 지나며 팔꿈치 속(尺澤穴에 해당함)으로 내려가고 계속하여 팔뚝 굽히는 쪽 요골의 아래 모서리를 따라 내려가며 촌구부(寸口部; 요골동맥이 박동하는 곳)에 들어간다. 이곳에서 어제(魚際)로 들어간 후 어제를 따라 엄지의 끝(少商穴에 해당함)으로 나온다. 갈라지는 가지는 손목 뒤에서부터 갈라져 나와 둘째 손가락의 안쪽 모서리로 곧바로 나온 후 그 끝에 이른다. 본경의 맥기(脈氣)가 이곳에서 수양명대장경과 이어진다.

병변

이 경맥에 발생하는 질병은 주로 흉부만민(胸部滿悶; 가슴이 차 오르면서 답답한 것), 해수(咳嗽), 기천(氣喘; 숨이 가쁜 것), 쇄골위 오목 부위의 통증, 심흉번만(心胸煩滿; 속이 안달복달하는 것), 소변빈삭(小便頻數), 어깨, 등, 팔 앞쪽 바깥의 궐랭(厥冷; 사지가 싸늘해지는 것) 및 마목산통(麻木酸痛; 저리고 시큰하고 아픈 것) 등이다.

2. 수양명대장경(手陽明大腸經)

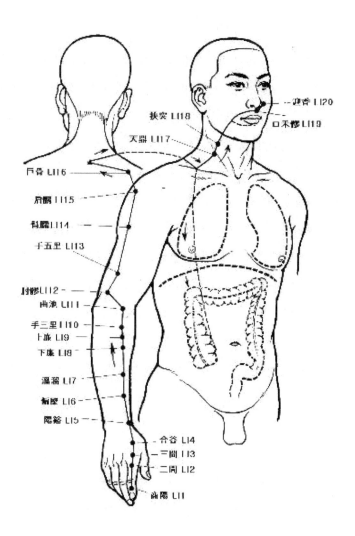

扶突 LI18
天鼎 LI17
迎香 LI20
口禾髎 LI19
巨骨 LI16
肩髃 LI15
臂臑 LI14
手五里 LI13
肘髎 LI12
曲池 LI11
手三里 LI10
上廉 LI9
下廉 LI8
溫溜 LI7
偏歷 LI6
陽谿 LI5
合谷 LI4
三間 LI3
二間 LI2
商陽 LI1

개요

수양명대장경은 열 두 경맥 중 하나로, 열 두 경맥 중 두 번째이다.

수태음폐경과는 표리관계이고, 주로 대장부위의 질환을 치료한다.

유주 (오전 5시~7시)

본 경맥은 집게손가락의 끝(商陽穴에 해당함)에서 시작하여 집게손가락의 위쪽 모서리를 따라 첫째와 둘째 손바닥뼈 사이에 있는 합곡혈(合谷穴)로 나와서 두 힘줄(긴엄지펴는근과 짧은엄지펴는근) 사이(陽溪穴에 해당함)로 올라가 그 안으로 들어간다. 그런 다음 팔뚝의 윗모서리를 따라서 팔꿈치의 바깥 가장자리(曲池穴에 해당함)에 들어가고, 계속하여 위팔 바깥쪽 앞모서리로 올라간 다음 어깨(肩髃穴에 해당함)로 올라가 우골(髃骨)의 앞모서리로 나와 주골(柱骨)과 어깨뼈가 만나는 곳으로 올라갔다가 나와 독맥(督脈)과 만나고 결분으로 내려가서 몸 속으로 들어가 폐에 닿고 횡격막으로 내려가서 대장에 들어간다. 그 중에 갈라진 가지는 결분에서부터 목으로 올라가고 뺨을 뚫고 들어가 아래 잇몸으로 들어가고 여기에서 다시 입술 양쪽을 끼고 돌아 나와 인중혈(人中穴) 부위에서 좌우의 경맥이 서로 교차하여 콧구멍으로 올라가 그 양쪽 옆[足陽明胃經]과 이어진다.

병변

이 경맥에 병변이 발생하면 주로 치통, 경종(頸腫), 목황(目黃; 눈이 누레지는 것), 구건(口乾), 구뉵(鼽衄), 후비(喉痺; 목구멍이 붓고 아픈 것), 견비동통(肩臂疼痛), 식지불용(食指不用; 집게손가락을 못 쓰는 것)과 이경맥이 지나가는 부위가 후끈거리고 부어 팽팽하거나 혹은 한(寒)으로 인해 떨리는 것이 멈추지 않는 등의 증상이 나타난다.

3. 족양명위경(足陽明胃經)

개요

족양명위경은 열 두 경맥 중 하나로, 열 두 경맥 중 세 번째이다. 족태음비경과는 표리관계이고, 주로 위장질환을 치료한다.

유주 (오전 7시~9시)

이 경맥은 콧마루의 가운데에서 시작하여, 곁으로 족태양방광경에 들어갔다가, 코의 바깥쪽(承泣穴, 四白穴, 巨髎穴)을 따라 내려가, 윗니[上齒] 속으로 들어간다. 되돌아 나와 입의 양쪽을 끼고 입술 둘레를 휘돌아 감아, 승장혈로 내려가 임맥(任脈)과 교차한 후 되돌아 나와 하악골의 모서리를 따라 흐르다가 대영혈(大迎穴) 부위에서 곁으로 흘러나온다. 하악각[頰車]을 따라, 귀 앞으로 올라간 후 족소양담경(足少陽膽經)의 객주인혈을 지나, 머리털의 가장자리를 따라, 액로(額顱; 前髮際와 이마가 만나는 부분)에 이른다. 그 중 한 가지는 대영혈에서 앞으로 인영혈로 내려가고, 목구멍을 따라 결분으로 들어간 후, 횡격막으로 내려가, 위(胃)에 들어가고, 비장(脾臟)에 닿는다. 그 중 똑바로 흐르는 주 가지는 결분으로부터 유방의 안쪽 모서리로 내려간 후, 계속 배꼽의 양쪽을 끼고 내려가 기가(氣街)로 들어간다. 그 중의 한 가지는 위의 아래 입구인 유문(幽門) 부위에서 시작하여 뱃속을 따라 흘러내려가 기가 중에 내려가 밖으로 흐르는 주 가지와 만나서 합친 후 흘러, 다리 앞쪽의 비관혈로 내려간다. 복토혈(伏兎穴)에서 부딪쳐 돌아 나와 무릎 한가운데로 내려간 후, 계속하여 경골의 바깥 모서리를 따라 내려가, 발등으로 내려가,

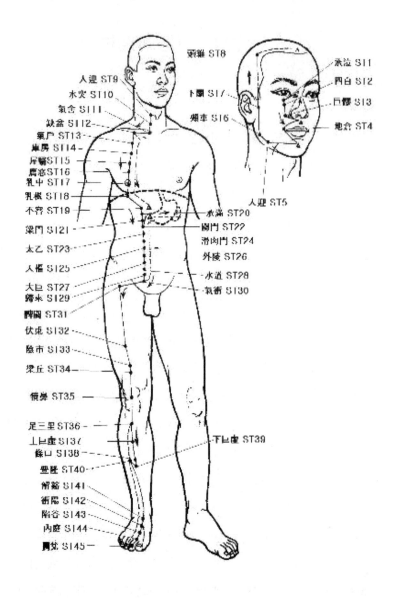

중지(中趾)의 안쪽(厲兌穴)으로 들어간다. 다른 한 가지는 무릎 아래 3치(足三里)인 곳에서 갈라져 나와, 내려가서 중지의 바깥쪽으로 들어간다. 그 중에 한 가지는 발등(衝陽穴) 부위에서 갈라져 족대지(足大趾)로 들어가 그 끝(隱白穴)으로 나온다.

병변

이 경맥에 병변이 일어나면 주로 오슬오슬 춥고, 얼굴색이 검어지며, 전광(癲狂), 복창(腹脹), 비색(鼻塞), 육혈(衄血), 구와경종(口喎頸腫), 후통(喉痛), 경부종통(頸部腫痛) 및 가슴, 유방, 다리, 경골의 바깥쪽 발등 부위 등 이 경맥이 지나가는 곳을 따라 모두 아프며, 음식을 먹고 소화가 잘 안 되거나, 혹은 음식물이 지나치게 잘 소화되어 금방 허기가 지는 등의 증상이 나타난다.

4. 족태음비경(足太陰脾經)

개요

족태음비경은 열 두 경맥 중 하나로, 열 두 경맥 중 네 번째이다. 족양명위경과는 표리관계이고, 주로 위장질환을 치료한다.

유주 (오전 9시~11시)

이 경맥은 족대지(足大趾)의 끝(隱白穴)에서부터 시작하여, 대지(大趾)의 안쪽 흰 살과 붉은 살이 만나는 곳을 따라 핵골(核骨; 첫째발바닥발가락사이관절)의 뒤쪽을 지나 안쪽 복사뼈의 앞쪽(商丘穴) 모서리로 올라간다. 장딴지의 안쪽으로 올라가 정강이뼈의 뒤를 따라 가서 삼음교혈(三陰交穴)이 있는 곳에서 족궐음경(足厥陰經), 족소음경(足少陰經) 두 경

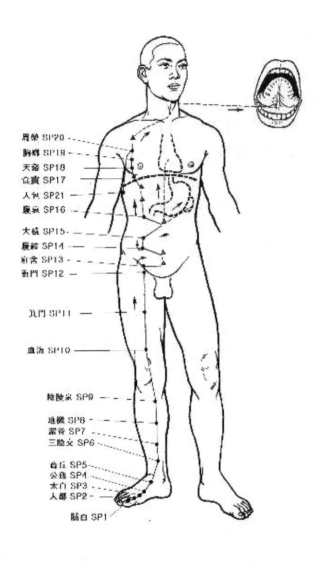

周榮 SP20
胸鄉 SP19
天谿 SP18
食竇 SP17
人迎 SP21
腹哀 SP16

大橫 SP15
腹結 SP14
府舍 SP13
衝門 SP12

箕門 SP11

血海 SP10

陰陵泉 SP9

地機 SP8
漏谷 SP7
三陰交 SP6

商丘 SP5
公孫 SP4
太白 SP3
人都 SP2

隱白 SP1

맥과 교차하여 만난 후, 족궐음경의 앞으로 나와, 사타구니의 안쪽 모서리를 따라 올라가 복강(腹腔)으로 진입한다. 비장(脾臟)에 들어가고, 위(胃)에 닿은 후, 다시 횡격막으로 올라가 식도를 끼고 혀뿌리에 연결되었다가 혀 아래로 흩어진다. 그 중에 갈라진 맥은 다시 위(胃) 부위에서 갈

라져 나와 횡격막으로 올라가, 심중(心中)으로 흘러든다. 맥기(脈氣)는 이
곳에서 수소음심경과 서로 이어진다.

병변

이 경맥에 병변이 발생하면 주로 혀뿌리가 뻣뻣해지면서 아픈 증상,
복창(腹脹), 애기(噯氣), 위통(胃痛), 구토(嘔吐), 심번(心煩), 설사(泄瀉), 황
달(黃疸), 궐랭(厥冷), 족대지불용(足大趾不用) 등과 몸이 무거운 증상, 동
작이 민첩하지 못한 증상, 눕지 못하는 증상, 무릎 다리의 안쪽이 붓는
증상 등이 나타난다.

5. 수소음심경(手少陰心經))

개요

수소음심경은 열 두 경맥 중 하나로, 열 두 경맥 중 다섯 번째이다.
수태양소장경과는 표리관계이고, 주로 순환계 및 신경정신계 질환을 치
료한다.

유주 (오전 11시~오후 1시)

본 경맥은 가슴속에서 시작하여 이곳을 나와 심계(心系; 심장 주위의
혈관 등 조직)로 들어가고, 횡격막으로 내려가서 소장에 닿는다. 그 중
한 가지는 심계에서부터 식도를 끼고 올라가 목계(目系; 안구와 뇌가 서
로 연결되어 있는 조직)에 매인다. 곧바로 이어지는 주 가지는 다시 심
계에서 폐로 되돌아 올라간 후 겨드랑이 아래(極泉穴에 해당함)로 내려

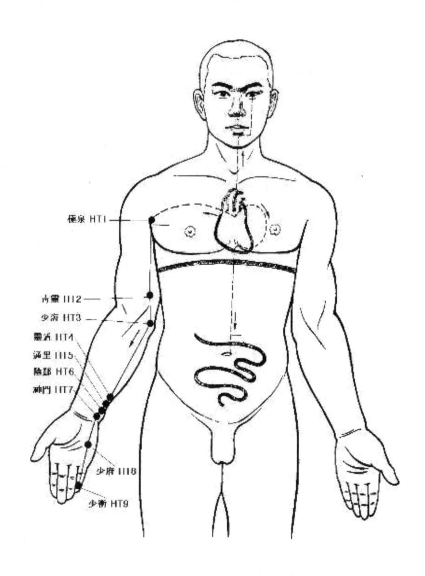

極泉 HT1

靑靈 HT2
少海 HT3

靈道 HT4
通里 HT5
陰郄 HT6
神門 HT7

少府 HT8

少衝 HT9

　가서 밖으로 나와 위팔 안쪽의 뒷모서리를 따라 내려가 수태음폐경과
수궐음심포경의 뒤로 흘러 팔꿈치 안쪽(少海穴에 해당함)으로 내려간 후
팔뚝 안쪽 뒷모서리를 따라 손바닥 뒤의 콩알골(pisiform)이 튀어나온
끝(神門穴에 해당함)에 이르고 손바닥의 바닥쪽 뒷모서리로 들어가 새끼

손가락의 안쪽을 따라 새끼손가락의 끝(少衝穴에 해당함)으로 나간다. 수소음심경(手少陰心經)의 맥기(脈氣)가 이곳에서 수태양소장경과 이어진다.

병변

이 경맥에 병변이 발생하면 주로 인건(咽乾), 심통(心痛), 구갈(口渴), 목황(目黃; 눈이 누레지는 것), 협통(脇痛)과 팔의 안쪽의 본 경맥이 지나가는 부위의 궐랭(厥冷; 사지가 싸늘해 지는 것), 동통(冬痛), 장중열통(掌中熱痛; 손바닥 가운데가 후끈거리는 것) 등이 나타난다.

6. 수태양소장경(手太陽小腸經)

개요

수태양소장경은 열 두 경맥 중 하나로, 열 두 경맥 중 여섯 번째이다. 수소음심경과는 표리관계이고, 주로 소장, 흉, 심, 인후, 발열질환을 치료한다.

유주 (오후 1시~3시)

이 경맥은 새끼손가락 끝(少澤穴에 해당함)에서 시작하여 손의 외측을 따라 손목으로 올라가서 척골의 경상돌기로 빠져 나온 후, 팔뚝 뒷면 아래 모서리를 따라 곧바로 올라가서 팔꿈치 안쪽의 척골팔꿈치머리(ulna

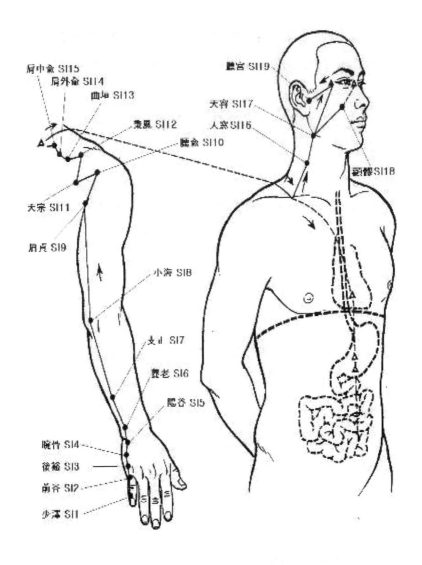

olecranon)와 상완골의 내측 상관절융기(medial epicondyle) 사이 (小海穴에 해당함)로 빠져 나와 위팔 바깥쪽 뒷모서리를 따라 위로 올라 간다. 다음에 어깨 마디로 나와 견갑골을 휘돌아 어깨 위에서 수소양삼 초경(手少陽三焦經), 족소양담경(足少陽膽經) 등과 교차한 다음, 결분으로

들어가서 심장에 닿고 식도를 따라 횡격막으로 내려가 위에서 부딪쳐 돌아 나와 소장으로 들어간다. 그 중에서 한 가지는 결분에서 갈라져 목 옆을 따라 볼로 올라가서 눈초리에 이르렀다가 다시 꺾어 귀 안쪽(聽宮穴에 해당함)으로 들어간다. 다른 한 가지는 볼에서 갈라져 나와 광대뼈로 올라간 후 코에 부딪쳐 꺾어져 내안각(內眼角)에 도달한 다음에 비스듬하게 관골부위(顴髎穴에 해당함)에 닿는다. 맥기(脈氣)가 여기에서부터 족태양방광경(足太陽膀胱經)과 이어지게 된다.

병변

이 경맥에 발생하는 질병은 주로 인통(咽痛), 하악종(下顎腫), 이롱(耳聾), 목황(目黃; 눈이 누레지는 것), 그리고 어깨와 위팔 뒷면의 척골쪽 본 경맥이 지나가는 부위의 증상 등이다.

7. 족태양방광경(足太陽膀胱經)

개요

족태양방광경은 열 두 경맥 중 하나로, 열 두 경맥 중 일곱 번째이다. 족소음신경과는 표리관계이고, 주로 비뇨생식기질환, 신경정신질환, 호흡/순환/소화기질환, 열성병을 치료한다.

유주 (오후 3시~5시)

이 경맥은 안쪽 눈구석(睛明穴)에서부터 시작하여, 이마(神庭穴) 부위

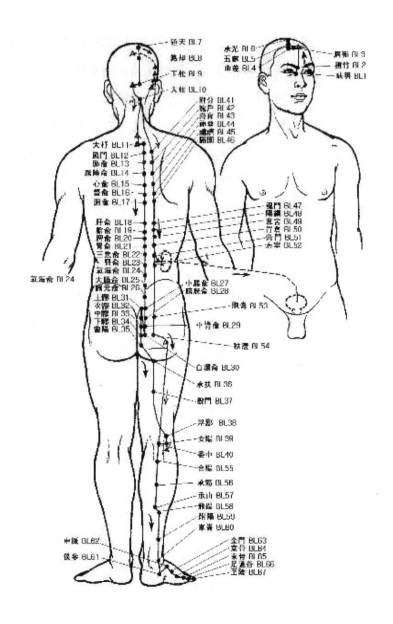

로 올라가 머리꼭대기에서 독맥(督脈; 百會穴)과 서로 만난다. 그 중
갈라진 가지는 머리꼭대기에서 귀의 위쪽 모서리에 이른다. 곧장 흐르는

주(主) 가지는 머리꼭대기에서 뇌에 들어가 닿고, 되돌아 나와 목 뒤로 갈라져 내려와, 어깨의 안쪽을 따라 척추의 양쪽을 끼고, 허리 중에서 부딪쳐 튕겨 나와서, 척추의 양쪽 근육을 따라 들어가, 신장(腎臟)에 닿고, 방광으로 들어간다. 그 중에 한 가지는 허리 가운데로부터 척추를 끼고 내려가 엉덩이를 뚫고, 오금의 가운데(委中穴)로 들어간다. 다른 한 가지는 견갑골(肩胛骨)의 안쪽 가장자리로부터 견갑골을 뚫고 갈라져 내려가 척추의 안쪽을 끼고 아래로 내려간 다음, 골반관절을 지나, 장딴지 바깥쪽을 따라 그곳의 뒷모서리로부터 오금 가운데로 내려가, 앞가지 경맥과 합쳐지고, 계속 아래로 흘러 장딴지의 안쪽을 뚫고 바깥 복사뼈의 뒤쪽으로 나와, 다섯째 중족골 거친면(tuberosity of fifth metatarsal, 京骨穴)을 따라, 족소지(足小趾)의 바깥쪽 끝(至陰穴)에 이른다. 이 경맥의 맥기(脈氣)는 이곳으로부터 족소음신경과 서로 이어진다.

병변

이 경맥에서 병변(病變)이 일어나면 주로 정두통(頂頭痛), 목통(目痛), 목황(目黃), 누출(淚出), 비뉵(鼻衄), 치질(痔疾), 학질(瘧疾), 전광(癲狂) 및 목, 등, 허리, 천골, 대퇴부 뒤쪽, 오금부, 장딴지근, 발등 부위의 통증, 족소지불용(足小趾不用) 등이 나타난다.

8. 족소음신경(足少陰腎經)

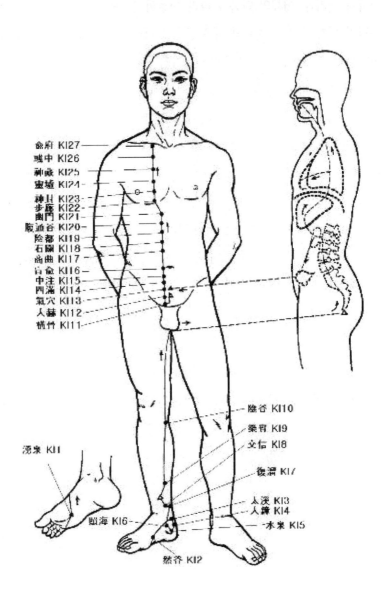

兪府 KI27
彧中 KI26
神藏 KI25
靈墟 KI24
神封 KI23
步廊 KI22
幽門 KI21
腹通谷 KI20
陰都 KI19
石關 KI18
商曲 KI17
肓兪 KI16
中注 KI15
四滿 KI14
氣穴 KI13
大赫 KI12
橫骨 KI11

陰谷 KI10
築賓 KI9
交信 KI8
復溜 KI7
太溪 KI3
大鍾 KI4
水泉 KI5

湧泉 KI1

照海 KI6

然谷 KI2

개요

족소음신경은 열 두 경맥 중 하나로, 열 두 경맥 중 여덟 번째이다. 족태양방광경과는 표리관계이고, 주로 비뇨생식기질환, 신경정신질환, 호흡/순환/소화기질환을 치료한다.

유주 (오후 5시~7시)

이 경맥은 족소지(足小趾)의 아래에서 시작하여 비스듬히 발바닥 중심(涌泉穴)으로 흘러, 연곡혈(然谷穴)의 아래쪽으로 흘러 나와, 안쪽 복사뼈 뒤쪽을 따라 흐르다가, 발뒤꿈치로 갈라져 들어가고, 장딴지근의 안쪽으로 올라가, 오금의 안쪽 모서리로 나온다. 사타구니 안쪽 뒤 모서리를 따라 위로 올라가, 척추를 뚫고 신장으로 들어가고, 방광에 닿는다. 그 중 곧장 흐르는 주가지는 신장으로부터 흘러 나와, 간장과 횡격막을 뚫고 올라가, 폐 부위로 들어가며, 기관(氣管)을 따라 혀뿌리의 양쪽에 이른다. 그 중 갈라지는 가지는 폐장(肺臟)으로부터 나와 심(心)에 닿고, 흉중(胸中)으로 흘러든다. 이 경맥의 맥기(脈氣)는 이곳에서 수궐음심포경(手厥陰心包經)과 서로 이어진다.

병변

이 경맥에 병변이 일어나면 주로 기불욕식(飢不欲食), 면색발흑(面色發黑), 천식기역(喘息氣逆), 해타유혈(咳唾有血), 목화(目花), 심계(心悸), 경공(驚恐), 구설건조(口舌乾燥), 인후종통(咽喉腫痛), 심번심통(心煩心痛), 황달장벽(黃疸腸澼), 척추와 다리 안쪽 뒷가장자리의 통증, 하지근육의 위축(萎縮), 족저작열동통(足底灼熱疼痛) 등이 나타난다.

9. 수궐음심포경(手厥陰心包經)

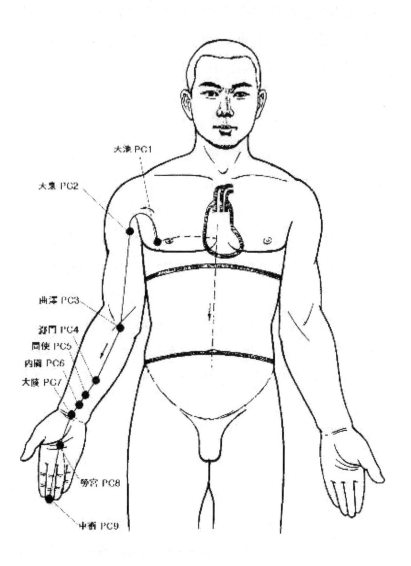

개요

수궐음심포경은 열 두 경맥 중 하나로, 열 두 경맥 중 아홉 번째이다.

수소양삼초경과는 표리관계이고, 주로 흉부, 심장, 순환계질환, 신경정신질환을 치료한다.

유주 (오후 7시~9시)

이 경맥은 가슴속에서 시작하여 이곳을 나와 심포락으로 들어간 후, 횡격막으로 내려가 상초(上焦), 중초(中焦), 하초(下焦)에 차례로 닿는다. 그 갈라지는 가지는 가슴을 따라 옆구리로 나와 겨드랑이 아래 3치[寸]인 곳(天池穴에 해당함)에 내려갔다가 다시 겨드랑이 오목에서 부딪쳐 꺾어 나온 뒤, 위팔의 안쪽 면을 따라 수태음폐경과 수소음심경 사이로 내려가서 팔꿈치 안쪽(曲澤穴에 해당함)에 들어간 다음 팔뚝을 따라 두 힘줄(요골쪽손목굽힘근과 긴손바닥근) 사이로 내려가 손바닥 안으로 들어간 후, 가운뎃손가락을 따라 그 끝(中衝穴에 해당함)으로 나간다. 다른 1가지는 손바닥 안에서 갈라져 넷째손가락을 따라 그 끝 수소양삼초경과 이어진다.

병변

이 경에 병변이 발생하면 주로 수심열(手心熱; 손바닥 가운데가 후끈거리는 것), 주비련급(肘臂攣急; 팔꿈치가 뒤틀리면서 땅기는 것), 액종(腋腫; 겨드랑이가 붓는 것), 흉협창민(胸脇脹悶; 가슴과 옆구리가 차 오르면서 답답한 것), 심통(心痛), 심번(心煩), 면적(面赤; 얼굴이 붉어지는 것), 목황(目黃; 눈이 누레지는 것), 자꾸 넋나간 듯이 웃는 증상[喜笑無常] 등이 나타난다.

10. 수소양삼초경(手少陽三焦經))

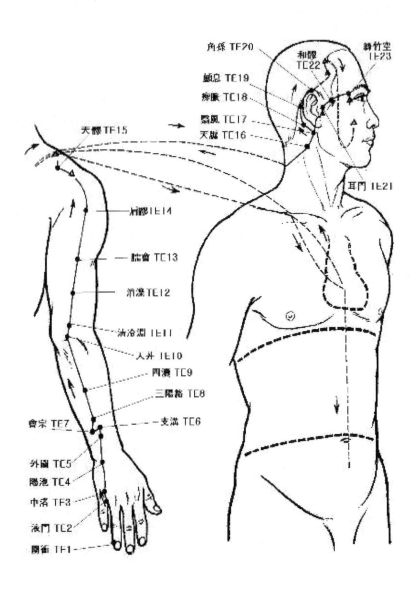

角孫 TE20
和髎 TE22
絲竹空 TE23
顱息 TE19
瘈脈 TE18
翳風 TE17
天牖 TE16
耳門 TE21
天髎 TE15
肩髎 TE14
臑會 TE13
消濼 TE12
清冷淵 TE11
四瀆 TE9
三陽絡 TE8
支溝 TE6
會宗 TE7
外關 TE5
陽池 TE4
中渚 TE3
液門 TE2
關衝 TE1

개요

수소양삼초경은 열 두 경맥 중 하나로, 열 두 경맥 중 열 번째이다. 수궐음심포경과는 표리관계이고, 주로 흉부, 심, 폐, 인후, 열성병, 측두부 및 눈/귀의 병을 치료한다.

유주 (오후 9시~11시)

본 경맥은 넷째손가락의 끝(關衝穴에 해당함)에서 시작하여 올라가 넷째와 다섯째 손가락 사이로 나와 손등을 따라 가다가 손목 부위(陽池穴에 해당함)에 이르러 팔뚝의 척골과 요골 두 뼈 사이로 나온다. 올라가 팔꿈치를 지나고 위팔의 뒷면을 따라 어깨로 올라가서 좌우의 맥줄기가 독맥(督脈)에서 만나 교차한 후 족소양담경의 뒤로 나와 결분으로 들어간다. 전중에 분포하고 심포에 흩어져 닿고 횡격막으로 내려가서 상초, 중초, 하초를 차례로 들어간다. 그 중 한 가지는 전중에서 결분으로 올라가서 밖으로 나온 후, 목으로 올라와 귀 뒤에서 매인 후, 곧바로 올라가 귀 윗모서리로 나오고 여기에서 다시 굽어져 뺨으로 내려와 광대뼈에 이른다. 그 중에 다른 한 가지는 귀 뒤(翳風穴에 해당함)에서 귓속으로 들어가 귀 앞을 내달려 객주인혈 앞을 지나 얼굴의 옆에서 앞서 말한 가지와 교차한 후, 외안각(外眼角; 絲竹空, 瞳子髎穴에 해당함)에 이른다. 본경(本經)의 맥기(脈氣)가 이곳에서 족소양담경과 이어진다.

병변

본경에 병변이 발생하면 이롱(耳聾), 이명(耳鳴), 인후종통(咽喉腫痛), 외측안각통(外側眼角痛), 한출(汗出), 하악통(下顎痛)이나 귀 뒤, 어깨, 위팔, 팔꿈치, 아래팔 부위의 본 경맥이 지나가는 곳에 통증 등이 나타난다.

11. 족소양담경(足少陽膽經)

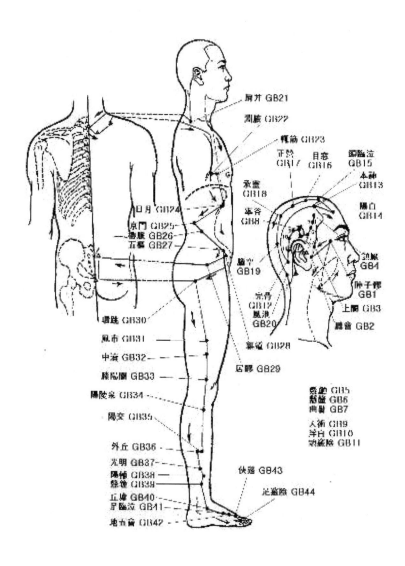

개요

족소양담경은 열 두 경맥 중 하나로, 열 두 경맥 중 열 한 번째이다. 족궐음간경과는 표리관계이고, 주로 흉협부, 간담질환, 열성병, 신경계 통질병, 측두부, 눈, 귀, 인후질병을 치료한다.

유주 (오후 11시~오전 1시)

이 경맥은 외안각(外眼角; 瞳子髎穴)에서 시작하여, 머리의 모서리(頭維穴)로 올라가 부딪쳐 튕겨 나온 후 귀 뒤쪽으로 내려간다. 목을 따라 수소양삼초경의 앞쪽으로 흘러 어깨 위에 이르러 다시 수소양삼초경과 만난 다음 이 경맥의 뒤를 벗어나 앞으로 나와, 결분으로 들어간다. 그 중에 갈라진 맥은 귀 뒤로부터 귓속으로 들어갔다가, 귀 앞을 내달려 눈초리의 뒤쪽에 이른다. 그 중에 또 다른 가지는 눈초리에서 갈라져 대영혈로 내려가 수소양삼초경과 합하고, 광대뼈에 부딪쳐 튕겨 나온 후, 협거혈로 내려가 그 위로 올라갔다가, 목 부위로 흘러 내려가 앞의 경맥(결분으로 흘러 들어간 가지)과 결분에서 합친 후 이곳으로부터 흉부로 내려간다. 횡격막(橫膈膜)을 뚫고 간(肝)에 닿고, 담(膽)에 들어가며, 옆구리의 속을 따라 기가(氣街) 부위에서 겉으로 흘러나와 음모의 가장자리를 휘돌아 가로질러 대퇴관절로 들어간다. 그 중 곧장 흐르는 주(主) 가지는 결분으로부터 겨드랑이로 내려가, 흉부를 따라 흘러, 계협(季脇)을 지나, 앞에서 말한 경맥가지(대퇴관절로 흘러든 가지)와 대퇴관절 가운데로 내려가 합쳐진다. 이곳으로부터 대퇴부의 바깥쪽을 따라 내려가 무릎의 바깥쪽 모서리로 나와 보골(輔骨; 腓骨을 말함) 앞쪽의 바깥으로 내려간다. 다시 절골(絶骨)로 곧장 내려가 부딪쳐 돌아, 바깥 복사뼈 앞쪽으로 내려와 겉으로 흘러 나와 발등의 위를 따라 다섯째발가락과 넷째 발가락의 사이로 흘러 들어간다. 그 중 다른 한 가지는 발등 위(臨泣穴)에서 갈라져 나와 첫째와 둘째 발바닥뼈(중족골) 사이로 들어가 그 사이의 안을 따라 족대지(足大趾)의 바깥쪽 끝(大敦穴)으로 흘러나와 이곳에서 되돌아 발톱을 뚫고 총모(叢毛; 발톱 위 털이 난 곳, 발톱 뿌리에 해당함) 속으로 흘러 나온다. 족소양경(足少陽經)의 맥기(脈氣)는 이곳에서 족궐음간경과 서로 이어진다.

병변

이 경맥에서 병변이 일어나면 주로 구고(口苦), 탄기(嘆氣), 심와(心窩) 및 협하(脇下)의 동통(疼痛), 면색회암(面色灰暗), 피부건조, 두통, 목외자통(目外眥痛), 함통(頷痛), 쇄골(鎖骨) 위 오목 및 겨드랑이 아래의 종통(腫痛), 나력(瘰癧), 학질(瘧疾), 흉협(胸脇)과 대퇴관절 및 하지 바깥쪽의 이 경맥이 지나가는 곳에 생기는 동통, 넷째발가락의 불용(不用), 발 바깥쪽의 작열감(灼熱感), 출한(出汗), 추위를 타는 등의 증상이 나타난다.

12. 족궐음간경(足厥陰肝經)

개요

족궐음간경은 열 두 경맥 중 하나로, 열 두 경맥 중 열 두 번째이다. 족소양담경과는 표리관계이고, 주로 비뇨생식계, 신경계, 간담질환, 눈의 병을 치료한다.

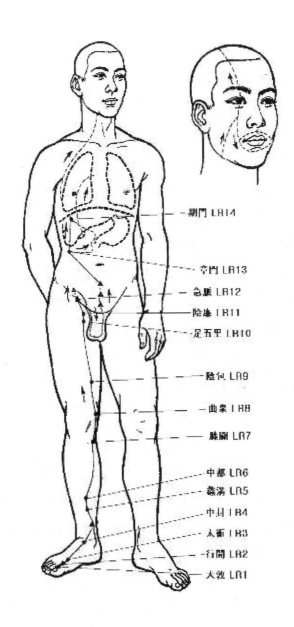

期門 LR14

章門 LR13

急脈 LR12

陰廉 LR11

足五里 LR10

陰包 LR9

曲泉 LR8

膝關 LR7

中都 LR6

蠡溝 LR5

中封 LR4

太衝 LR3

行間 LR2

大敦 LR1

유주 (오전 1시~3시)

이 경맥은 족대지(足大趾)의 등 바깥쪽 털 난 곳[大敦穴]에서 시작하여, 발등의 위쪽 모서리를 따라 올라가, 안쪽 복사뼈 앞 1치(中封穴) 떨어져 지난 후, 다시 안쪽 복사뼈 위로 8치에 있는 삼음교혈(三陰交穴)로 올라가 그곳에서 족태음비경과 교차한 후 그 맥의 뒤로 나와, 오금 안쪽 모서리로 올라간다. 사타구니를 따라 흘러, 음모(陰毛) 부위로 들어가 음기(陰器; 生殖器)를 지나, 소복(小腹) 부위에서 부딪쳐 꺾인 후, 위(胃)의 옆을 끼고, 간장(肝臟)으로 들어가고, 담(膽)에 닿는다. 횡격막을 뚫고 올라가, 옆구리로 퍼지고, 울대 뒤쪽을 따라서 목구멍 부위로 올라가 들어간 후 목계(目系; 눈과 뇌가 서로 이어지는 조직)로 연결되고 이마로 올라가서 밖으로 나와, 독맥과 머리 꼭대기에서 만난다. 그 중 갈라진 가지는 목계로부터 뺨의 속으로 내려가, 입술 속을 휘감는다. 그 중 다른 한 가지는 다시 간(肝)으로부터 갈라져 나와 횡격막을 뚫고 폐(肺)로 올라가 그 안으로 흘러 들어간다. 맥기(脈氣)는 이곳에서 다시 수태음폐경으로 되돌아간다.

병변

이 경맥에 병변이 일어나면 주로 요통(腰痛), 산기(疝氣), 부인소복종(婦人少腹腫), 인건(咽乾), 면색회암(面色灰暗), 흉만(胸滿), 구역(嘔逆), 손설(飧泄), 유뇨(遺尿), 융폐(癃閉) 등이 나타난다.

기경팔맥 순행도

1 독맥(督脈)

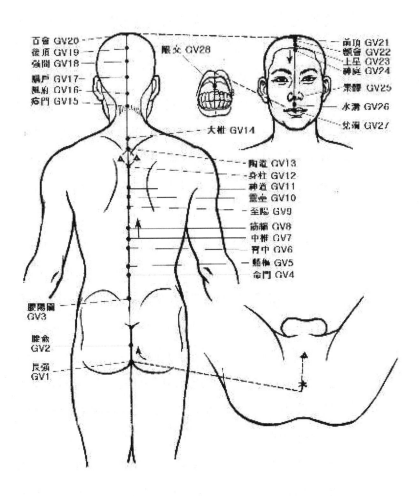

百會 GV20
後頂 GV19
強間 GV18
腦戶 GV17
風府 GV16
瘂門 GV15

齦交 GV28

前頂 GV21
顖會 GV22
上星 GV23
神庭 GV24
素髎 GV25
水溝 GV26
兌端 GV27

大椎 GV14

陶道 GV13
身柱 GV12
神道 GV11
靈台 GV10
至陽 GV9
筋縮 GV8
中樞 GV7
脊中 GV6
懸樞 GV5
命門 GV4

腰陽關 GV3

腰俞 GV2

長強 GV1

개요

독맥에서 독은 통솔, 감독의 뜻으로 전신의 양경의 경기를 조절한다. 그래서 '양맥지해'라 한다. 독맥은 전신의 양기와 원기와 관계있다.

유주

이 맥이 순행하는 길에 대하여《침구갑을경(鍼灸甲乙經)》에 "난경(難經)에서 독맥(督脈)은 아랫배에서 시작하여 척주(脊柱) 속을 따라 풍부혈(風府穴)로 올라가서 뇌에 속하고 머리꼭대기로 가서 이마를 돌아 콧대에 이른다. 독맥은 양맥지해(陽脈之海)이다."라고 하였다.《난경(難經)》〈이십팔난(二十八難)〉에는 뒤의 3어구가 없다. 이의 주행노선(主行路線)은 회음부(會陰部)에서 시작되어 뒤로 척주 안을 따라서 상행하여 풍부혈(風府穴)에 이르러 뇌로 들어간다. 머리 꼭대기로 올라가 이마, 비주(鼻柱)를 따라서 윗니에 이른다.

《소문(素問)》〈골공론(骨空論)〉에서 "독맥(督脈)은 소복(少腹) 아래의 골 중앙(骨中央)에서 일어나며, 여자(女子)는 정공(廷孔)에 들어가 이어지는데 그 공(孔)은 요공(溺孔)의 끝이다. 그 낙(絡)은 음기(陰器)를 돌아서 찬(篡; 會陰部) 사이에 합하고 찬(篡)의 뒤를 감싸며, 여기서 다시 분지(分支)한 다른 가닥이 둔(臀)을 둘러 소음(少陰)에 이르러, 거양(巨陽)의 중락(中絡)과 더불어 합하는데, 소음(小陰)은 고내후렴(股內後廉)을 올라가 척(脊)을 관통(貫通)하여 신(腎)에 속(屬)하고, 또한 별락(別絡)은 태양(太陽)과 더불어 목내자(目內眥)에서 일어나 이마로 올라가 정수리에서 교차하고 위로 뇌(腦)에 들어가 낙(絡)하며, 다시 다른 가닥을 내어 항부(項部)를 내려가 견박(肩膊) 안을 따라 척(脊)을 끼고 허리 속으로 내려가서, 척추로 들어가 척추를 따라 신(腎)에 낙(絡)하는데, 그것이 남자(男子)는 음경(陰莖)을 돌아서 아래로 찬(篡)에 이른 후 여자(女子)와 같이 그 소복(少腹)에서 직상(直上)하는 것은 배꼽 중앙을 관통(貫通)하여 위로 심(心)을 관통(貫通)하고 후(喉)에 들어가, 턱으로 올라가 입술을 돌고 위로 두눈의 아래 중앙에 이어지는 것입니다."라고 하였다.

병변

이 맥에 병변이 일어나면 주로 척주강직(脊柱强直), 각궁반장(角弓反張), 두중통(頭重痛), 항강(項强), 현훈(眩暈), 전간(癲癇), 융폐(癃閉), 유뇨(遺溺), 치질, 불임증 등이 나타난다.

2. 임맥(任脈)

개요

임맥에서 임(任)은 '맡긴다, 마음대로 한다'는 뜻으로 전신의 음경을 맡아 마음대로 한다는 의미로 전신의 음경의 경기를 조절한다. 임맥은 전신의 음기의 기능을 조절한다. 여성에서는 월경과 임신에 관여한다.

유주

그 경로는 회음부(會陰部)에서 비롯하여 복부, 흉부의 정중앙선을 따라 곧바로 올라가 인후부에 이르고 위로 향하여 아래턱에 이른 다음 입술을 돌아서 뺨을 거쳐 눈 아래에 이른다. 《소문(素問)》〈골공론(骨空論)〉

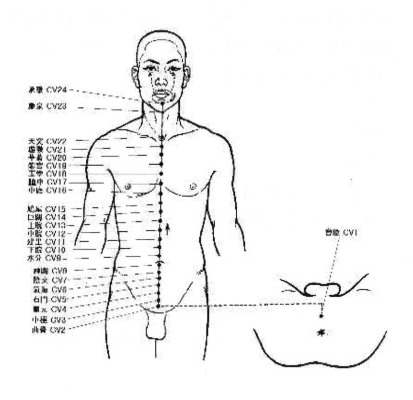

에서 "임맥(任脈)은 중극혈(中極穴) 아래에서 시작되어 회음혈(會陰穴)로 가서 모제(毛際)의 곡골혈(曲骨穴)로 상행하여 다시 뱃속을 따라 위로 관원혈(關元穴)에 이른다. 다시 윗배와 흉부(胸部)를 지나 인후(咽喉)에 이르고 위로 턱으로 가서 승장(承漿)을 따라 아래 잇몸으로 들어가서 다

시 얼굴을 따라 눈 아래로 들어가서 승읍혈(承泣穴)에 닿는다."라고 하였다.

병변

이 경맥에 병변이 일어나면 남자에게는 주로 산기(疝氣), 내결칠산(內結七疝) 등으로 나타나고 여자에게는 월경불순, 붕루(崩漏), 대하, 불임, 유산, 징가(癥瘕), 결괴(結塊) 등의 병증으로 나타난다. 참고: 기경팔맥(奇經八脈)]]

3. 충맥(衝脈)

개요

12경맥의 경혈 중에 중요한 길목인 경혈을 지난다 하여 충맥이라 하며 '12경맥지해'라 한다. 충맥은 족소음신경과 족양명위경과 관련이 있어 선천의 기와 후천의 기를 서로 연결시켜준다. 충맥은 12경맥의 기혈을 조절하여 여성의 월경 및 임신과 관련이 있다.

유주

충맥은 다섯 갈래로 분포한다.

1. 아랫배 속으로부터 치골 바깥 2촌 정도에 있는 기충혈(氣衝穴)로 약간 나와 족소음신경과 합쳐져서 상행하며(임맥 바깥 1촌), 가슴에 이

른 다음 두루 퍼진다.

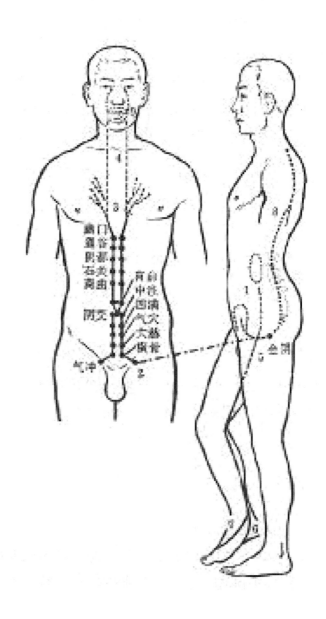

2. 충맥은 가슴에서 흩어진 후 다시 위로 올라가 코에 이른다.

3. 맥기(脈氣)가 복부로부터 신장 아래로 옮겨가고, 기충혈에서 약간 나온 뒤 넓적다리(대퇴) 안쪽을 따라 오금(슬과와, 무릎 뒤쪽 오목한 부분) 속으로 들어가며, 정강이뼈(경골, 종아리 안쪽 뼈) 속을 거쳐 아래로 내려가 안쪽 복사뼈 뒤를 지나 밑바닥에 이른다.

4. 정강이뼈 속에서부터 비스듬히 아래로 내려가 발등에 이르고 엄지 발가락(족대지)에 이른다.

5. 아랫배 포(胞) 속에서부터 안으로 척추를 관통해서 위로 올라간다.

병변

이 맥에 병변이 생기면 주로 흉복기역(胸腹氣逆; 가슴과 배에 기가 거슬러 오름)으로 인한 구급(拘急; 팔다리나 몸이 오그라드는 것), 조열(躁熱; 안달이 나면서 열이 나는 것), 가산(瘕疝), 천동응수(喘動應手; 숨이 가빠 심장 박동이 손에 느껴지는 것), 불임, 위증(痿證) 등이 나타난다.

4. 대맥(帶脈)

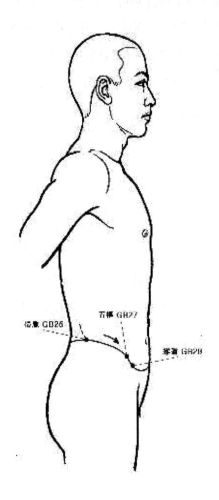

개요

대맥에서 대(帶)는 띠를 두른다는 뜻으로, 몸통을 상·하로 흐르는 경락을 묶어, 서로 관련을 맺게 하는 맥락이다.

유주

《영추(靈樞)》〈경별(經別)〉에 나옴. 대맥의 순환 경로에 대하여 《난경(難經)》〈이십팔난(二十八難)〉에서 "대맥(帶脈)은 계협(季脇)에서 시작하여 몸을 한 바퀴 감는다.(帶脈者, 起于季脇, 回身一周)"라고 하였다. 이 맥은 대략 제2요추와 같은 높이에 해당하는 옆구리 아래 모서리에서 시작하여 비스듬히 아래로 내려가다가 대맥혈(帶脈穴), 오추혈(五樞穴), 유도혈(維道穴)에 이르러 가로로 향해 허리와 배로 가서 몸을 한 바퀴 두른다.

병변

이 맥에 병변(病變)이 일어나면 주로 복부창만(腹部脹滿), 요척동통(腰脊疼痛), 여자의 대하(帶下), 다리가 위약(痿弱)하여 쓰지 못하는 등의 증상이 나타난다.

5. 양교맥(陽蹻脈

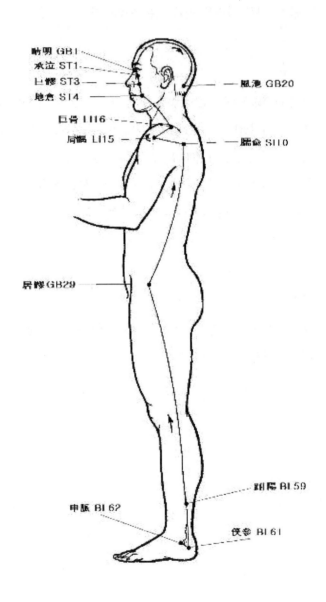

睛明 GB1
承泣 ST1
巨髎 ST3
地倉 SI4
巨骨 LI16
肩髃 LI15

風池 GB20
臑兪 SI10

居髎 GB29

跗陽 BL59

申脈 BL62

僕參 BL61

개요

양교맥에서 교는 발뒤꿈치라는 뜻이 있다.

유주

이 맥의 순행노선은 근중(跟中)에서 비롯되어 족외과(足外踝; 申脈穴)를 따라 위로 행하여 관부(髖部), 협륵(脇肋)과 견갑부(肩胛部) 외측을 지나 면협(面頰) 부위를 따라 목내자(目內眥)에 이르고, 여기서 족태양경(足太陽經)과 음교맥(陰蹻脈)과 만나며, 목을 따라 위로 이마를 지나 올라가서 풍지(風池)로 들어가며, 풍부혈(風府穴)이 있는 곳으로부터 뇌로 들어간다. 《난경(難經)》〈이십팔난(二十八難)〉에서 "양교맥(陽蹻脈)은 근중(跟中)에서 기시(起始)하여 족외과(足外踝)를 따라 상행(上行)하여 풍지(風池)로 들어간다.(陽蹻脈者, 起于跟中, 循外踝上行 入風池.)"라고 하였다.

병변

이 맥에 병변이 일어나면 주로 근육굴신운동장애(筋肉屈伸運動障碍), 안검개합실상(眼瞼開合失常), 실면(失眠), 목내자로부터 시작되는 목통(目痛) 등이 나타난다.

6. 음교맥(陰蹻脈)

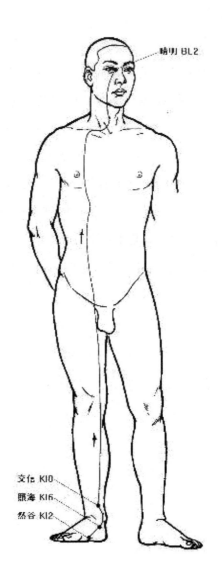

睛明 BL2

交信 KI0
照海 KI6
然谷 KI2

개요

음교맥에서 교는 뒤꿈치라는 뜻이다.

유주

이 맥은 발배골(navicular)의 융기부분인 자연골(自然骨; 舟骨粗隆)의 뒤쪽에 있는 조해혈(照海穴)에서 시작하여 안쪽 복사뼈를 지나 다리의 안쪽을 따라 위로 올라가서 음부(陰部)로 들어가고, 위로 흉강(胸腔)속을 따라 올라가서 결분으로 들어간다. 계속하여 위로 올라가 울대 옆에 있는 인영혈(人迎穴)의 앞쪽에서 밖으로 나가고, 볼의 안쪽을 지나 목내자(目內眥)에 이르러 족태양경(足太陽經), 양교맥과 서로 만난다.

병변

이 맥에 병변이 일어나면 주로 근육(筋肉)의 굴신운동(屈伸運動)이 제대로 안 되고 눈을 떴다 감았다 할 수 없으며 자꾸 잠만 자려는 병증 등이 나타난다.

7. 양유맥(陽維脈)

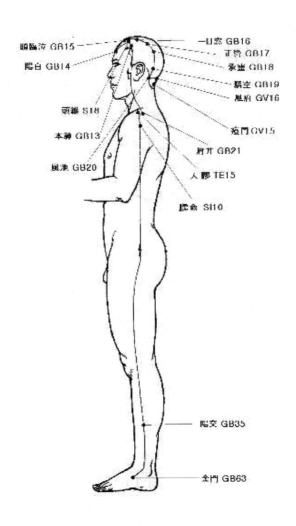

개요

양유맥에서 유(紐)는 얽어 맨다는 뜻이다. 양유맥은 양경들을 연결하여 신체의 표(바깥)쪽을 맡아 위(衛)를 주관한다.

유주

이 맥의 흐름은 여러 양경이 만나는 곳에서부터 시작하는데 맥기는 족태양경의 금문혈 부위에서 출발하여 다리의 바깥쪽을 따라 올라가서 장골관절 부위를 지나 옆구리의 뒤쪽으로 흐른다. 겨드랑이 뒤쪽으로부터 어깨로 올라가서 앞이마에 이르고, 다시 목 뒤로 가서 독맥(督脈)과 만난다.

병변

이 맥에 병이 일어나면 주로 한열왕래(寒熱往來; 惡寒과 發熱이 교대로 나타나는 것) 등이 나타난다.

8. 음유맥(陰維脈)

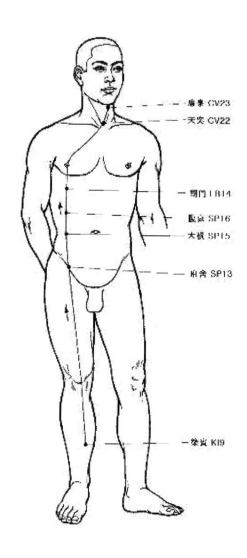

廉泉 CV23
天突 CV22

期門 LR14
腹哀 SP16
大橫 SP15

府舍 SP13

築賓 KI9

개요

음유맥에서 유(紐)는 얽어 맨다는 뜻이다. 음유맥은 모든 음경을 연결하면서 신체의 '리'를 맡아 영을 주관한다. 양유맥과 음유맥은 영위를 주관하여 음양경맥의 기혈을 조절하며 평형을 유지한다.

유주

여러 음경(陰經)이 만나는 곳에서 시작되는데, 그 맥은 족소음경(足少陰經)의 축빈혈(築賓穴)에서부터 출발하여…… 위로 다리의 안쪽을 따라 올라가 아랫배로 들어가고…… 옆구리를 따라 흐르면서…… 가슴과 횡격막으로 올라가서 목구멍을 끼고 흐르며, 임맥(任脈)의 천돌혈(天突穴) 및 염천혈(廉泉穴)과 만나 위로 앞머리 꼭대기에 이르러 끝을 맺는다.

병변

이 맥에 병변이 생기면 주로 심통(心痛), 위통(胃痛) 등의 음경(陰經) 이증(裏證)이 나타난다.

(이상 12경맥과 기경팔맥 설명은 주로 동양의학대사전에서 전재하였습니다)

백골선관도

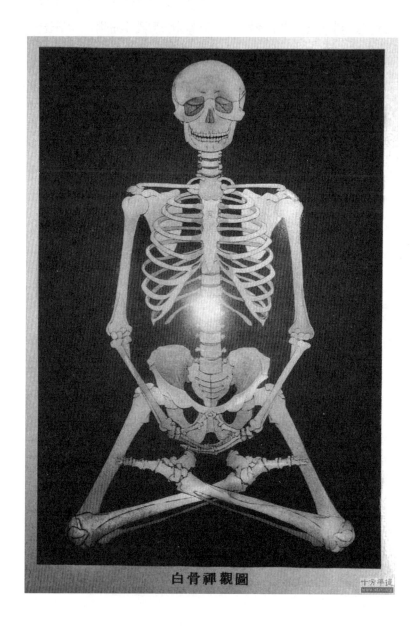

白骨禪觀圖

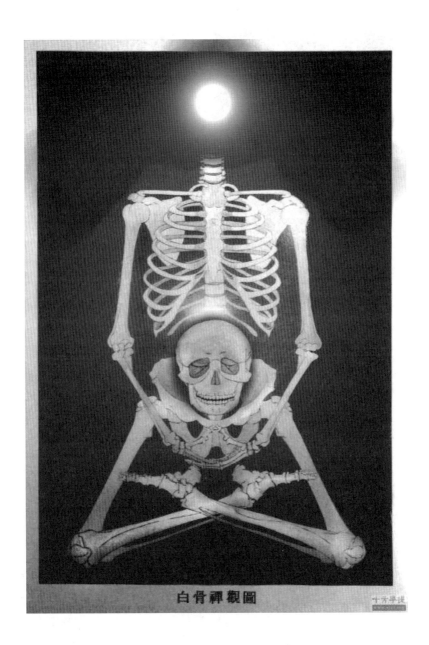

白骨禪觀圖

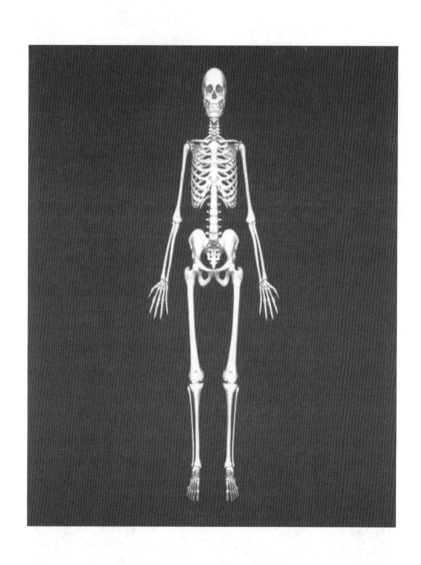

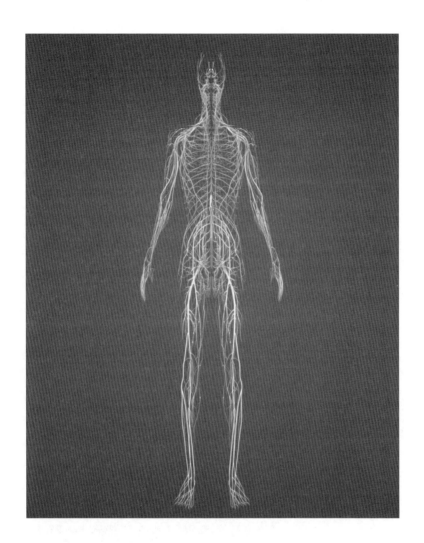

인체신경도

척추의 관련 부위와 증세

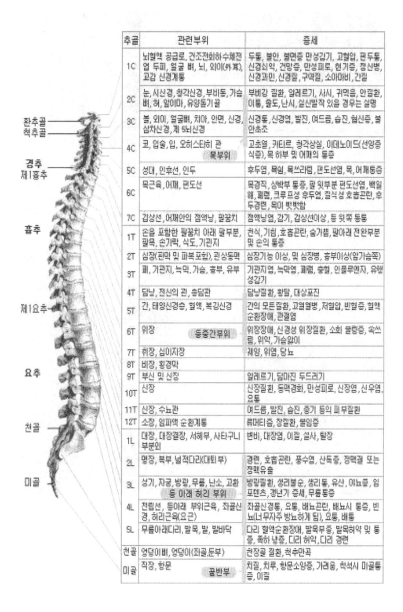

추골	관련부위	증세
1C	뇌혈액 공급로, 건조전회하수체전엽, 두피, 얼굴 뼈, 뇌, 외이(外耳), 교감 신경계통	두통, 불안, 불면증 만성감기, 고혈압, 편두통, 신경쇠약, 건망증, 만성피로, 현기증, 정신병, 신경과민, 신경질, 구역질, 소아마비, 간질
2C	눈, 시신경, 청각신경, 부비동, 가슴뼈, 혀, 앞이마, 유양돌기골	부비강 질환, 알러르기, 사시, 귀먹음, 안질환, 이통, 졸도, 난시, 실신발작 있을 경우는 실명
3C	볼, 외이, 얼굴뼈, 치아, 안면, 신경, 삼차신경, 계 5뇌신경	신경통, 신경염, 발진, 여드름, 습진, 헐신증, 뼈 안초조
4C	코, 입술, 입, 오히스타히 관 목부위	고초열, 카타르, 청각상실, 아데노이드(선양증식증), 목의 허부 및 어깨의 통증
5C	성대, 인후선, 인두	후두염, 목쉼, 목스러림, 편도선염, 목, 어깨통증
6C	목근육, 어깨, 편도선	목경직, 상박부 통증, 팔 윗부분 편도선염, 백일해, 폐렴, 크루프성 후두염, 질식성 호흡곤란, 후두경련, 목이 뻣뻣함
7C	갑상선, 어깨안의 점액낭, 팔꿈치	점액낭염, 감기, 갑상선이상, 등 윗쪽 통통
1T	손을 포함한 팔꿈치 아래 팔부문, 팔목, 손가락, 식도, 기관지	천식, 기침, 호흡곤란, 숨가쁨, 팔아래 전완부문 및 손의 통증
2T	심장(판막 및 파복포함), 관상동맥	심장기능 이상, 및 심장병, 흉부이상(앞가슴쪽)
3T	폐, 기관지, 늑막, 가슴, 흉부, 유부	기관지염, 늑막염, 폐렴, 충혈, 인플루엔자, 유행성감기
4T	담낭, 전신의 관, 총담관	담낭질환, 황달, 대상포진
5T	간, 태양신경총, 혈액, 복강신경	간의 모든질환, 고열열병, 저혈압, 빈혈증, 혈액순환장애, 관절염
6T	위장 등중간부위	위장장애, 신경성 위장질환, 소화 불량증, 속쓰림, 위액, 가슴앓이
7T	췌장, 십이지장	궤양, 위염, 당뇨
8T	비장, 횡경막	
9T	부신 및 신장	알레르기, 담마진 두드러기
10T	신장	신장질환, 동맥경화, 만성피로, 신장염, 신우염, 요통
11T	신장, 수뇨관	여드름, 발진, 습진, 종기 등의 피부질환
12T	소장, 임파액 순환계통	류머티즘, 장질환, 불임증
1L	대장, 대장결장, 서혜부, 사타구니 부분의	변비, 대장염, 이질, 설사, 탈장
2L	맹장, 복부, 넓적다리(대퇴부)	경련, 호흡곤란, 풍수염, 산독증, 정맥절 또는 정맥유출
3L	성기, 자궁, 방광, 무릎, 난소, 고환 등 아래 허리 부위	방광질환, 생리불순, 생리통, 유산, 아뇨증, 임포텐츠, 갱년기 증세, 무릎통증
4L	전립선, 등아래 부위근육, 좌골신경, 허리근육(요근)	좌골신경통, 요통, 배뇨곤란, 배뇨시 통증, 빈뇨(너무자주 방뇨하게 됨), 요통, 배통
5L	무릎아래다리, 발목, 발, 발바닥	다리 혈액순환장애, 발목부종, 발목허약 및 통증, 족하 냉증, 다리 허약, 다리 경련
천골	엉덩이뼈, 엉덩이(좌골,둔부)	천장골 질환, 척추만곡
미골	직장, 항문 골반부	치질, 치루, 항문소양증, 가려움, 척석시 미골통증, 이질

환추골
척추골

경추
제1흉추

흉추

제1요추

요추

천골

미골

저자소개

남회근(南懷瑾) 선생은 1918년 중국 절강성 온주(溫州)에서 태어났다. 어릴 적부터 서당식 교육을 받아 17세까지 사서오경 제자백가를 공부하였다. 절강성성립국술원에 입학하여 2년간 무술을 배웠고 문학 서예 의약 역학 천문학 등도 두루 익혔다. 1937년 국술원을 졸업하였다. 그후 중앙군관학교 교관직을 맡았으며, 금릉(金陵)대학 대학원에서 사회복지학을 연구하였다. 25세 때인 1942년에 스승인 원환선(袁煥仙) 선생이 사천성 성도(成都)에 창립한 유마정사(維摩精舍)에 합류하여 의발제자가 되었다. 1942년부터 1944년까지 3년간 사천성 아미산 중봉에 있는 대평사(大坪寺)에서 폐관 수행하며 팔만대장경을 완독하였다. 28세 때인 1945년 티베트 밀교의 여러 종파의 고승들을 참방하고 밀교 상사로 인가 받았다. 그 후 운남(雲南)대학과 사천(四川)대학에서 한동안 강의하였다. 30세 때인 1947년 고향에 돌아가 사고전서(四庫全書)와 고금도서집성(古今圖書集成) 등을 읽었다. 1949년 봄에 대만으로 건너가 문화(文化)대학 보인(輔仁)대학 등 여러 대학과 사회단체에서 강의하며 수행과 저술에 몰두하였다. 또 노고문화사업공사(老古文化事業公司)라는 출판사를 설립하고 불교연구단체인 시방(十方)서원을 개설하였다. 2006년 이후 대륙의 강소성 오강의 태호대학당(太湖大學堂)에서 머물며 교육 문화 연구 등의 활동을 해오던 중 2012년 9월 29일 95세를 일기로 세상을 떠났다. 논어별재 등 저술이 60여종에 이른다. 좀 더 자세한 소개는 마하연 출판 '생과 사 그 비밀을 말한다'와 중용강의 부록을 참조하기 바란다.

번역자 송찬문(宋燦文)

1956년생으로 금융기관에서 20년 근무하였다. 대학에서 중어중문학을 전공했으며 1990년 대만담강대학 어학연수, 1991년 대만경제연구원에서 연구하였다. 1998년 이후 유불도 삼가 관련 서적들을 번역 중이다.

번역서로는 남회근 선생의 '논어강의', '생과 사 그 비밀을 말한다', '불교수행입문강의', '원각경 강의' 등이 있으며,

편역 저서로는 '21세기 2천자문', '삼자소학', '그림으로 배우는 한자 첫걸음', '나무아미타불이 팔만대장경이다'가 있다.

다음카페 홍남서원 (http://cafe.daum.net/youmawon)

e-mail : youmasong@naver.com

마하연의 책들

1. 나무아미타불이 팔만대장경이다   송찬문 엮음

참선법문과 염불법문은 어떻게 다른가? 나무아미타불의 심오한 의미는 무엇인가? 극락세계는 어떤 곳인가? 왜 염불법문이 뛰어난가? 등 염불법문의 기본교리를 이해하도록 이끌어 준다.

2. 생과 사 그 비밀을 말한다   남회근 지음, 송찬문 번역

생사문제를 해설한 기록으로 사망에 대해서부터 얘기를 시작하여 사람의 출생을 설명한다. 인간의 정상적인 생명의 윤회환생 변화를 기준으로 말한 것으로, 불법의 원리에서 벗어나지 않지만 종교의식에 물들지 않고 순수하게 생명과학의 입장에서 한 상세한 설명이다. 진귀한 자료로서 자세하고 명확하여 독자의 마음속에 있는 적지 않는 미혹의 덩어리를 풀어준다.

3. 원각경 강의 남회근 지음, 송찬문 번역

원각경은 인생의 고통과 번뇌를 철저히 해결해주는 경전으로서, 어떻게 수행하여 성불할 것인가를 가리켜 이끌어 주는 경전이다. 남회근 선생의 강해는 쉽고 평이하면서도 어떻게 견성할 것인가와 수행과정에서의 문제들을 분명히 가려 보여준다. 참선을 하려거나 불교를 연구하고자 하는 사람이 반드시 보아야 할 책이다.

4.. 논어 강의 (상, 하) 남회근 지음, 송찬문 번역

논어로 논어를 풀이함으로써 지난 2천년 동안 잘못된 해석을 바로잡은 저자의 독창적인 견해가 담긴 대표작이다. 동서고금과 유불도 제자백가를 넘나들면서 흥미진진한 강해를 통해 고유문화의 정수를 보여주어 현대인들로 하여금 전통문화를 이해하게 하고 나아가 미래를 창조하게 하는 교량 역할을 한다.

5. 역사와 인생을 말한다 남회근 지음, 송찬문 번역

논어별재(論語別裁), 맹자방통(孟子旁通), 노자타설(老子他說) 등 남회근 선생의 여러 저작들 가운데서 생동적이며 유머가 있고 뛰어난 부분들을 골라 엮은 책으로 역사와 인생을 담론하고 있다

6. 선(禪)과 생명의 인지 강의 남회근 지음, 송찬문 번역

생명이란 무엇일까요? 당신의 생명은 무엇일까요? 선은 생명 가운데서 또 어떠할까요? 당신은 자신의 지성(知性)을 이해합니까? 당신은 자신의 생명을 장악할 수 있습니까? 범부를 초월하여 성인의 영역으로 들어가고 싶습니까? 그 가장 빠른 길은 무엇일까요? 등, 선과 생명과학과 인지과학에 대한 강의이다.

7. 선정과 지혜 수행입문 원환선 남회근 합저, 송찬문 번역 원환선 선생과 그 문인인 남회근 선생이 지관수정(止觀修定)에 대하여 강의한 기록을 모아 놓은 책이다. 선 수행자나 정토 수행자에게 올바른 지견과 진정한 수행 방법을 보여 주는 것으로 초학자에게 가장 적합하다.

8. 입태경 현대적 해석   남회근 지도, 이숙군 역저, 송찬문 번역

사람이 모태에 들어가기 전에 자기의 부모를 인식할까요? 모태에 있을 때 어떤 과정을 거칠까요? 모태에 있을 때 교육을 받아들일 수 있을까요? 모태에 있을 때 심신은 어떻게 변화할까요? 이런 문제 등을 논술하고 있는 입태경은 인간 본위의 생명형성의 심신과학을 내포하고 있으며 범부를 뛰어넘어 성자가 되는 관건을 언급하고 있음에도 1천여 년 동안 마땅한 중시를 받지 못했습니다. 그래서 저자는 남회근 선생의 치밀한 지도 아래 입태경을 현대의학과 결합하는 동시에 전통 중의학 개념과도 일부 결합하여 풀이합니다. 태교부분에서는 3천여 년 전부터 현대까지를 말하면서 동서의학의 태교와 태양의 정화를 융합하고 있습니다. 그러므로 이 책은 부모 되는 사람은 읽지 않으면 안 되며 심신과하에 흥미가 있는 사람이라면 더더욱 읽어야 합니다.

9. 장자 강의(내편) (상, 하)   남회근 강술, 송찬문 번역

장자 내7편에 대한 강해이다. 근대에 많은 학자들이 관련된 주해나 어역(語譯)이나 주석 같은 것들을 참고로 읽어보면 대부분은 문자적인 해석이거나 다른 사람의 주해를 모아 논 것일 뿐 일반 독자들의 입장에서 보면 사실 그 속으로부터 이익을 얻기가 어렵다. 남회근 선생은 청년 시기에 이미 제자백가의 학문을 두루 연구했고 30대에는 경전 도법(道法)에 깊이 들어가 여러 해에 걸쳐서 몸소 힘써 실제 수증하였다. 그러므로 그의 장자강해는 경사자집(經史子集)에서 노닐고 있다. 또 통속적인 말로써 깊은 내용을 쉽게 풀어내서 독자 청중을 위하여 문을 열어주고 있다. 남선생의 강의가 따로 일가의 품격을 갖췄다고 일컫더라도 과분한 칭찬이 되지 않을 것 같다.

10. 능엄경 대의 풀이   남회근 술저, 송찬문 번역

옛사람이 말하기를 "능엄경을 한 번 읽은 뒤로부터는 인간세상의 찌꺼기 책들을 보지 않는다" 고 했듯이, 이 경은 우주와 인생의 진리를 밝히는 기서(奇書)이며, 공(空)의 이치를 깨달아 들어가는 문이자, 단계적인 수행을 거쳐 최후에 부처의 과위에 이르기까지 거울로 삼아야 할 경전이다. 옛날부터 난해하기로 이름난 이 경전을 현대적 개념으로 대의만 풀이했다.

11. 유마경 강의 (상, 중, 하) 남회근 강술, 송찬문 번역

어떤 사람은 말하기를, 유마경을 조금 읽고 이해하고 나면 마음의 크기가 자기도 모르는 사이에 확대되어서, 더 이상 우리들이 생활하는 이 사바세계에 국한하지 않고, 동경하는 정토세계에도 국한하지 않으며, 무한한 공간에까지 확대될 것이라고 합니다. 또 어떤 사람은 말하기를, 이 경전은 온갖 것을 포함하고 있어서 당신이 부처님을 배우면서 어떻게 해야 할지 모를 때에는 당신에게 줄 해답이 본 경전에 들어있으며, 당신이 사리(事理)를 이해하지 못할 때에는 당신에게 줄 해답도 본 경전에 들어있다고 합니다. 남회근 선생이 1981년에 시방서원에서 출가자와 불교도를 위주로 했던 강의로 수행방면에 중점을 두었기 때문에 일반적인 불경강해와는 다르다. 유마경은 현대인들에게 원전경문이 너무 예스러운데 남선생은 간단명료한 말로써 강해하였기에 독자들이 이해하기 쉽다.

12. 호흡법문 핵심 강의 남회근 강의, 유우홍 엮음, 송찬문 번역

남회근 선생은 석가모니불이 전한 가장 빠른 수행의 양대 법문이 확실하고 명확함을 얻지 못한 것이 바로 수행자가 성공하기 어려웠던 주요 원인이라고 보고 최근 수년 동안 남선생님은 수업할 때 항상 '달마선경(達磨禪經)' 속의 16특승안나반나(特勝安那般那)법문의 해설과 관련시켰다.
이 책은 남회근 선생님의 각 책과 강의기록 속에 여기저기 흩어져 보이는 안나반나 수행법을 수집 정리하여 책으로 모아 엮어서 학습자가 수행 참고용으로 편리하도록 한 것이다.

13. 중용 강의 남회근 저 송찬문 번역

자사(子思)가 『중용(中庸)』을 지은 것은 증자의 뒤를 이어서 「곤괘문언(坤卦文言)」과 『주역』「계사전(繫辭傳)」으로부터 발휘하여 지은 것입니다. 예컨대 『중용』이 무엇보다 먼저 제시한 '천명지위성(天命之謂性)'으로부터 '중화(中和)'까지는「곤괘문언」에서 온 것입니다. 이런 학술적 주장은 저의 전매특허입니다."
남회근 선생의 강해는 '경문으로써 경문을 주해하고[以經註經]', 더 나아가 '역사로써 경문을 증명하는[以史證經]' 방법으로 『중용』을 융회관통(融會貫通)하고 그 심오한 의미를 발명하여 보여주고 있다.

14. 도가 밀종과 동방신비학   남회근 저 송찬문 번역

본서의 각 편은 비록 남선생님의 40여 년 전의 저술이지만, 오늘날 다시 읽어보면 그 문자가 간략하면서 내용이 풍부하고 조리가 분명하여서 사람들로 하여금 밀종과 각 방면에 대해서 마음이 확 트이는 느낌을 갖게 합니다. 문화를 배우고 밀법(密法)을 배우고 불법을 배우는 독자들에게 이 책은 아마 없어서는 안 될 것으로 여겨도 될 것입니다.

15. 중의학 이론과 도가 역경   남회근 지음 송찬문 번역

강의 내용은 중의학의 여러 문제들을 탐구 토론한다. 음양(陰陽)·오행간지(五行干支)·팔괘(八卦) 등은 본래 후인들이 중의학에다 끼워 넣은 것이니, 음양의 보따리를 내버리고 구체적이며 이해하기 쉬운 방식으로 설명하여 중의학의 특수 기능을 발휘하자며, 적극적으로 제시하기를, "만약 사람마다 활자시(活子時)와 기경팔맥(奇經八脈)의 도리를 파악하여 일련의 새로운 침구(針灸) 법칙을 연구해내고, 한 걸음 더 나아가 불교 유식학(唯識學) 중의 '의식(意識)' 연구와 배합할 수 있다면, 병 상태를 판단하고 치료하는 데 대해 진일보하는 돌파가 될 수 있다."고 한다. 모두 14강의 내용 중에서 학술 이론적 탐구 토론 분석이외에도 중의약의 실제 응용, 그리고 양생수양 방면에 대해서 발휘하고 실례를 해설하는 것도 많기에 내용이 극히 풍부하다. 수행자를 위한 의학 입문서이기도 하다.